ISBN: 9798743761142
Sello: Independently published
C.; Raimundo Lidò
Editorial: Independently published
Primera Edicion 25 abril 2021
Distribuye: Amazon Fulfilment
Idioma: español

Raimundo Lidò

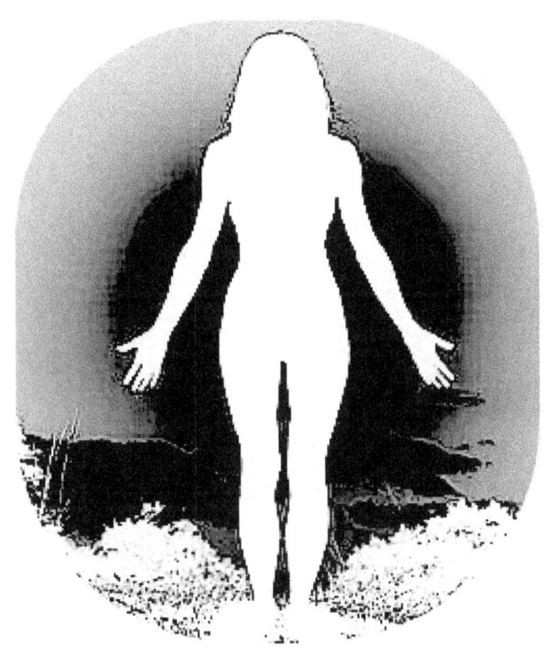

El libro de las Dietas

Alimentación y Nutrición

Las dietas más absurdas y peligrosas y las más eficaces, saludables y fáciles de seguir

Introducción

La belleza de la mujer ha estado siempre condicionada por motivos sociales y económicos, y estos, han sido variables y pasajeros, Sócrates decía a sus discípulos que *"La hermosura es una tiranía de corta duración"*. Con el trascurso de los siglos, esa tiranía ha ido aumentando su duración, haciéndose mucho más inflexible.

Para la sociedad, hasta hace poco más de cien años, el concepto que tenía de belleza física se diferenciaba notablemente de una cultura a otra. Sin embargo, con la globalización, proliferación de las revistas de modas y del corazón, el cine, la fotografía, la publicidad y el acceso generalizado a los numerosos medios de comunicación, prácticamente se ha estandarizado el tipo de belleza femenina en todo el mundo, provocando una obsesión por perder peso y conseguir el llamado "tipo ideal", creando un único patrón válido de mujer

Cuando afirmamos que la belleza es algo objetivo, nada más lejos de la realidad, el público está permanentemente bombardeado por toda clase de publicidad que le invita a seguir los modelos de belleza actual. Algo que le impulsa a gastar dinero sin medida y grandes esfuerzos para imitarlos. Lo cierto, es que, apoyados en esa necesidad de lograr una imagen ideal, cada día, aparecen más negocios que son muy lucrativos, con dietas originales, complementos dietéticos y productos adelgazantes, que pueden conducir a situaciones patológicas irreversibles.

Desde adolescente, sin duda con el legítimo deseo de disfrutar de una vida más plena, la mujer actual, está convencida de que, si quiere entrar con éxito en el mundo laboral o conocer a "un hombre especial", tiene que ser una mujer esbelta como son las presentadoras de TV y sus artistas preferidas. El modelo desde muy niña es una muñeca anoréxica de talle de avispa.

Se afirma que *"el problema más importante, es el que importa más a más gente"* y la credulidad de las personas en materia de dietas adelgazantes, es ilimitada, la tendencia, es la de probar todo lo nuevo, con la esperanza de descubrir el milagro en forma de— dieta maravillosa—una y otra vez, sin desfallecer durante muchos años.

La mujer actual, se niega a admitir, que con cualquier tipo de dieta que reduzca notablemente la cantidad de calorías que el organismo acostumbra a consumir, se producirá una pérdida de peso, incluso con la dieta de 1000 calorías de las patatas fritas o de los pasteles de crema. La cuestión es por cuánto tiempo, ya que, en la mayoría de los casos, se confunde la reducción de la grasa corporal con la perdida de agua y de glucógeno, de manera, que lo que se logra activar, es el sistema de "bajo consumo", también conocido por efecto Round-trip o rebote. A la vez, que se limita o elimina la ingesta de nutrientes esenciales para el funcionamiento del organismo y sus órganos vitales

Durante décadas, se crearon estereotipos de lo que era una mujer de su tiempo, imponiendo figura, modas y estilos. En un ensayo titulado La deuda de Eva, se dice, *"que la belleza nunca es inocente; siempre hay razones inconfesables detrás de los cánones, en todas las épocas"*.

Por otro lado, Kha Amura, afirma, que *"el fenómeno del cambio constante en la moda es el resultado de la conspiración de los diseñadores, fabricantes y toda la cadena de negocio que imponen un nuevo orden con el fin de estimular el mercado e incrementar su comercialización"*.

Para lograr esa figura anhelada, nos ponemos a dieta, lo terrible, es que gran parte de estas dietas Express, de acción rápida y milagrosa, son deficientes en sustancias imprescindibles para el organismo, que, a la larga, pueden acortar la vida provocando enfermedades.

Introduction

Women's beauty has always been conditioned by social and economic motives, and these have been variable and transitory. Socrates told his disciples that "beauty is a short-lived tyranny". Over the centuries, this tyranny has increased in duration, becoming much more inflexible

For society, until just over a hundred years ago, the concept of physical beauty differed markedly from one culture to another. However, with globalisation, the proliferation of fashion and celebrity magazines, film, photography, advertising and widespread access to numerous media outlets, the type of female beauty has become virtually standardised around the world, leading to an obsession with losing weight and achieving the so-called "ideal type", creating a single valid standard of womanhood.

When we say that beauty is something objective, nothing could be further from the truth, the public is permanently bombarded by all kinds of advertising that invites them to follow the current models of beauty. Something that drives them to spend money without measure and make great efforts to imitate them. The truth is that, supported by this need to achieve an ideal image, more and more lucrative businesses are appearing every day, with original diets, dietary supplements and slimming products, which can lead to irreversible pathological situations.

Since she was a teenager, no doubt with the legitimate desire to enjoy a fuller life, today's woman is convinced that if she wants to successfully enter the world of work or meet "a special man", she has to be a slim woman like the TV presenters and her favourite artists. The model from a very young age is an anorexic wasp-waisted doll.

It is said that "the most important problem is the one that matters most to the most people" and people's credulity when it comes to slimming diets is boundless, the tendency is to try everything new in the hope of discovering the miracle in the form of a wonderful diet over and over again, without faltering for many years.

Today's woman refuses to admit that any kind of diet that significantly reduces the amount of calories the body is accustomed to consuming will result in weight loss, even the 1000 calorie diet of crisps or cream cakes. The question is for how long, because in most cases, the reduction of body fat is confused with the loss of water and glycogen, so that what is activated is the "under-consumption" system, also known as the Round-trip or rebound effect. At the same time, the intake of nutrients essential for the functioning of the body and its vital organs is limited or eliminated.

For decades, stereotypes were created of what a woman of her time was, imposing figure, fashions and styles. In an essay entitled Eve's Debt, it is said, "that beauty is never innocent; there are always unspeakable reasons behind the canons, in every age".

On the other hand, Kha Amura states, "the phenomenon of constant change in fashion is the result of the conspiracy of designers, manufacturers and the whole business chain to impose a new order in order to stimulate the market and increase its commercialisation".

In order to achieve that desired figure, we go on a diet. The terrible thing is that many of these fast-acting and miraculous express diets are deficient in essential substances for the body, which, in the long run, can shorten life and cause illnesses.

I- La mujer ideal

"Busca mujer esbelta, de cabeza pequeña; cabellos amarillos no teñidos de alheña; las cejas apartadas, largas, altas, en peña; ancheta de caderas, ésta es talla de dueña. Ojos grandes, hermosos, expresivos, lucientes, las orejas pequeñas, delgadas. El cuello alto, así gusta a las gentes"

El libro del buen amor. Siglo XIII

La belleza es un lucrativo negocio que mueve millones de euros al año en nuestro país, y que, a diferencia de otros negocios, se ha consolidado en la crisis económica. Lejos quedaron los días en que se acudía al salón de belleza sólo una vez al mes o para arreglarse en ocasiones especiales. Muchas mujeres y no pocos hombres, le dedican cada día, más tiempo, atención y dinero a su apariencia. Se han mitificado una serie de modelos a seguir, hombres y mujeres con cuerpos deportivos, esbeltos, flexibles, depilados, rostros atractivos, bronceados, sonrientes y felices, que visten a la moda, demostrando con sus imágenes a los demás, los resultados de una alimentación sanísima a base de nutrientes ecológicos, y que siguen una rutina de ejercicios bien dirigidos por su entrenador personal.

El modelo de lo que es una mujer ideal es una utopía, en una encuesta reciente realizada a hombres entre los 25 y 45 años, por ASEDAI, se deduce que la mujer ideal para el hombre actual, tendría alrededor de 30 años, mediría entre.1.65 y 1.75 m. .de altura y pesaría entre 53 y 62 Kg., muy femenina, preferible de cabello castaño, ojos claros, con carrera universitaria, de corte liberal, independiente, económicamente autosuficiente, culta, cuidada, deportista, simpática, que mantenga una actitud positiva, que no sea posesiva ni celosa, cariñosa con amigos y suegros y siempre dispuesta con un sutil toque lascivo.

Curiosamente el 90% las preferían "delgaditas redonditas" o "esbeltas de piernas largas con curvas" lo que, a nuestro entender, son el mismo tipo de mujer. Asedai (Asociación Española de Asesores de Imagen), cruzo sus resultados con los obtenidos en Investigaciones realizadas por el Ameritan Jornal Of. Sociología y el Jornal Of. Sex Research, y pudieron comprobar que apenas había diferencias notables.

Hasta hace pocos años, la mujer con el cuerpo perfecto, según investigaciones del Instituto de Neurociencia y Psicología de la Universidad de Glasgow, es Nelly Bros, modelo, diseñadora de trajes de baño y presentadora inglesa (Britain's GAT Talen) de 35 años, 1.68 m de estatura y medidas 99-63-99.

Cada día, es mayor la importancia que se le da a la imagen personal; la cual se ve reflejada en un incremento de las actividades relacionadas con la misma y el consumo de todo tipo de servicios y productos.

Se gasta tiempo y dinero en "comprar belleza", en los asesores de imagen y en los entrenadores personales, y siguen los consejos de los cada vez más numerosos Influencers de moda que les asesoran sobre la forma de vestir, diseño, colorido de las prendas, accesorios, forma de maquillarte, y como mantener la figura. Son el modelo que imitar.

Por fortuna, la mujer moderna es más culta, inteligente y práctica, ante la que se abre un mundo de posibilidades y entre sus muchas cualidades, está la de conocerse mejor y lograr sacar partido a su físico, perseverando en la consecución de sus metas, consciente, de que muchas veces no todo saldrá como desea.

La mujer actual es aquella que lucha por lo que quiere, que es fuerte interiormente, que afronta las dificultades, firme, serena, equilibrada con las ideas muy claras de lo que desea conseguir.

Afirmaba Christian Dior, que *"el entusiasmo por la vida es el secreto de toda belleza. No existe belleza sin entusiasmo"*.

La Imagen es Decisiva

"La imagen es tan importante, que, en muchos casos, sin una buena imagen, le será imposible demostrar su buena educación, su saber hacer, incluso sus conocimientos profesionales".

La imagen personal es nuestra carta de presentación frente al mundo, es cómo te ven los demás físicamente, es el escaparate expuesto a todas las miradas.

Son varias las definiciones que se dan sobre la Imagen Corporal, Paúl Schiller en su libro The Image and Appearance of the Human Body, de 1935, propone la primera definición como:

"La imagen del cuerpo es la figura de nuestro propio cuerpo que formamos en nuestra mente, es decir, la forma en la cual nuestro cuerpo se nos representa a nosotros mismos"

Nosotros la resumimos, afirmando: *Que es la representación del cuerpo que cada persona construye en su mente.*

Nuestra imagen refleja nuestra identidad y tiene influencia relevante en el resto de las personas. Ya en el 1660, una cortesana francesa, Nimon de Lenclos, escribió: *"La belleza es una carta de recomendación a corto plazo"*.

Si algo caracteriza el problema actual de la imagen personal en nuestra cultura es el exceso de preocupación generalizada por la apariencia. A diario ante nuestros familiares y amigos, justificamos nuestros esfuerzos para perder peso, diciendo una mentira que nadie nos cree "quiero bajar de peso por salud". Algo a todas luces falso y lejos de la realidad, la práctica totalidad de las personas que se someten a dietas adelgazantes o productos y cremas mágicas, lo hacen sencillamente para que ya no les digan, "estas gordas", y con la esperanza de escuchar algún día el más bello de los cumplidos, "que delgada estas".

Si quienes te ven por primera vez reciben la percepción de una imagen agradable, atractiva, vas a tener la oportunidad de que con el trato te conozcan como realmente eres. Por el contrario, si perciben de entrada una imagen sin cuidar, poco atractiva, muy distinta de la que te gustaría trasmitir, es muy posible que no tengas segundas oportunidades, o te costaran grandes esfuerzos lograr que modifiquen las primeras, quedo en desuso el viejo proverbio "Mira dos veces para ver lo justo. No mires más que una vez para ver lo bello".

Una persona en muchos casos no es consciente de que tiene una imagen corporal positiva o negativa, que se ha ido forjando con los años, y que han influido, al igual que en la autoestima y de forma constante, los comentarios y aptitudes que hemos recibido durante la infancia y adolescencia sobre nuestra apariencia.

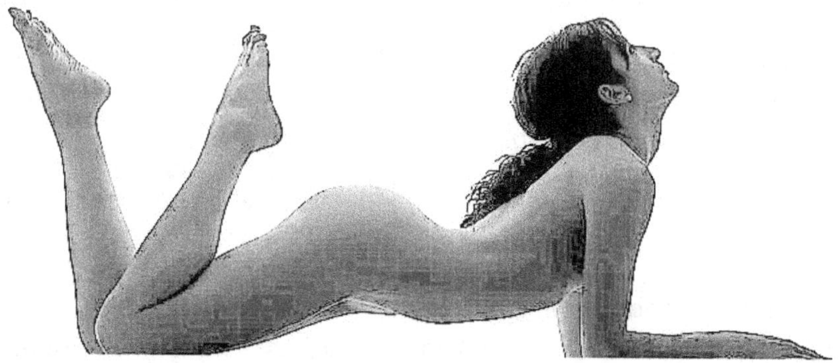

Desde la edad preescolar conocemos como ha de ser la joven para "tener éxito". Las princesas y heroínas de los cuentos son todas esbeltas y hermosas. En Blancanieves y Cenicienta nos describen el físico de las buenas y guapas, muy distinto del de madrastras y brujas, que son todas feas, gordas y malas. Escribió Susan Sontag, *"No está mal ser bella; lo que está mal es la obligación de serlo"*.

Según estudios recientes del departamento de psicología de la Universidad de Washington, el 53% de las niñas de 13 años no son felices por la manera en la que se ven, mientras que las de 17 años, 78% no está a gusto con su cuerpo.

Suelen ser notables las diferencias entre nuestras propias percepciones y las de los demás, sobre nosotros mismos. Por un lado, tenemos lo que vemos al mirarnos en el espejo, una imagen corporal real de nosotros. Este sería el componente objetivo, aunque dicha objetividad, en realidad, está determinada por la cultura y la época.

Por otro, tenemos el componente emocional, que está vinculado a cómo procesa cada sujeto aquello que observa en el espejo. Puede darse el caso de verse a sí mismo poco atractivo sin serlo. Así, una persona con un peso que se encuentra dentro de los límites de lo que se considera adecuado y saludable, puede llegar a tener una imagen corporal distorsionada, lo que generará una separación entre la imagen advertida por el resto de la gente y la imagen corporal que él registra.

Las conclusiones a las que se llegado en estudios recientes sobre la apreciación de la imagen, son: que el 52,3% de los hombres y el 38,7% de las mujeres se auto perciben correctamente; mientras que el 29,2% de los hombres y el 8,6% de las mujeres se ven más delgados de lo que son y el 18,5% de los hombres y el 41,1% de las mujeres más gordos.

Se Intenta por todos los medios, imitar el tipo de imagen que consideramos el modelo ideal, la imagen que nos gustaría tener, sin tener en cuenta que su logro nos puede crear un serio problema, dependiendo de la diferencia que exista entre la imagen real y la imagen ideal. A mayor diferencia entre las dos imágenes mayores será el efecto negativo sobre nuestra autoestima.

La primera impresión consiste en un 53% lo que ves, un 40% cómo lo ves y un 7% lo que se dice. El contenido verbal en esa primera impresión carece de importancia. En un primer encuentro, la imagen es el factor clave, tenemos esos breves 2 o 3 minutos para pasar el examen.

Cuando nos presentamos ante los demás, antes de haber pronunciado una palabra ya estamos transmitiendo datos e ideas, aún sin quererlo. Nuestra personalidad se proyecta a través de la imagen que ofrecemos al exterior. En la imagen corporal, la imagen visual que ofrecemos no sólo refuerza la seguridad personal, también fomenta y facilita de forma notable la aceptación social. Alguien dijo una vez *"La elegancia no consiste en llamar la atención, sino en ser recordada"*.

Cuando hablamos de imagen personal, nos referimos a un aspecto muy amplio que abarca desde los rasgos físicos y forma de vestir, peinarse, o maquillarse, hasta la postura y movimientos que habitualmente realizamos, forma de caminar, de hablar y reír, de expresarnos, incluso el olor que desprendemos. Como te mueves, te expresas, tu tono de voz, tu olor, transmiten mensajes y estados de ánimo, que no siempre coinciden con la Imagen que deseamos y precisamos proyectar en nuestro día a día

Nosotros no creamos nuestra imagen corporal solos, las personas que nos rodean, el entorno, los medios de comunicación y nuestra cultura tienen una fuerte influencia en nuestro aspecto, y aunque depende en gran medida de nosotros mismos, inevitablemente se ve influenciada también por la demanda y presión de la sociedad en general.

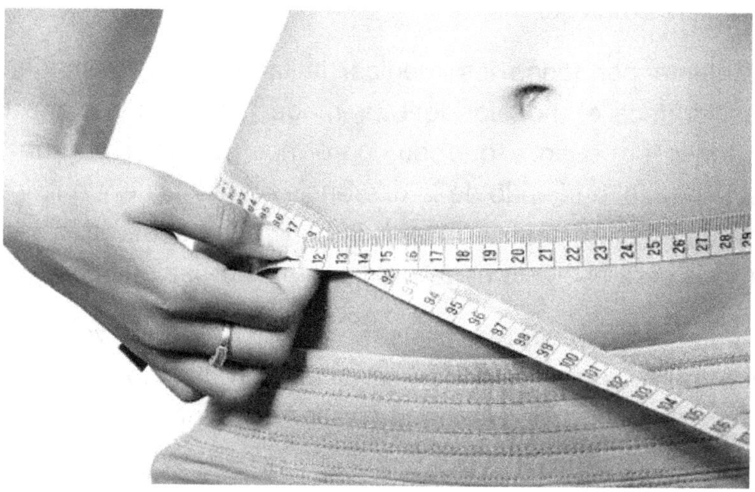

El aspecto corporal es un proceso que va cambiando a lo largo de la vida, la imagen puede ir modificándose hacia una mayor

aceptación, o, al contrario, hacia un mayor rechazo. Ignorar como tú te ves, determinará notablemente el cómo te verán los demás.

La imagen, está construida subjetivamente y cambia a menudo, es normal entonces, tener días en que nos sentimos más cómodos con nuestro cuerpo o con una imagen corporal más positiva, y días en los cuales no nos sentimos tan agraciados y seguros.

Muchos de nosotros luchamos con nuestra imagen y esto es debido a que continuamente estamos recibiendo mensajes positivos y negativos sobre nuestro cuerpo desde niños, en la escuela, universidad, trabajo, con los amigos, en el trato social, en las relaciones afectivas. Algo que se inicia por lo general, desde muy temprano, siendo preciso mantener un equilibrio entre el aspecto físico y las vías de información que utilizamos al transmitir cualquier mensaje mediante aspecto, comportamiento, tono y modulación de la voz, gestos e indumentaria.

Cuando alguno de los elementos no armoniza con el resto, nos coloca ante la duda por parte de quienes nos observan de creer lo que escuchan, lo que ven o lo que se imaginan.

Cada persona tiene sus propias características que lo diferencian de los demás físicamente, son: estructura, edad, altura, peso, forma de la cara, color de piel, color de pelo, de ojos. El aspecto que tengamos es la imagen que ofrecemos al mundo que nos rodea. Tenemos que jugar y aprovechar nuestras características de forma positiva para mejorar notablemente la imagen "disimulando los defectos" y "potenciando las virtudes".

No todos hemos sido igualmente privilegiados por la naturaleza, pero incluso las personas menos favorecidas, pueden sacar partido de lo que tienen, creando un estilo propio que les favorezca. Para lograrlo, primero cuidar el aspecto general, empezando por la higiene, pelo, dientes, uñas, aliento, maquillaje, perfume, hay que recordar que hasta el más pequeño detalle es importante y siguiendo por la alimentación y el ejercicio adecuado. Afirmaba Ralph Lauren, *"Que el estilo es algo muy personal. No tiene nada que ver con la moda. La moda termina rápido. El estilo es para siempre"*

La regla de oro para transmitir una buena imagen es: *"Sentirse a gusto, ser feliz y estar seguro de uno mismo"* Una mujer que da la importancia debida a su cuidado personal, transmite confianza y reacciones emocionales positivas. Debemos tener siempre presente, que la primera impresión es la que cuenta y si esta es positiva, tendremos mucho terreno ganado, Mucia Prada, decía, *"Lo que uses es la tarjeta de presentación ante el mundo, sobre todo hoy, cuando los contactos humanos son tan rápidos. La moda es el lenguaje instantáneo."*

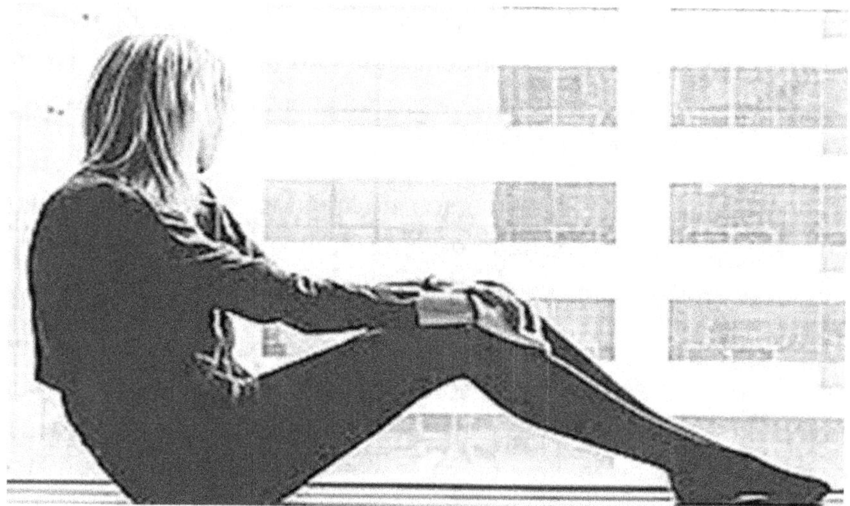

En ocasiones nos formamos una imagen negativa, perdiendo la ilusión por cumplir nuestras metas y sueños, dejándonos vencer por el desánimo, sintiéndonos fracasados e impotentes, en estos casos, lo normal es que perdamos las ilusiones. Para superarlo, es decisivo que aprendamos a valorarnos, ya que una imagen negativa nos puede acarrear desordenes de todo tipo, tanto físicos como psíquicos

Las personas con una imagen personal negativa suelen sentirse feos, poco agraciados, tristes, inseguros, insatisfechos. Suelen no verse como realmente son. En realidad, se perciben de un modo un tanto distorsionados de cómo son en realidad. Son demasiado exigentes consigo mismos, despreciando las cualidades positivas que poseen, no valorándolas adecuadamente e incluso sumando otras cualidades negativas que no tienen razón de ser.

El concepto de imagen está evolucionando, no se limita sólo a la belleza (peluquería, maquillaje, cuidados estéticos y otros), sino que se está ampliando al estilo (indumentaria, complementos, usos sociales), y sobre todo a la manera de comunicarse (habilidades comunicativas). La mujer actual, deberá integrar y crear una identidad personal con la imagen y el comportamiento.

Resumiendo lo expuesto, por un lado, tenemos lo que vemos al mirarnos en el espejo, una imagen corporal real objetiva de nosotros, aunque dicha objetividad, en realidad, está determinada por la presión social, la cultura y la época. Por otro, el cómo procesa cada sujeto aquello que observa en el espejo. Puede darse el caso de verse a sí mismo poco atractivo sin serlo entrando en el campo del componente emocional.

Así, una persona con un peso que se encuentra dentro de los límites de lo que se considera adecuado y saludable, puede llegar a tener una imagen corporal distorsionada, lo que generará una separación entre la imagen advertida por el resto de la gente y la imagen corporal que él registra.

Los cuatro puntos que debemos tener siempre presente respecto a nuestra imagen personal son los siguientes:

- ✓ Saber elegir el vestuario que más nos favorece de acuerdo con la edad, complexión, tono de piel, trabajo, etc., y en función de ello, Ser consciente escogiendo las prendas más apropiadas, generando nuestro propio estilo.

- ✓ En imagen personal, menos, es más. Verifica antes de salir el conjunto elegido, procurando la armonía y evitando los excesos, con especial atención a los complementos. Se debe cuidar la higiene, el cabello, el aliento, las manos, y la pulcritud de ropa, zapatos y bolso.

✓ La confianza en ti mismo es fundamental. El atractivo procede del autoconcepto y la autoestima. Afirma Jennings Bryan. *"que la forma de desarrollar la confianza en ti mismo es hacer lo que temes y llevar un registro de tus experiencias exitosas."*.

✓ Cuida tu conversación, tu tono de voz y tus modales, es importante escuchar y sonreír, pues son parte de tu imagen.

Estamos de acuerdo con Mahatma Gandhi cuando escribió: *"El hombre se convierte a menudo en lo que piensa de sí mismo. Si yo sigo diciéndome a mí mismo que no puedo hacer algo, es posible que termine siendo incapaz de ello. Al contrario, si tengo la creencia de que puedo hacerlo, seguramente adquiera la capacidad de hacerlo, incluso si no puedo al principio".*

Existen siete situaciones que identifican claramente a la persona que presenta una imagen negativa, provocando situaciones que no dejan de reflejar fallos en la comunicación consigo mismo. La persona negativa:

✓ Se fija sólo en "lo menos agraciado de su cuerpo". Cuando se mira en el espejo, en los escaparates de la calle, en los cristales de los coches, en el espejo del ascensor al salir, etc.

✓ Le cuesta aceptar cumplidos y piropos. Cree que se burlan, que los dicen por cumplir, que son falsos y no se los merece.

✓ Pocas veces se encuentra guapa. No importa si ha llegado de la peluquería y ha estado dos horas arreglándose.

✓ Se compara con todas las que se cruza, y por supuesto, siempre sale perdiendo, ya que piensa que están mejor, más delgadas y tienen más clase que ella.

✓ Le cuesta horrores decidir qué ponerse. Encontrar algo que a su juicio le siente bien es difícil. Evita algunas situaciones sociales "porque no tiene que ponerse" y no se siente segura de su aspecto.

✓ Critica continuamente su cuerpo, destacando las partes menos favorecidas.

Muchas veces, problemas con los compañeros, quedarse sin trabajo, la ruptura de una relación amorosa, el ser ignorado, el no recibir una llamada esperada, el aparente despego a su persona, son situaciones que achaca a su aspecto y comportamiento, lo que provoca que se sienta desmoralizada y rechazada.

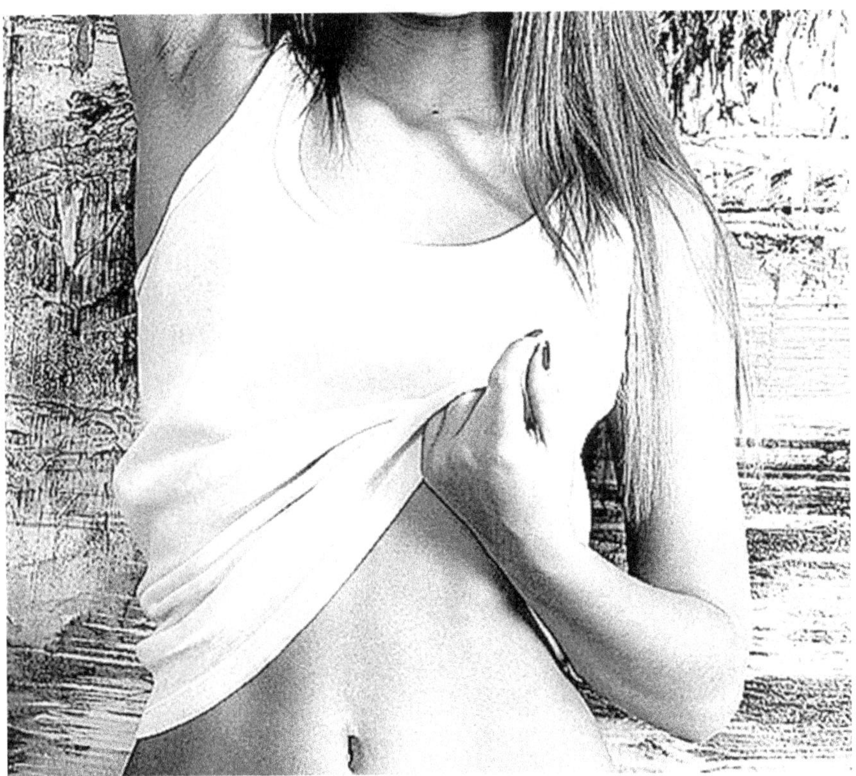

En mayor o menor intensidad, su aparente imagen negativa le avinagra la vida. Por lo general, estos episodios suceden sin dejar que esto lo adviertan quienes la rodean. Para remediarlo es preciso confiar en sí misma y comunicar sin temor a sus íntimos las dudas y temores en la mayoría de los casos infundados.

Las personas que nos rodean, los medios de comunicación y nuestra cultura tienen una fuerte influencia en nuestra imagen corporal, y aunque depende en gran medida de la genética, la influencia externa nos afecta de forma considerable.

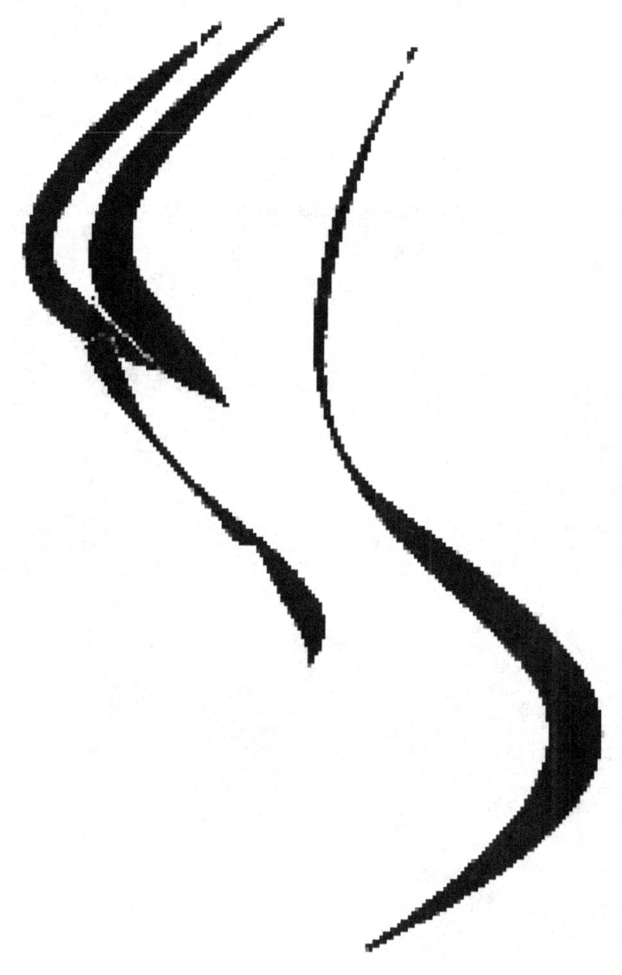

II- El peso ideal

El peso ideal de cada persona está marcado por su constitución corporal, su edad y sexo. A Grosso modo, si no se quiere complicar la vida consultando tablas y haciendo cálculos, lo más simple para conocer el peso ideal, basta con medirte descalzo y los centímetros que se pasen del metro, eso es el peso ideal de los hombres y un 10% menos para la mujer Por ejemplo un hombre que mida 1.70, debería pesar 70 kilos y si es mujer 63.

Hace años algunos nutricionistas para establecer las necesidades calóricas de un individuo, partían del cálculo, con las calorías que consumía por su metabolismo basal y lo hacían multiplicando su peso por 20. O sea que la persona que pesaba 70 kilos su metabolismo basal seria de unas 1.400 calorías aproximadamente, a esta cantidad se le añadía las calorías consumidas por su actividad diaria, deportes, trabajo, etc. De tal forma, que el gasto energético de un hombre o mujer, con un trabajo sedentario podía oscilar entre dos mil y dos mil ochocientas calorías, y los que tenían un trabajo pesado o hacían más deporte lo elevaban do dos mil ochocientas a cuatro mil.

Para establecer una dieta de adelgazamiento, partiendo del gasto energético de cada persona, si lo que se pretende es una reducción rápida, se limitan los alimentos de forma que las calorías ingeridas no sobrepasen el 50° del gasto energético total, elaborando dietas de 1.000 a 1.300 calorías y si la meta marcada es a más largo plazo, más progresiva y saludable, partiremos de 1.300 a 1.500 calorías.

Las compañías de Seguros de Vida al utilizan las tablas habituales para establecer el peso correcto, tienen muy en cuenta, si la persona es de complexión delgada, normal o fuerte

El Interés por el Peso

"Estás gorda". Me decía una amiga cada vez que me encontraba por la calle. No me preguntaba por mi trabajo, ni por mi familia, ni por mis proyectos, nada de eso. Directamente al asunto: "Estás gorda". "Y es que se puede ser prostituta, ladrona, corrupta, degenerada, vulgar, pero ¿gorda? Jamás"

Existen datos fiables que muestran cómo se está reduciendo la edad en que se experimenta y se interioriza esta presión pro-adelgazamiento, que llevan a pensar, que quienes emplean métodos peligrosos para perder peso ya no son solo jóvenes en edad adolescente, sino que son incluso niñas en edad escolar.

La continua aparición de milagrosos regímenes reductores de peso, es un fenómeno característico de nuestros días, a los que no son ajenos las principales **influencers** de Instagram, con cientos de miles de seguidores, dietistas, entrenadores personales, asesores de imagen y medios de comunicación que impulsan la pérdida de peso, anunciando el descubrimiento de asombrosas dietas y productos con las que adelgazan famosas y estrellas del espectáculo, que no tardan en ser adoptadas como un descubrimiento nuevo y revolucionario, aunque no lo sea, y se siguen como dogma de fe, las recomendaciones dietéticas más rápidas y absurdas. Nos agradaría colaborar modestamente, en el esclarecimiento del actual estado de confusión y falsas esperanzas, que existe en torno al negocio de la pérdida de peso y concretamente las dietas Express devora-grasas.

La continua aparición de milagrosos regímenes reductores de peso, es un fenómeno característico de nuestros días, a los que no son ajenos las principales **influencers** de Instagram, con cientos de miles de seguidores, dietistas, entrenadores personales, asesores de imagen y medios de comunicación que impulsan la pérdida de peso, anunciando el descubrimiento de asombrosas dietas y productos con las que adelgazan famosas y estrellas del espectáculo, que no tardan en ser adoptadas como un descubrimiento nuevo y revolucionario, aunque no lo sea, y se siguen como dogma de fe, las recomendaciones dietéticas más absurdas y disparatadas

Nuestra atención, está centrada, en las personas con peso excesivo, que luchan todos los días con el agobiante problema de perder esos kilos que sobran, y lo que es más importante, mantenerse. No está dentro de la voluntad del autor, sustituir el tratamiento o régimen prescrito por médicos y especialistas en nutrición,

Se pretende facilitar, que pueda detectar el lector por sí mismo, los errores en que incurren la mayoría de las personas. También alertar sobre el peligro del efecto Round-Trip producido por dietas absurdas cuando no drásticas, complementos dietéticos, capsulas, píldoras o formulas milagrosas de efectos inmediatos, que se publicitan en la actualidad, y a las que supuestamente se atribuyen los mayores éxitos.

No deja de causar asombro, algo que se ha puesto de moda en EE. UU. el llamado Contrato Conductual, por el que la persona que quiere adelgazar firma el compromiso de entregar una cierta cantidad de dinero a una organización caritativa, si en un plazo determinado no pierde los kilos establecidos.

Según un estudio realizado por ASEDAI en el año 2018, dos de cada cuatro o cinco españoles mayores de diez y ocho años, ha seguido o siguen un régimen de forma habitual. La credulidad del ser humano en lo concerniente a dietas y productos adelgazantes no tiene límites, una y otra vez está dispuesto a consumir alimentos 'light' y '0,0' y probar cada nueva dieta con la que algún conocido o Celebrity, asegura el haber perdido peso. Los fabricantes de productos sacacuartos, tienen montado un floreciente negocio a costa del sufrimiento de las personas con sobrepeso que se miran al espejo y se repelen absurdamente, pensando que no están presentables ni a la moda.

Este tipo de empresas aprovechan el adelgazamiento, en muchos casos, difícil de mantener, de algunos personajes populares, para contratarlos como "imagen de la firma", tal es el caso de María José Campanario, Raquel Mosquera, Teruel, Jessica Bueno, Lolita Flores, Vichy Martín Berrocal, etc. Personas que en su ignorancia y solo por dinero, no tiene el menor pudor, en hacer publicidad de las recomendaciones dietéticas más absurdas y disparatadas, que enmascaran la venta de infinidad de productos complementarios.

A mediados de los noventa, el destacado Dr. Jules Hirsh, durante su conferencia en la entrega de premios de la Americam Society of Clinical Nutrition, alertaba a sus colegas, diciendo

"Las ambigüedades del problema han llevado al crecimiento de una industria floreciente del control del peso. El principio base de esta industria, es que existen programas y productos a la venta, que invitan a creer, que se puede reducir sin peligro el peso corporal con mayor facilidad y eficacia que los programas y productos de la competencia y, a diferencia de esta, el peso perdido nunca se recupera. Basándose en esto, una serie inagotables de nuevos productos, nueva dietas y complementos de estas, tratan de aprovechar las lagunas legales al mismo tiempo que tas". se benefician de un público desesperado por obtener respuestas a su angustia",

El Instituto de Nutrición y Trastornos Alimentarios de la Comunidad de Madrid. INUTCAM, alerta sobre el peligro de las dietas mágicas: *"En una sociedad como la nuestra, en el que la imagen y la obsesión por el culto al cuerpo está en todos los ámbitos publicitarios, alcanzar esa imagen, nos puede llevar a extremos que terminen en problemas de salud muy graves, si para conseguirla, se utilizan métodos poco recomendables y nada saludables, como puede ser el hecho de seguir dietas de adelgazamiento drásticas y utilizar productos "mágicos" o no tan "mágicos", a los que se les atribuyen unas propiedades que no tienen".*

III-Alimentación y Nutrición

"Es una realidad que cada día que pasa, las personas muestran más interés por los problemas de la alimentación y nutrición, reconociendo la estrecha relación entre una nutrición correcta y salud".

Alimentación, es un proceso voluntario por parte de las personas para proveerse de sus necesidades alimenticias, conseguir energía y desarrollarse. Difiere de unos seres a otros, según gustos, edad, actividad física, medios económicos o disponibilidad de productos en la región en la que habita. La tradición también influye en la alimentación, ya que, para productos similares, en cada lugar existen diferentes costumbres y tradiciones.

Nutrición, La nutrición, es un proceso involuntario e inconsciente, que empieza tras la ingesta de alimentos y que consiste en un conjunto de fenómenos químicos, fisiológicos y bioquímicos, cuyo resultado final es el aprovechamiento de los nutrientes aportados por la alimentación por nuestro organismo, con el fin de obtener la energía precisa. Según la Asociación Médica Estadounidense, es: *"la ciencia que estudia los alimentos, los nutrientes y otras sustancias conexas; su acción, interacción y equilibrio respecto a la salud y a la enfermedad. Asimismo, estudia el proceso por el que el organismo digiere, absorbe, transporta, utiliza y elimina sustancias alimenticias".*

La alimentación y la nutrición son dos procesos muy importantes en los seres vivos, ya que nuestro organismo necesita de sustancias básicas para poder llevar a cabo todas las reacciones que en él se realizan y así lograr un buen funcionamiento de este.

Es fundamental, el prestar la debida importancia a nuestra alimentación, que debe ser, lo más variada y equilibrada posible, para dar respuesta así a nuestras necesidades fisiológicas fundamentales.

Los alimentos están constituidos por un conjunto de sustancias nutritivas ingeridas y metabolizadas por el organismo.

En todos los seres vivos, la dieta tendrá que ser la adecuada para satisfacer el gasto de energía o lo que viene a ser lo mismo, las necesidades calóricas.

En nutrición existen dos principios importantes:

Ley de Isodinamia: todos los alimentos y nutrientes pueden servir como fuente de energía.

Ley del mínimo: al menos se necesitan unas cantidades básicas de cada nutriente para que funcionen adecuadamente las cadenas metabólicas.

El tratamiento de cualquier tipo de sobrepeso, aunque sea ligero, no nos cansaremos de repetir a lo largo de toda la obra, se limita a la reducción del valor calórico de la dieta, de manera lógica y saludable, ayudada si es posible, con un gasto de energía producido por un aumento de la actividad física.

Toda dieta equilibrada debe estar compuesta, con carbohidratos en un 50-55%, grasas en un 30-35%, y proteínas en un 10-15%. Respetando eso y las 1600-2000 cal/día para la mujer, o las 2000-2500 cal/día para el hombre, teniendo en cuenta constitución y trabajo, se podrán variar sin ningún problema los productos que se consuman y se mantendrá el peso correcto.

Según los criterios de la OMS y la FAO, "La dieta equilibrada, para cualquier persona de edad superior a dos años, se recomienda que al menos el 55% del aporte energético diario provenga de distintos alimentos ricos en carbohidratos: cereales y derivados (arroz, pasta alimenticia, pan...), azúcares sencillos, frutas, verduras y legumbres. Es aconsejable que la mayor parte sean hidratos de carbono complejos, es decir, almidones. Por ello, a la dieta actual debe incluir habitualmente cantidades importantes de los alimentos que lo contienen como cereales y derivados, legumbres y patatas".

Hidratos de carbono

Son las sustancias energéticas más rápidamente utilizables y constituyen la principal fuente de energía en nuestro organismo. Están constituidos por Carbono, Hidrógeno y Oxígeno. Existen los de absorción rápida y los de absorción lenta:

Absorción rápida o simple: (Monosacáridos) glucosa, fructosa y galactosa.

Absorción lenta o complejos: (Disacáridos) sacarosa, lactosa, maltosa, almidón y celulosa.

Del grupo formado por los carbohidratos de asimilación lenta, los más importantes son el almidón o fécula y el glucógeno, este último, es la más importante reserva de carbohidratos en el organismo. Se almacena en el hígado y el músculo, en una cantidad que puede alcanzar los 300–400 gramos. El glucógeno del hígado se utiliza principalmente para mantener los niveles de glucosa sanguínea, mientras que el segundo es indispensable como fuente de energía para la contracción muscular durante el ejercicio.

Las dos funciones principales de los carbohidratos son:

Energética: los carbohidratos funcionan como reserva energética, pudiendo usarse de manera inmediata, ya que tienen la capacidad de movilizarse rápidamente para producir glucosa en caso de precisarse. Esta función hace que el aporte de hidratos de carbono tenga que ser regular y diario.

Reguladora: la celulosa (fibra alimentaria) se encarga de regular el tránsito intestinal, a la vez de evitar el estreñimiento aligerando y aumentando el volumen de las heces.

Entre sus propiedades están, disminuir la absorción de sustancias nocivas como el colesterol malo y disminuir el apetito produciendo sensación de saciedad.

Los alimentos que contienen carbohidratos, como el pan y los cereales, también sirven de combustible para las bacterias beneficiosas (prebióticas) del intestino y son esenciales para un tracto digestivo sano. Sin embargo, una dieta demasiado rica en hidratos de carbono (pasta, arroz, pan, bollería, etc.) puede ser responsable de problemas como el sobrepeso, el colesterol o exceso de azúcar en la sangre.

Cuando se suprimen los alimentos hidrocarbonatos y estos, son poco abundantes en verduras y frutas, pueden producir un aumento del colesterol y los triglicéridos en sangre. *"No consumir carbohidratos implica que no se obtiene vitamina B, que es muy importante y necesaria para tener energía y soportar el estrés, además de ser fundamentales para el equilibrio hormonal"*

¿Qué hidratos de carbono se deben consumir y cuáles evitar?

Hidratos de carbono buenos: la avena, el arroz integral, la quínoa, patatas, pasta integral, pan integral, legumbres, garbanzos, judías, lentejas, frutas, verduras de todas clases.

Hidratos de carbono malos: Se deben evitar, las harinas refinadas y los alimentos ricos en azúcar (cereales procesados con azúcar, miel o fructosa), galletas, repostería, helados, batidos, zumos de frutas industriales, pastas y bebidas y refrescos azucarados.

Grasas

Son el grupo de nutrientes más energéticos. Están formados por Carbono, Hidrógeno y Oxígeno. Las grasas pueden ser fuente de energía inmediata o servir como una reserva de energía para cubrir las necesidades a más largo plazo. De hecho, mientras que el cuerpo acumula cantidades pequeñas o limitadas de proteínas y de carbohidratos, almacena la mayor parte del exceso de energía

en forma de triglicéridos en las células del tejido adiposo.

Las grasas que contienen los alimentos proporcionan ácidos grasos esenciales llamados ácido linoleico y ácido linolénico. Se denominan "esenciales" debido a que no se pueden producir por sí solos y el organismo no funciona sin ellos, ya que se precisan para el desarrollo del cerebro, el control de la inflamación, o la coagulación de la sangre, ayudando a que sean absorbidos numerosos micronutrientes, manteniendo la piel y el cabello sanos.

Las grasas se clasifican en Saturadas y Monoinsaturadas:

Las saturadas son abundantes en el reino animal. Tienden a elevar los niveles o tasas de colesterol y triglicéridos en sangre si se consumen en exceso. Los alimentos que los contienen: carnes, vísceras y derivados (embutidos, patés, manteca, tocino, etc.), lácteos completos y grasas lácteas (nata y mantequilla), huevos y productos alimenticios que contengan los alimentos mencionados. También están presentes en el aceite de coco y palma. Preparados fritos en abundante aceite, snacks, patatas fritas, comidas prefabricadas, rápidas, etc.

Las grasas monoinsaturadas, son ácidos grasos monoinsaturados y poliinsaturados. Protegen nuestro sistema cardiovascular, ya que reducen los niveles de colesterol total en sangre a expensas del llamado colesterol malo (LDL-c) y aumenta el colesterol bueno (HDL-c).

Alimentos que contienen grasas monoinsaturadas: el aceite de oliva, de cacahuete, de girasol, de soja, de maíz, aguacate, aceitunas, frutos secos, almendras, cacahuetes, anacardos, nueces, avellanas, piñones, pipas de calabaza y girasol, pistachos.

En el segundo grupo se encuentran el ácido graso omega 6 (linoleico) y los omega-3, abundantes en la grasa del pescado azul y llamados EPA y DHA. En los omega-3 también se incluye el ácido graso linolénico, ya que, a partir de él, nuestro organismo produce ácidos grasos EPA y DHA. El linoleico (omega-6) y el linolénico (omega-3) son ácidos grasos esenciales. Las principales fuentes de ácidos grasos omega 3 son: de origen vegetal se encuentran en las legumbres (principalmente la soja), las semillas de lino y los frutos secos. Las de origen animal provienen de los pescados y mariscos. como salmón, trucha, pez espada, sardina, caballa, anchoas, bacalao, arenque, chicharro, jurel, etc. Tanto los crustáceos como los moluscos son bajos en grasas totales y ricos en omega-3. Actualmente se producen numerosos alimentos que son enriquecidos artificialmente con grasas omega 3 (leches, yogures, etc.).

El ácido oleico es una importante fuente de ácidos grasos monoinsaturados, siendo uno de los alimentos que más cantidad tiene de este nutriente. Las grasas serán más recomendables cuanto mayor sea la proporción de los insaturados y dentro de estos mayores la proporción de monoinsaturados. La necesidad en glúcidos, deben ser alrededor del 25 al 30% del valor energético global de la ración diaria, siendo el nutriente que más hay que restringir.

Las grasas TRANS, deberían estar terminantemente prohibidas ya que son grasas peligrosas que fomentan las enfermedades cardiovasculares y que aumentan el colesterol LDL (malo) y reducen el colesterol HDL (bueno). Se encuentran en los alimentos procesados y comida rápida, galletas saladas y dulces, pasteles, tartas y otros productos horneados. Productos de masa refrigerados como galletas bollería y panecillos. Caramelos, galletas., margarina, palomitas de microondas, pastelería y bollería industrial (incluidos cereales), productos precocinados (empanadillas, croquetas, pastas, pizzas). Salsas, aperitivos salados y dulces.

Se debe evitar los alimentos donde se encuentran, para, en la medida de lo posible, limitar un consumo de estas. Las grasas Trans, son muy peligrosas en un consumo continuado a lo largo de los años, por lo que es preciso cuidar especialmente de evitar su ingesta por parte los niños.

Colesterol

El colesterol es una "afección-inapreciable" porque no produce síntomas hasta que las arterias están muy obstruidas, por ello hay que prestar mucha atención a los factores de riesgo.

Existen dos tipos de colesterol, uno que produce nuestro organismo de forma natural y otro que obtenemos de los alimentos. El colesterol se transporta en sangre unido a proteínas y a otras grasas, formando las denominadas lipoproteínas. Las más conocidas por la población general son las lipoproteínas de densidad alta (HDL, o colesterol bueno) y el colesterol de baja densidad (LDL, o colesterol malo).

Las HDL se consideran buenas porque conducen el colesterol desde las células periféricas al hígado, evitando que se acumule en las paredes de los vasos sanguíneos.

Las LDL, son malas porque se acumulan en las paredes de las arterias endureciéndolas y haciendo la circulación de la sangre más difícil al hacerlas más estrechas. Cuando las células son incapaces de absorber todo el colesterol que circula por la sangre, el sobrante se deposita en la pared de la arteria y contribuye a su progresivo estrechamiento originando la arterosclerosis.

La Asociación Americana del Corazón, clasifica los niveles de colesterol total, en estas tres categorías:

Sumando tu HDL, LDL y VLDL, tendremos el nivel de colesterol total. El colesterol total debe estar siempre por debajo de 200. En las personas con el colesterol alto y en consecuencia con un mayor riesgo de enfermedades cardiacas, la meta óptima es de 160. Menos de 200 MG/Dl.: es el nivel ideal, el que se debe tener, ya que con él se presenta un menor riesgo de desarrollar una cardiopatía coronaria. Si los niveles de colesterol son de 200 MG/Dl. o mayores, se corre más riesgo de presentar problemas de salud.

De 200 a 239 MG. /Dl.: es el límite de riesgo. Este nivel es una señal de alerta.

De 240 MG/Dl. o más: es catalogado como colesterol alto. Alguien que maneje estos niveles, tiene más del doble de probabilidades de riesgo de presentar cardiopatía coronaria a diferencia de alguien que maneja niveles menores de 200 MG. /Dl.

Colesterol HDL o "bueno": superior a 35 mg/dl en el hombre y a 40 mg/dl en la mujer. Si está alto contrarresta el peligro del colesterol total. Como regla general debe oscilar entre 29 y el 72 con un intervalo óptimo de 45 a 85.

Colesterol LDL o "malo": menos de 100 mg/dl. Las cifras por encima de 160 mg/dl son peligrosas.

Triglicéridos: esta grasa debe estar por debajo de 150 mg/dl. Se habla de hipertrigliceridemia si las cifras son mayores de 500 mg/dl.

A menudo que las personas con un nivel de colesterol LDL alto también tienen un nivel alto de triglicéridos, en parte debido a una dieta rica en alimentos grasos.

La elección de alimentos es fundamental para bajar el colesterol ya que, siguiendo unas pocas directrices, los niveles de LDL se pueden reducir limitando la ingesta dietética de grasas saturadas y colesterol. Se recomienda limitar el consumo de grasas saturadas y, sobre todo, de grasas trans artificiales, productos lácteos enteros, huevos, el aceite de palma o el de coco, comida rápida, bollería industrial, los alimentos procesados y los fritos. Las vísceras animales, las carnes ricas en grasas y los quesos curados, deben evitarse; hay que comer pollo y pavo sin piel, y pescados grasos con moderación, basando la dieta en productos de origen vegetal.

Proteínas

Son el nutriente inmediato menos importante en cuanto a aporte de calorías. Están constituidas por Carbono, Hidrógeno, Oxígeno y Nitrógeno.

Las proteínas, son moléculas grandes y complejas, es un macronutriente esencial en su forma espacial, sus componentes básicos se denominan aminoácidos. Son el componente nitrogenado mayoritario de la dieta y el organismo, tienen una función meramente estructural o plástica, esto quiere decir que nos ayudan a construir y regenerar nuestros tejidos, no pudiendo ser reemplazadas por los carbohidratos o las grasas por no contener nitrógeno.

La estructura de nuestro cuerpo depende de las proteínas, desde la conformación de los órganos y los tejidos, a la constitución de los músculos, los tendones, los órganos y la piel, también sirve para producir enzimas, hormonas, neurotransmisores y otras moléculas

La disminución de forma prolongada en la ingestión de proteínas provoca disminución de la masa muscular, disminuyendo el peso provocando flacidez muscular y la capacidad para realizar esfuerzos físicos, provocando algunos calambres musculares.

El valor biológico de una proteína, animal o vegetal está en función de la presencia o ausencia de aminoácidos esenciales. Las propiedades de cada una de las proteínas al igual que su funcionalidad dependen de la secuencia de los aminoácidos que la integren

Aminoácidos

Existen 20 aminoácidos. De estos, nuestro organismo puede fabricar once (son los aminoácidos no esenciales). Los nueve restantes (aminoácidos esenciales o indispensables) los debemos adquirir a través de la alimentación. Las cadenas de aminoácidos son llamadas polipéptidos.

- No esenciales: también llamados condicionales, no son imprescindibles, pero en determinados momentos los precisa el organismo y pueden volverse esenciales, son 11: alanina, asparagina, ácido aspártico, cisteína, glicina, ácido glutámico, hidroxilisina, hidroxiprolina, glutamina, prolina, serina, tirosina.

- Esenciales: (hay que ingerirlos, ya que, el organismo no puede sintetizarlos) Esto implica que la única fuente de estos aminoácidos en el organismo es por la ingesta directa a través de la dieta, son: 9: L-Leucina, L-Isoleucina, L-Fenilalanina, L-Metionina, L-Lisina, L-Treonina, L-Triptófano, L-Valina y L-Histidina.

Los aminoácidos son los componentes que desempeñan un mayor número de funciones en las células de todos los seres vivos. Por un lado, forman parte de la estructura básica de los tejidos (músculos, tendones, piel, etc.) y por otro, desempeñan funciones metabólicas y reguladoras de la absorción de nutrientes, transporte de oxígeno y de grasas en la sangre, evitando la activación de materiales tóxicos o peligrosos, etc. Las funciones principales son las siguientes:

- ✓ Función defensiva, creando anticuerpos, ayudando al sistema inmunitario a defenderse de los anfígenos.

- ✓ Función contráctil, encargadas del movimiento y contracción muscular.

- ✓ Función enzimática, facilitando o acelerando las reacciones químicas.

- ✓ Función hormonal, ayudando en el crecimiento, en otros procesos como el parto, o reguladoras de la insulina y el glucagón.

- ✓ Función estructural, para dar soporte a los tejidos del cuerpo.

- ✓ Función de reserva, de aminoácidos para el desarrollo del embrión.

- ✓ Función transportadora, distribuyen las moléculas por todo el organismo.

Los alimentos que contienen proteínas son imprescindibles en nuestra dieta de todos los días. Son los ladrillos con los que construimos, reparamos y recuperamos nuestro cuerpo, nuestros tejidos. Los requerimientos proteicos diarios para un adulto se sitúan entre 0,8 y 1 gramo por cada kilo corporal. Por ejemplo, en el caso de una persona de 65 kilos, el consumo recomendado sería entre 50 y 60 gramos, mientras que otra de 80 kilos, entre 60 y 75 gramos al día. Es recomendable ingerir la mitad de la proteína de origen animal y el otro 50% de origen vegetal.

Como regla general, se recomienda que los adultos consuman entre 45 y 65 gramos de proteínas diarias, dependiendo del peso. En la alimentación equilibrada los prótidos deben representar al menos el 12% del valor energético global. Si la dieta es excesivamente rica en grasa puede producir un aumento de los cuerpos cetónicos en sangre (acetona), lo que lleva a la deshidratación y otros trastornos importantes.

Los alimentos que contienen este tipo de proteínas son: carnes, pescados, aves, huevos, leche, frutos secos, pan, trigo, arroz, patatas, soja, leguminosas y cereales completos. El contenido de aminoácidos esenciales de una proteína define su Valor Biológico. Un valor biológico elevado implica mayor presencia de AAEE, lo que equivale a decir que esa proteína "nos aporta un mayor beneficio nutricional".

Minerales

"Si llevas una dieta balanceada, consigues todas las vitaminas y minerales que necesitas, y no precisas suplementos dietéticos"

Los minerales pueden ser considerados como elementos químicos simples, cuya presencia es indispensable para la actividad celular y mantener el organismo en equilibrio, y se realicen sus procesos químicos y eléctricos. Son unos veinte minerales los que son precisos para el buen funcionamiento del cuerpo, y cada uno de ellos cumple con una función específica.

Los principales minerales presentes en el cuerpo humano son: calcio, fósforo, potasio, sodio, cloro, azufre, magnesio, manganeso, hierro, yodo, flúor, zinc, cobalto, selenio y boro.

Los minerales tienen numerosas funciones en el organismo humano. El sodio, el potasio y el cloro están presentes como sales en los líquidos corporales, donde tienen la función fisiológica de mantener la presión osmótica. Los minerales forman parte de la estructura de muchos tejidos. Por ejemplo, el calcio y el fósforo en los huesos se combinan para dar soporte firme a la totalidad del cuerpo. Los minerales se encuentran en los ácidos y álcalis corporales; por ejemplo, el cloro está en el ácido clorhídrico del estómago. Son también constituyentes esenciales de ciertas hormonas, por ejemplo, el yodo en la tiroxina que produce la glándula tiroides. Este tipo de sustancias se precisan, en cantidades muy pequeñas para el organismo, consumirlas en exceso, puede provocar problemas de salud. Las más importantes, están contenidos en la leche, el queso, el agua, la carne, las legumbres, los pescados, etc.

Función de los principales minerales

Calcio: Se encuentra en un 99% bajo la forma de fosfato en el tejido óseo. También en el líquido extracelular y en la célula. Interviene en la integridad de los nervios y músculos, en la contracción cardíaca, siendo mediador entre enzimas y hormonas, etc. La deficiencia del calcio en los niños puede provocar raquitismo, mientras que en los adultos puede contribuir a la hipertensión arterial y la osteoporosis. Se encuentra principalmente en la leche y sus derivados.

Hierro: El hierro se distribuye un 70% en la hemoglobina, 5% mioglobina, un 25% se deposita en el hígado y el resto, forma parte de enzimas. El hierro es fundamental en el recambio de hemoglobina. A su carencia se la denomina anemia. Se puede encontrar principalmente en carnes rojas, legumbres, ciertos vegetales y frutas secas.

Fósforo: Este mineral es el segundo en concentración en el organismo. Interviene en la metabolización del calcio. Su función principal está relacionada con el buen funcionamiento de la glándula paratifoidea. El fósforo se encuentra en alimentos como el pescado, hígado, avena, arroz integral, soya, lácteos, etc.

Magnesio: Se encuentra en los huesos y en los líquidos intracelulares, Actúa como cofactor enzimático, en la transmisión neuroquímica. Se encuentra principalmente en algas marinas, frutas cítricas, vegetal de hojas verdes como brócoli, repollo, tofu, pescados, frutas secas, frutos secos, cereales integrales.

Manganeso: El manganeso tiene un papel tanto estructural como enzimático. Está presente en cereales integrales, vegetales de hoja verde oscuro, brócoli, col rizada, espinaca, lechuga romana, granos enteros, frutos secos, almendras, cacahuetes, nueces, anacardos.

Selenio: Trabaja con la vitamina E para prevenir el daño de los radicales libres a las membranas celulares. Es clave para un sistema inmunológico saludable, la fertilidad y el funcionamiento de la tiroides. Se encuentra en los mariscos, mantequilla, aguacate y cereales integrales.

Cromo. Potencia la acción de la insulina y favorece la entrada de glucosa a las células. Su contenido en los órganos del cuerpo decrece con la edad. Los berros, algas, carnes magras, hortalizas, aceitunas, cítricos, hígado y riñones son excelentes proveedores de cromo

Cobalto: La función de este mineral está estrechamente ligada a la producción de testosterona y el sistema enzimático. El cobalto, siempre en unión con la vitamina B12, favorece la absorción intestinal del hierro y como componente de algunas enzimas, interviene en la síntesis de proteínas. Se encuentra en las carnes, hígado, germen de trigo, levadura de cerveza, cereales integrales, frutos secos…

Cobre: Actúa en las enzimas respiratorias, como antioxidante y movilización del hierro. El cobre también es necesario para la formación de pigmentos y proporcionar un color lustroso a la piel y el cabello. La carencia de cobre contribuye a la aparición prematura de canas. Son ricos en cobre, mariscos, carnes, huevos, legumbres, hortalizas, frutos secos y chocolate.

Yodo: Mineral indispensable para el buen funcionamiento de la glándula tiroidea. La glándula tiroides fabrica las hormonas tiroxina y triiodotironina, que contienen yodo. Se encuentra en el pescado de mar, algas, etc.

Azufre: Es importante para mantener la integridad estructural del tejido conectivo (piel, pelo) y parte de enzimas. Ayuda a combatir las bacterias del cuerpo. Alimentos con azufre: carnes, pescados, quesos, verduras, hortalizas, legumbres

Flúor: Esta asociada a tejidos calcificados, como es el caso de los dientes o los huesos, gracias a su afinidad con el calcio, fortalecimiento óseo y prevención de caries. Es muy abundante, tienen flúor los pescados, mariscos, carnes, frutas y hortalizas, lácteos, te….

Zinc: Es un poderoso antioxidante, fundamental en el sistema inmunológico. Se encuentra en el pescado, carnes rojas, legumbres, frutos secos, chocolate, ostras, germen de trigo, pipas de calabaza, etc.

Silicio: Es indispensable para la asimilación del calcio, la formación de nuevas células y en la nutrición de los tejidos. Fuentes: agua potable y alimentos vegetales en general.

Sodio y Potasio: Se los nombra juntos porque ambos minerales se encuentran interrelacionados en el equilibrio de los líquidos del cuerpo.

El sodio es el principal factor de equilibrio de líquidos y cumple una función muy importante en mantener el pH de la sangre y del equilibrio ácido-base. Participa en la regulación de la presión arterial y en la función muscular. Se absorbe a través del intestino y es eliminado por los riñones, por el sudor y por la materia fecal.

leche, huevos, Las fuentes con mayor contenido de sodio son, alimentos procesados, sal de mesa, salazones, bocadillos, jamón, tocino, queso cottage, leche y huevos, carne, salsas, cremas, embutidos, conservas, legumbres y pescados.

El **potasio** se encuentra dentro de la célula y el sodio por fuera y entre ellos existe un intercambio que mantiene el buen funcionamiento del cuerpo. Consumirlos en exceso puede provocar problemas de salud se recomienda consumir no más de 6 gramos de sal al día (el equivalente a 2,5 gramos de sodio). Es preciso tener en cuenta que las parejas calcio/magnesio o sodio/potasio, trabajan de manera complementaria, ya que realizan funciones antagónicas, y por eso es muy importante mantener un correcto equilibrio entre ellos.

Boro: Este mineral interviene en el metabolismo de los nutrientes. Es fundamental para ciertas funciones mentales y la coordinación muscular. Ayuda para mantener un cerebro lúcido. Lo podemos encontrar en los espárragos, frutos secos, manzana, miel y los tomates.

Vitaminas

"Las vitaminas son sustancias indispensables para los procesos metabólicos del organismo, al que son aportadas mediante una dieta equilibrada y variada".

El termino vitaminas del inglés vitamin, y del latín vita 'vida', fue acuñado por primera vez por el bioquímico Casimir Funk en 1912, para identificar una serie de compuestos heterogéneos imprescindibles para la vida, que al ingerirlos de forma equilibrada y en dosis esenciales promueven el correcto funcionamiento fisiológico.

Las vitaminas son nutrientes que junto con otros elementos nutricionales actúan como catalizadoras directa o indirectamente de todos los procesos fisiológicos, siendo precursoras de coenzimas, aunque no son propiamente enzimas. Esto significa que la molécula de la vitamina, con un pequeño cambio en su estructura, pasa a ser la molécula activa, sea esta coenzima o no.

Se suelen clasificar según su solubilidad: si lo son en agua hidrosolubles o si lo son en lípidos liposolubles. En los seres humanos hay 13 vitaminas que se clasifican en dos grupos: 9 hidrosolubles y 4 liposolubles (A, D, E y K).

Las vitaminas hidrosolubles son aquellas que se disuelven en agua. Y son necesarias para muchas reacciones químicas del metabolismo. Estas vitaminas contienen nitrógeno en su molécula (excepto la vitamina C) y no se almacenan en el organismo, a excepción de la vitamina B12, que lo hace de modo importante en el hígado. A este grupo pertenecen las vitaminas:

B1 (tiamina), B2 (riboflavina), B3 (niacina o ácido nicotínico), B5 (ácido pantoténico), B6 (piridoxina), B7/B8 (biotina), B9 (ácido fólico) , B12 (cobalamina) y Vitamina C (acido ascórbico).

Las vitaminas liposolubles son las que se disuelven en grasas y aceites. Se almacenan en el hígado y en los tejidos grasos del cuerpo, por lo que no es necesario tomarlas todos los días ya que, tras un consumo suficiente, es posible subsistir una época sin su aporte. Son:

Vitamina A (retinolftalina), Vitamina D (calciferol), Vitamina E (tocoferol) y Vitamina K (antihemorrágica).

Cada uno de estos componentes posee funciones concretas y específicas, que son irremplazables. Por este motivo, si se produce un desajuste en sus niveles en más o menos cantidad de la precisa, (hipo o hipervitaminosis) o existe una ausencia de las mismas (avitaminosis) el organismo se desequilibra y se producirán desarreglos en la salud.

Funciones de las vitaminas.

Cada una de las 13 vitaminas tienen una función específica en el correcto funcionamiento del cuerpo

Vitamina C, produce colágeno, proteínas necesarias para la cicatrización y formación de los tejidos. Se encuentra en las frutas y verduras. Un zumo de naranja natural expuesto a la luz y el oxígeno del aire, si no se consume de inmediato, pierde casi toda la vitamina C.

Vitamina B1, regula el sistema nervioso y las funciones cardíacas. También contribuye al crecimiento. Participa en reacciones químicas de respiración celular y es la encargada de ayudar a las células a transformar los hidratos de carbono en energía. Fuentes principales: Carne e hígado en general y de cerdo en particular. Cereales, pan, leguminosas, pastas, frutos secos, huevos, germen de trigo, levadura de cerveza, salvado de arroz, pescado, carnes magras, soja y productos lácteos.

Vitamina B2, La vitamina B2 o riboflavina es una vitamina denominada también lactoflavina, muy sensible al ambiente, dos horas expuestas a la luz solar provocan pérdidas de alrededor del 85%. contribuye al mantenimiento de las membranas mucosas, la piel y el transporte de oxígeno. Muy abundante, se encuentra en la levadura de cerveza, hongos, hígado y vísceras, carnes como la de ternera, cerdo, cordero y los pescados, leche y sus derivados, huevos, espinacas, aguacate, germen de trigo y cereales integrales.

Vitamina B3, denominada también ácido nicotínico y factor PP (Preventivo Pelagra). Aporta triptófano, un componente de las proteínas, que se transforma en niacina, mejora la circulación de la sangre y la producción de neurotransmisores. Alimentos proteicos: carnes magras, pescados, frutos secos (nueces). frutas y verduras, pollo y pavo, productos lácteos, huevos, cereales, levadura de cerveza, germen de trigo y pan.

Vitamina B5 o ácido pantoténico, es fundamental en el metabolismo de alimentos, Colabora en la síntesis de colesterol y de hormonas Fuentes de ácido pantoténico: huevos, pescados, productos lácteos, legumbres, cereales integrales, levadura, col, repollo, brócoli, etc.

Vitamina B6 conocida como Piridoxina, forma los glóbulos rojos indispensables para el transporte de oxígeno por el cuerpo. Colabora en la formación de glucógeno, interviene en el metabolismo de hidratos de carbono, proteínas y grasas. Alimentos con vitamina B6 son hígado, cerdo, ternera, cordero, aves, mariscos, hígado de pescado, yema de huevo, lácteos, cereales integrales y sus derivados, leguminosas, germen de trigo, lavadura de cerveza.

Vitamina B8 o Biotina, interviene en la formación de glándulas que generan las hormonas y en la formación de la dermis, participa en la síntesis y oxidación de las grasas. Alimentos con Biotina: Hígado, productos lácteos, setas y verduras, col. brócoli, Lombarda, patatas, huevos, pescados, cereales integrales, legumbres, levadura.

Vitamina B9 o ácido fólico, permite la multiplicación celular, por lo que interviene en el desarrollo del sistema nervioso. El ácido fólico se utiliza, de manera protocolizada, como suplemento durante el embarazo para prevenir defectos en el tubo neuronal del feto. Es necesaria en la formación de ácidos nucleicos (DNA, RNA), transportadores de la información genética hasta las células. Junto con la vitamina B12 es precisa para la formación de hematíes (glóbulos rojos). Alimentos que contienen ácido fólico: hortalizas de hojas verdes: como espinacas, grelos, coles, lechuga, algunas frutas, como cítricos, melón o plátano, legumbres, carne (sobre todo de hígado y riñones). Cereales integrales, leche y huevos, frutos secos.

Vitamina B12, también denominada cobalamina. Interviene en la síntesis de ADN y ARN, por lo que se relaciona con el sistema nervioso y la genética. Produce la mucosa gástrica, es necesaria para la absorción intestinal de la vitamina B12. Facilita la síntesis de glóbulos rojos, y el mantenimiento del sistema nervioso central. Está presente en Huevos, carne, pollo y pavo, marisco, leche y derivados lácteos.

Vitamina A o Retinol, es antioxidante y participa en la formación de hormonas entre las que se encuentran las segregadas por las glándulas suprarrenales. La vitamina A aparte del retinol contiene otras moléculas denominadas carotenoides, que funcionan como Provitamina A, El más abundante es el β-caroteno con la particularidad de ser hidrosoluble. Está contenida en carne (vísceras hígado y riñones), mantequilla, leche, queso, huevos nata. En forma de caroteno en vegetales verdes y coloreados: zanahorias, brócoli, espinaca, col, batata, lechuga, melocotón, calabaza, mango y albaricoque.

Vitamina D o Calciferol, permite la absorción intestinal de proteínas y calcio. Más conocida como "la vitamina del sol", porque nuestro organismo es capaz de elaborarla al exponerse a la radiación solar. También se obtiene a través de la dieta, con la ingesta de ciertos alimentos como son: Aceite de hígado de bacalao y conservas de pescado, mantequilla, margarina, hígado, huevos queso, nata, leche entera, pescado, cereales.

Vitamina E o Tocoferol, interviene en la formación de tejidos, denominada anti-esterilidad o vitamina de la fecundación. Como vitamina D se agrupan una serie de compuestos denominados tocoferoles, se encuentra en: Germen de trigo, maíz, aceites vegetales, aceitunas y frutos secos (nueces), mantequilla, margarina y huevo, hortalizas de hojas verdes, como espinacas, grelos, coles, lechuga.

Vitamina K, también se denomina antihemorrágica, se relaciona, principalmente, con la regulación de la coagulación sanguínea. Colabora en la síntesis ósea. Alimentos con vitamina K, son los vegetales de hoja verde, coles, repollo, acelgas, espinacas, té, soja, hígado de cerdo, mantequilla, quesos, cereales, tomate, patata.

Ningún alimento posee todas las vitaminas necesarias para el correcto funcionamiento del cuerpo y tampoco hay ningún alimento que no posea ninguna. Las frutas y verduras son fuentes importantes de vitaminas.

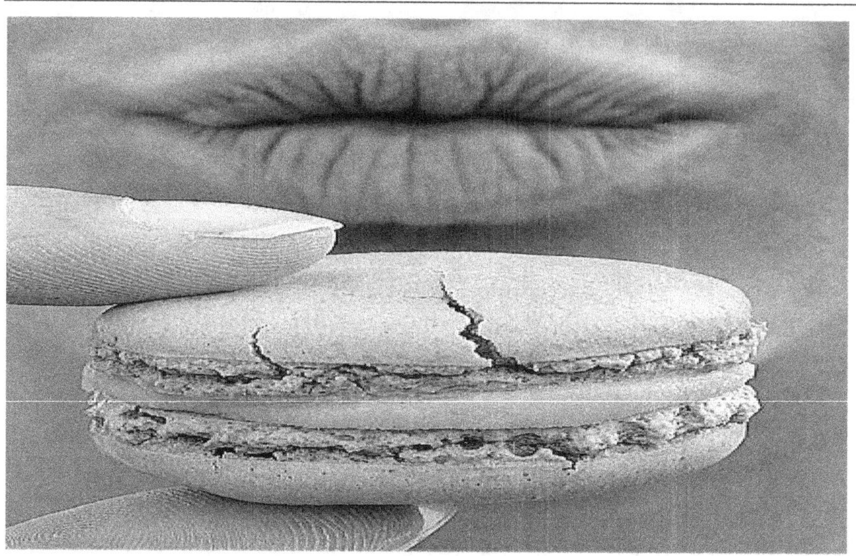

Calorías vacías de los alimentos "Chatarra"

"Llevar una dieta saludable es valorar y ser agradecido a la vida; comer comida basura es negar el regalo que se te ha dado".

Se da el nombre de calorías vacías, a las calorías que proporcionan algunos alimentos también reconocidos por la FAO, como "chatarra", o "basura", que contienen, por lo general, altos niveles de grasas, sal, condimentos o azúcares. Las empresas dedicadas a producir y comercializar este tipo de comida, tienen un gran negocio al ofrecer a la juventud sabrosos alimentos que crean dependencia, al estimular el apetito y la sed, con un alto poder energético, pero que aportan muy pocos nutrientes saludables.

En la actualidad, la comida chatarra se asocia a la facilidad de adquisición inmediata, por eso se habla de comida rápida, su bajo precio, con ofertas diarias incluida la bebida, y al ocio (los jóvenes se reúnen en restaurantes de comida basura.

Alimentos basura, comunes en nuestros hogares son: hamburguesas, salchichas, patatas fritas, precocinados, nachos, frituras de maíz, comida preparada para calentar en microondas, embutidos, bebidas gaseosas y alcohólicas, etc. que pueden provocar un riesgo para la salud, especialmente para determinados colectivos como es el de los niños.

Los fabricantes de productos profesados se aprovechan de que el cerebro segrega ciertas sustancias como son las endorfinas que nos aportan sensación de placer, y que dicha sensación de bienestar se asocia con esos alimentos.

Otros de los alimentos híper calóricos, que no aportan más que energía en forma de azúcar o grasa, normalmente saturada, son: los refrescos, helados, galletas, golosinas, chocolates, gelatinas, bollería, dulces, harinas, azúcares refinados, zumos envasados y batidos, son un claro ejemplo de alimentos con calorías vacías.

Por lo general, suelen ser los productos de mayor consumo que más nos apetecen desde niños y de los que abusan los jóvenes atraídos por una necesidad que genera nuestro organismo ante esos estímulos.

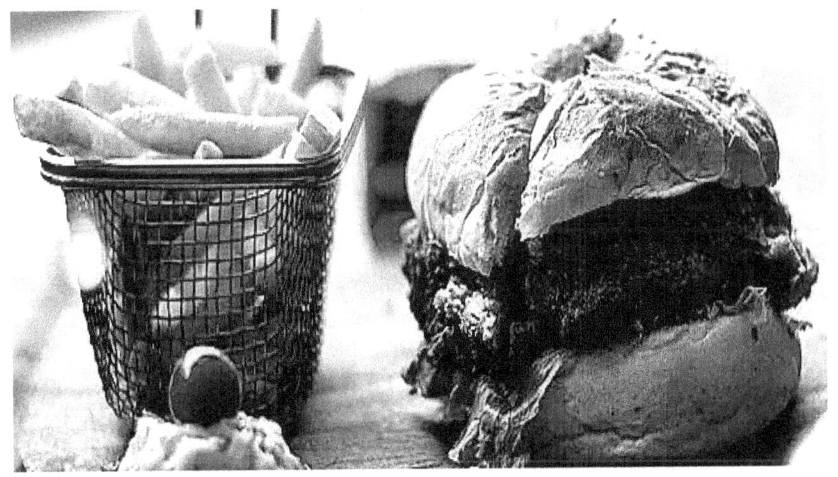

Relación de productos considerados alimentos chatarra:

Todo tipo de refrescos, zumos envasados, (cada vez se comercializan más, con un contenido mínimo de zumo que no supera el 6%, y una excesiva cantidad de azúcar) y, sin embargo, con insuficientes minerales. Las bebidas de cola son muy apreciadas y refrescantes, pero engordan incluso en sus versiones Light. Las bebidas y tónicos "para deportistas", estimulantes o energéticas, o isotónicas, una lata equivale a unos seis terrones de azúcar. Según estudios publicados por investigadores norteamericanos, la posibilidad de que un niño sea obeso sube entre un 50 y 60% por cada lata de refresco que consume al día. Esta ingesta también se asocia con enfermedades como la diabetes., cargar con un impuesto especial a refrescos, zumos, batidos y cualquier otra bebida que contenga azúcar añadido

El azúcar blanco y moreno: productos preparados con fructosa, así como también con miel, el cacao soluble, la mermelada, las cremas variadas de frutos secos (avellanas, almendras, etc.) Las de relleno y pasteleras. Las salsas de todo tipo, mostaza, pimienta, tomate, (100 grs. de Ketchup puede contener 22 grs. de azúcar) 100 grs. de tomate frito hasta 15 grs. de azúcar. Evitar la ingesta de azúcares que habitualmente contienen los productos industriales.

La bollería en general: chucherías, gominolas, galletas, snacks y todo tipo de golosinas, así como dulces, helados y cereales procesados azucarados utilizados en el desayuno. Algunos de estos alimentos, además, tienen un alto contenido en grasas saturadas como el aceite de palma y coco, junto a otras grasas trans y una elevada cantidad de sodio. Unas galletas, en apariencia, enriquecidas en fibra o en vitaminas pueden tener un contenido en azúcares y grasas tan alto que su aporte calórico sea parecido al de una tableta de chocolate. Un helado hasta 20 grs. de azúcar.

Las bebidas alcohólicas: cuanta más graduación alcohólica contienen, más calorías vacías nos aportan. Los licores de todo tipo, el vino, la cerveza (una lata de cerveza con alcohol) o una copa de vino aportan unas 85-100 Kcal. que no son utilizables por el músculo. Además, la cerveza añade el azúcar de la malta. Los hidratos de carbono que aportan los azúcares del alcohol no aportan nutrientes esenciales para el organismo. Por esta causa además de no alimentarnos engordar.

Embutidos en general: mantequilla, manteca de cerdo, carnes grasas. La expansión de los azúcares añadidos ha llegado incluso a los embutidos y productos cárnicos como ciertas salchichas, mortadelas, chopper o fiambres envasados, incluso algunas marcas de jamón cocido tipo York.

Evitar los alimentos fritos: Es preferible a la plancha, cocido, al vapor o a la brasa. Cuando se esté obligado a freír, usar aceite de oliva virgen extra, que es el que mejor aguanta la temperatura y no recalentar. Utilizar condimentos naturales, perejil, ajo, vinagre de sidra, limón, pimienta, estragón, eneldo, romero, tomillo, azafrán, orégano, nuez moscada, canela, azafrán, pimentón, curry, laurel, etc.

La OMS y la FAO, son determinante, a la hora de alertar sobre los alimentos "chatarra", ya que, con la ingesta de alimentos procesados, azucarados, fritos y altos en calorías, el aumento de peso en la población es una consecuencia ineludible.

"Se alienta a los gobiernos a que adopten políticas que favorezcan una alimentación saludable y limiten la disponibilidad de productos con alto contenido de sal, azúcar y grasa".

"Una dieta basada en el bajo consumo de alimentos muy energéticos ricos en grasas saturadas y azúcar y en la ingesta abundante de frutas y hortalizas, así como un modo de vida activo, figuran entre las principales medidas para combatir las enfermedades crónicas recomendadas en un informe que expertos independientes han preparado para dos organismos de las Naciones Unidas".

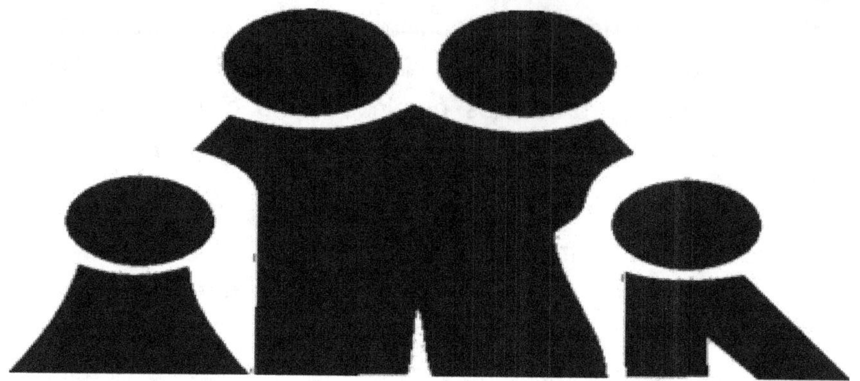

Influencia de los hábitos alimentarios familiares

"Los valores se aprenden en el hogar y se transmiten a los individuos como parte del patrimonio cultural de la sociedad en que vivimos". "Padres y madres son los primeros responsables de establecer reglas dentro y fuera del hogar, que a la larga se convertirán en hábitos".

La familia es donde el individuo aprende a comer, siendo la base para la formación de por vida, de lo que serán sus hábitos alimentarios que, en la mayoría de los casos, estarán condicionados por la capacidad económica, el entorno laboral, la tradición y la educación alimentaria.

El ambiente familiar desempeña un papel, estrechamente relacionado con el tipo de alimentación, el mantenimiento del peso adecuado y el sobrepeso, pudiendo servir como factor protector de todos los comportamientos y desórdenes de la conducta alimentaria futura.

Los padres tienen una gran influencia sobre los hábitos alimentarios de sus hijos y son ellos los que deben decidir la cantidad y calidad de los alimentos suministrados durante la etapa que conviven en familia.

Junto a los padres, están los colegios e institutos que juegan un papel fundamental en la adquisición de hábitos alimentarios saludables a través de los comedores y la promoción y educación para la salud.

La amplia gama de alimentos de los que los niños actualmente disponen, y que son adquiridos por su familia y entorno, como son las chuches, gusanitos, gominolas, fritos de maíz, bollería industrial y refrescos azucarados, aperitivos dulces, aperitivos salados, entre otros, pueden determinar factores y creencias específicas, que más adelante condicionaran la conducta alimentaria y el peso de los sujetos de por vida.

En la mayoría de los países europeos ha aumentado entre un 10% y un 40% en los últimos 10 años; entre un 10% y un 20% en los hombres y entre un 10% y un 25% en las mujeres. En nuestro país, la obesidad infantil, alcanza al 16,1% de los niños de entre 6 y 12 años.

Para nuestra ministra de Sanidad, «esta alta tasa de obesidad infantil tiene una enorme importancia puesto que predice, en parte, la obesidad que nos espera en los próximos años, con las repercusiones negativas de toda índole que ello va a tener sobre las cifras de enfermedades asociadas y de mortalidad».

Es importante insistir en la importancia del entorno familiar y social en el desarrollo del sobrepeso infantil y la necesidad de impulsar hábitos de vida alimenticios saludables, alerta en sus conclusiones:

"Muchas personas que conozco comen mucho más de lo que sería recomendable. Y no comen tanto porque tengan un apetito desmesurado, sino porque su entorno más cercano (familia, amigos) le incita a ello".

"Además, existe toda una mercadotecnia de la alimentación procesada, que se encarga de presentarnos los alimentos de forma atractiva y deseable: embalajes, tamaño de las raciones, los nombres, los colores, etiquetas, formas, diseño, olores, ingredientes, aditivos…

No nos damos cuenta de la perversión de la industria alimentaria porque hemos vivido siempre en una cultura que concibe la alimentación de este modo".

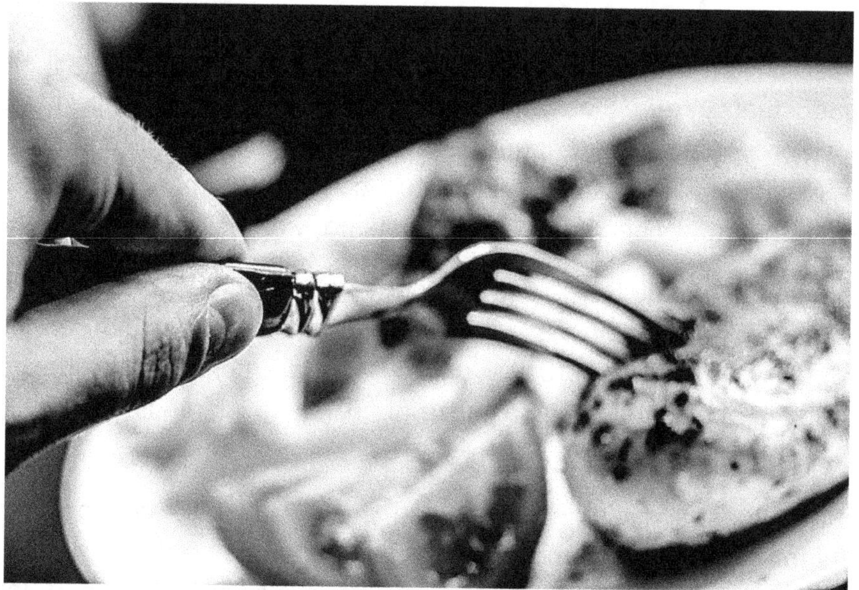

IV-Función de los nutrientes

"Cada momento en el que comes o bebes, estas fomentando la enfermedad o combatiéndola. Mantener el cuerpo sano es nuestro deber. De lo contrario, no podremos preservar nuestra mente fuerte y clara" -

Una alimentación equilibrada es aquella que mantiene a una persona en un estado óptimo de salud aportando la cantidad necesaria de energía para que el organismo funcione correctamente. Las necesidades calóricas varían de una persona a otra, en función de distintos aspectos como la edad, el sexo, el trabajo o la actividad física.

Los nutrientes son sustancias contenidas en los alimentos que participan activamente en las reacciones metabólicas para mantener todas las funciones del organismo. Se estima que el cuerpo humano necesita de un total de 40 nutrientes diferentes para mantenerse sano, y obtiene cada uno de ellos de diferentes alimentos, ya que no están distribuidos de manera homogénea en ellos. En cada alimento hay o predomina uno u otro, de ahí la importancia de seguir una dieta variada.

Según el grado de participación, pueden ser:

Nutrientes no esenciales. Los que no son vitales para el organismo y que, bajo determinadas condiciones, se sintetizan a través de moléculas generalmente producidas por el metabolismo del organismo.

Nutrientes esenciales. Son vitales y el organismo no los puede sintetizar, son los nutrientes que participan como sustratos en los procesos metabólicos, y que se obtienen a partir de grasas, carbohidratos, proteínas, ácidos grasos esenciales, aminoácidos esenciales, vitaminas y minerales. En función de la cantidad necesaria, se clasifican en:

Macronutrientes (hidratos de carbono, proteínas y grasas)

Micronutrientes (minerales y vitaminas)

Cada grupo de alimentos cuenta a su vez con una clasificación según la función que cumplen los nutrientes que contienen. Se clasifican en tres grandes grupos básicos

- Nutrientes energéticos: Se les conoce como "principios inmediatos". Y son principalmente los hidratos de carbono y las grasas. Aportan la energía necesaria para el desarrollo de la actividad física y funciones vitales. Son los ricos en glúcidos o carbohidratos (fuente primaria), o en grasas (fuente secundaria) Como indica su nombre, nos proporcionan la energía, se encuentran en la leche, queso, carne, pescados, huevos, legumbres.

- Nutrientes constructores: están compuestos por: proteínas y sales minerales. Son responsables del crecimiento, mantenimiento y renovación de los tejidos. Poseen aminoácidos en proporciones y cantidades adecuadas para el crecimiento y reconstrucción del organismo. Son los que proporcionan sustancias imprescindibles tanto para la formación como para la conservación de nuestra estructura física: predominan las proteínas y el calcio (cereales y derivados, grasas, aceites, leche, mantequilla, algunas leguminosas

- Nutrientes protectores: Son los que intervienen como mecanismo de defensa del organismo. Resultan imprescindibles para nuestro metabolismo por su aporte en vitaminas, minerales y fibra, (frutas, verduras, algunas leguminosas).

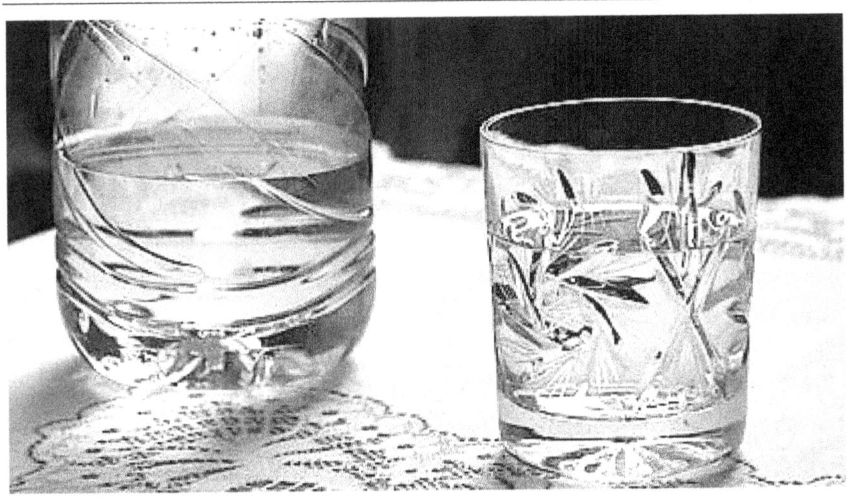

¿El agua es un nutriente?

El hombre tiene necesidad de agua para realizar sus funciones vitales, es el más importante componente de nuestro cuerpo, indispensable en los procesos de digestión, absorción, distribución de nutrientes, transporte y desecho de elementos tóxicos. Aunque dependemos para vivir de ella, nuestro organismo no es capaz de sintetizarla en cantidades suficientes ni de almacenarla, por lo que debe ingerirse regularmente.

El cuerpo humano tiene un 75 % de agua al nacer y cerca del 60 % en la edad adulta. Alrededor del 60 % de esta agua se encuentra en el interior de las células y el resto es la que circula en la sangre y baña los tejidos. Al desarrollar funciones específicas imprescindibles para la vida, se aconseja consumir al menos 2 litros de agua al día. Lo que viene a ser, beber un mililitro de agua por una caloría consumida, es decir, un litro de agua por mil calorías.

Cada día eliminamos líquidos y electrolitos a través del sudor, la orina y la respiración, para compensarlo, nuestro organismo repone a diario el mismo volumen perdido a través de los alimentos y la ingesta de agua.

El órgano que regula el gasto de agua en el organismo es el hipotálamo, ubicado en la base del cerebro y formada por centros controladores de diversas funciones como son el hambre, el sueño, la actividad sexual y la sed. Una persona adulta sana debe beber agua u otros líquidos, cuando tiene sed. El ser humano no ingiere principios inmediatos, sino alimentos variados, por lo que preciso conocer qué cantidad de nutrientes contiene una cierta cantidad de alimento

Deshidratación y Sobrehidratación

Todos conocemos los problemas a causa de la deshidratación, Pero poco del fenómeno inverso: la sobrehidratación y el peligro de sufrir una hiponatremia, es decir, un nivel de sodio demasiado bajo causado por beber demasiada agua. Recientemente un estudio llevado a cabo por investigadores de la Universidad de Pensilvania se asegura que *"en personas sanas un aumento del consumo de agua por encima de las necesidades no implica una mejora de la salud"*. Siendo lógico que personas que vivan en climas secos y cálidos y deportistas precisen tomar más liquido". Estos científicos también destapan falsos mitos en torno al consumo excesivo de agua:

Beber más agua no significa que eliminemos más toxinas: si es verdad que los riñones eliminan las toxinas, pero al margen de cuánta agua se ingiere. Así beber más agua no eliminaría más toxinas, sino que sólo haría que orinásemos más.

El consumo de agua aumenta el tono de la piel: es otro mito en torno al consumo de agua, pero según los autores del estudio no se han encontrado pruebas científicas de que beber más agua implica tener mejor tono de piel.

En cuanto a los mitos que dicen que beber agua causa saciedad y pérdida de peso. Tampoco encontraron en sus estudios pruebas que demostrasen tales afirmaciones. Siendo falso el que por beber más agua vayamos a perder peso.

Al tomar una cantidad muy abundante de agua, lo que ocurre, es que los riñones se sobrecargan y por tanto no tienen la capacidad de eliminarla de nuestro cuerpo. Ello produce hinchamiento de las células entre las cuales se encuentran las del cerebro, provocando una presión cráneal que produce, el dolor de cabeza, uno de los primeros signos de sobrehidratación.

Clasificación de los grupos de alimentos

El ser humano no ingiere principios inmediatos, sino alimentos variados, por lo que preciso conocer qué cantidad de nutrientes contiene una cierta cantidad de alimento.

Las guías alimentarias de la FAO, basadas en alimentos (GABAs) proporcionan recomendaciones específicas del contexto y principios sobre alimentación y estilos de vida saludables, que se basan en pruebas sólidas y responden a las prioridades de salud pública y nutrición del país, patrones de producción y consumo de alimentos, influencias socioculturales, datos de composición de alimentos y accesibilidad, entre otros factores. Por lo general en ellas, aparecen un conjunto de recomendaciones en términos de alimentos, grupos de alimentos y patrones dietéticos para proporcionar los nutrientes necesarios para promover la salud general y prevenir las enfermedades crónicas

El Programa de Educación en Alimentación y Nutrición (EDALNU), del Ministerio de Sanidad, divide los alimentos más corrientes en siete grupos, y los representa en la **Rueda de los alimentos** una imagen que ayuda a elegir y combinar los **alimentos** que deben formar parte de la ingesta diaria. Es un símbolo en forma de círculo que se divide en siete segmentos de diferentes tamaños, que sirven para designar grupos con propiedades nutricionales similares.

En su distribución, se nos garantiza que, si en una dieta o menú entran a formar parte, diariamente y en cantidad suficiente, por lo menos uno o dos alimentos presentes en cada grupo, el resultado final será una alimentación correcta.

Mediante distintos colores, se han representado los distintos alimentos, de una forma práctica en grupos que conforman "LA

RUEDA DE LOS ALIMENTOS". Se considera que la dieta es equilibrada cuando la alimentación incluye alimentos de todos los grupos de la rueda, en la proporción adecuada a las necesidades de cada persona

En otras ruedas más actuales, de 6 grupos, se unen los grupos 4 y 5 de frutas y verduras formando uno solo. El ser humano no ingiere principios inmediatos, sino alimentos variados, por lo que preciso conocer qué cantidad de nutrientes contiene una cierta cantidad de alimento

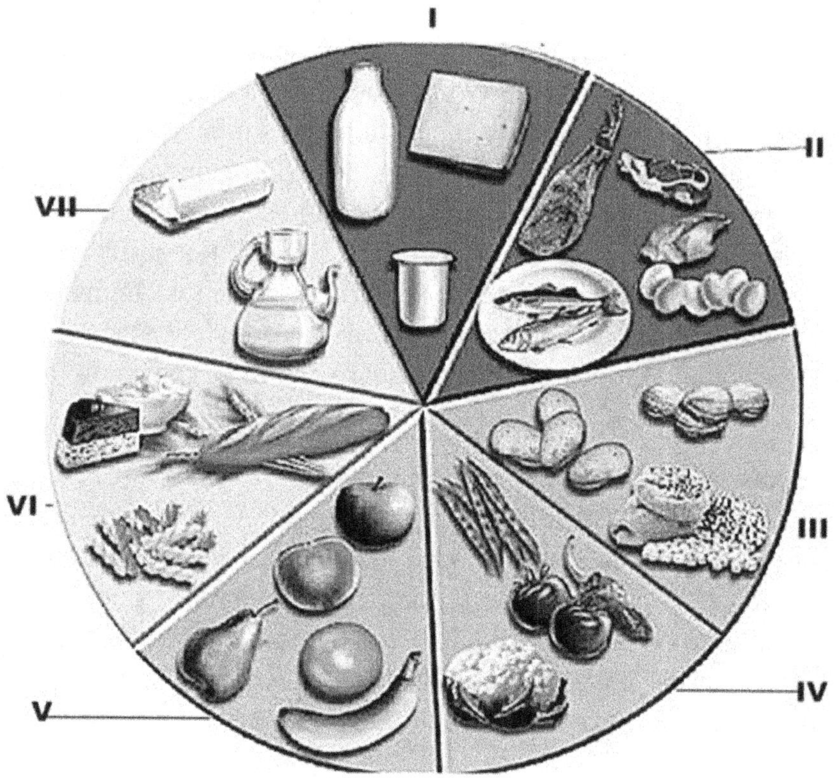

- ✓ Grupo 1º: leche y sus derivados.
- ✓ Grupo 2ª: carnes, pescados y huevos.
- ✓ Grupo 3º: patatas, legumbres y frutos secos.
- • Grupo 4º: verduras y hortalizas.
- • Grupo 5º: frutas.

- Grupo 6°: pan, pastas, cereales y azúcar.
- Grupo 7°: grasas, aceite y mantequilla.

Grupo 1: Leche y sus derivados. Tienen una función plástica, con alto valor proteínico. Son alimentos casi completos, sobre todo la leche, de importancia capital en todos los estados. Se les califica como grupo de alimentos protectores o de seguridad, siendo de gran riqueza en calcio o proteínas de alto valor biológico. Los lácteos son alimentos ricos en proteínas, calcio, fósforo, zinc, magnesio, vitaminas A, D y complejo B.

Grupo 2: Pescados, carnes y huevos. Cumplen una función plástica y aportan proteínas, hierro y vitaminas, sobre todo vitamina B. Estos alimentos tienen en común ser fuertes de materias nitrogenadas (proteínas) de alto valor biológico. Es necesario considerar que las proteínas son los constituyentes principales de la materia viva, de ahí su importancia. El valor nutritivo de la carne es equiparable al de los pescados que se consideran más saludables por su contenido en grasas omega 3. Los huevos también son ricos en nutrientes esenciales. Conviene no obstante consumirlos todos en las raciones aconsejadas.

Grupo 3: Legumbres, patatas y frutos secos. Tienen una doble función, plástica y energética, ya que son ricos en hidratos de carbono. Además, las legumbres son imprescindibles en nuestra dieta por su alto contenido en fibra y proteínas de origen vegetal. Este grupo de alimentos aporta fundamentalmente hidratos de carbono, como la patata, los cereales y derivados (pasta: fideos, macarrones, etc.) y las leguminosas. Pueden aportar también otros principios, sobre todo vitaminas del grupo B (cereales y leguminosas) y vitamina C (patatas).

Grupo 4: Verduras y hortalizas: Cumplen una función reguladora y son ricas en vitaminas, minerales, fibra y oligoelementos. Son en general alimentos hipocalóricos, y fuente importante de vitamina C. Por otra parte, proporcionan fibra alimentaria, asegurando con ello un tránsito intestinal normal, si su consumo es regular. Según el Departamento de Agricultura de los Estados Unidos, las verduras de color verde intenso son una fuente de vitaminas A, C, E y K.

Además, tienen altos niveles de fibra, hierro, potasio y calcio. Por su alto contenido en agua, están especialmente recomendadas en dietas para bajar peso y reducir calorías. Se aconseja cocinar las verduras al vapor para mantener los nutrientes hidrosolubles.

Grupo 5: Frutas. Cumplen una función reguladora y, al igual que las verduras, son imprescindibles en nuestra alimentación diaria. Lo más recomendable es incluir 5 piezas de frutas y verduras al día. Las frutas que mayor contenido aportan de vitamina C son las ácidas: naranja, pomelo, limón, grosella, kiwi, fresa. Las manzanas, pera, uva, plátano, etc. contienen menos vitamina C.

Grupo 6: Cereales. Son alimentos energéticos. Junto al pan y la pasta, en este grupo también estarían los derivados y los dulces. Aportan calorías, carbohidratos y vitaminas. Las leguminosas (garbanzos, judías, habas, lentejas), son más ricas en materias nitrogenadas (proteínas) y debidamente combinadas con cereales o patatas, pueden sustituir a la carne, los pescados o los huevos.

Grupo 7: Grasas, mantequilla y aceites. Estos alimentos son ricos en vitaminas liposolubles. Las materias grasas (mantequilla, margarina, aceites, tocino) son básicamente alimentos que aportan grasa, en consecuencia, son alimentos híper calóricos. Son principalmente energéticos, si bien cumplen otras funciones de gran importancia biológica, ya que constituyen el vehículo de las vitaminas liposolubles y son fuente exclusiva de ácidos grasos esenciales. El aceite de oliva contiene fundamentalmente grasa monoinsaturada y los aceites germinales (soya, maíz y girasol), proporcionan grasa poliinsaturada.

Debe evitarse el abuso de las materias grasas, como medida preventiva de la obesidad. El consumo de las grasas saturadas debe restringirse como medida preventiva y curativa de trastornos del metabolismo lípido (hipercolesterolemias e hipertriglicéridemias).

Los nutrientes también se diferencian en la rapidez con la que se gasta la energía. Los hidratos de carbono son los más rápidos, mientras que las grasas son los más lentos. Debemos recordar que:

1 g. de Hidratos de Carbono, tiene 4 calorías. 1 g de Lípidos (grasas) aporta 9 calorías. 1 g de Proteínas aporta 4 calorías

La Fibra dietética

La Fibra dietética es un grupo de diferentes sustancias de origen vegetal, que son resistentes a la digestión y absorción en el intestino delgado, con fermentación completa o parcial en el colon y que promueve efectos beneficiosos fisiológicos no solo a nivel del tránsito intestinal, sino también a los relacionados con otros procesos metabólicos. Entre sus propiedades más destacadas, están la de absorber agua hasta 5 veces su peso, aumentar el bolo fecal (volumen de las heces) y acelerar el tránsito intestinal a través del tubo digestivo sin ser modificadas, dado que nuestro organismo carece de enzimas para poder metabolizarlas.

Si el consumo diario fibra vegetal es insuficiente, la recomendación es de incorporarla progresivamente, aumentando día a día, hasta llegar a consumir las mujeres entre 21 a 25 gramos de fibra al día, mientras que los hombres deben consumir entre 25 a 35 gramos al día. Para poder cumplir con la recomendación diaria aproximada de 30 grs. de fibra deberíamos ingerir al día:

- 2 frutas, 150 grs. de vegetales, 50-60 grs. de pan integral, 50 grs. de legumbres

La fibra vegetal se encuentra básicamente en las paredes de celulosa de todos los alimentos vegetales. Su composición química incluye, además de celulosa, hemicelulosa e hidratos de carbono complejos.

Según sus efectos, en el organismo humano se dividen en dos grupos principales: la fibra insoluble y la soluble

La fibra insoluble como el salvado de los cereales actúa fundamentalmente sobre el tránsito intestinal ya que la celulosa que contiene el salvado y las plantas verdes posee un efecto laxante superior al de la fibra soluble. Está muy indicada para combatir el estreñimiento.

Los beneficios de la fibra soluble son muy amplios. Equilibra el nivel de colesterol, previene el cáncer de colon, combate las subidas de glucosa en sangre y también ayuda a regular el tránsito intestinal al dar consistencia a las heces y así favorecer el tránsito intestinal.

La fibra vegetal aporta volumen a la dieta, provocando que en el estómago capte una alta cantidad de agua, lo cual retrasa el vaciamiento gástrico y genera así una mayor sensación de saciedad. Por eso es por lo que en la mayoría de las dietas de adelgazamiento la fibra es muy aconsejada.

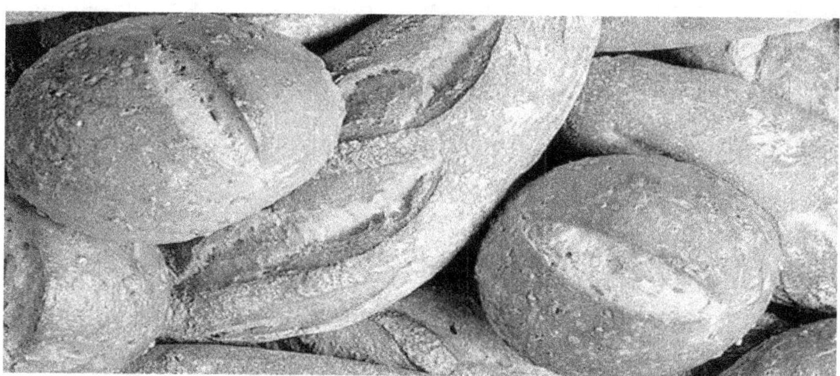

Además, la fibra colabora estrechamente con la flora intestinal, el conjunto de bacterias que viven en el intestino y que son las encargadas de procesar algunos alimentos difíciles de digerir, absorber nutrientes y formar un ecosistema complejo que se autorregula y se mantiene en equilibrio.

Una de las fuentes principales de fibra son los cereales integrales, trigo, cebada, centeno, arroz, y sus productos derivados, el pan bollería y pasta integrales. (Macarrones, espaguetis, raviolis, etc.) salvado de trigo y avena, arroz integral, etc.

Las verduras son una importante y natural fuente de fibra, además de aportar carbohidratos complejos, vitaminas, como la A y la C, y varios minerales. Las verduras más ricas en fibra son la lechuga, las acelgas, las zanahorias crudas, las espinacas, brócoli, guisantes y nabos, las verduras tiernas cocidas, alcachofas, calabazas, patatas, judías verdes y los zumos de verdura.

Todas las frutas contienen fibra, manzanas, plátanos, melocotones, peras, mandarinas, naranjas, frambuesas, ciruelas, higos, etc., tanto naturales como deshidratadas. También hay una gran cantidad de fibra en los frutos secos y semillas, como los pistachos, almendras, nueces y semillas de girasol.

Prácticamente, todos los expertos en salud coinciden en que las dietas bajas en fibra son peligrosas. Afirma el Dr. Sonnenburg, en su obra, que "Probablemente, la principal razón de esto es que la fibra, que no puede ser digerida por las enzimas humanas, es la principal fuente de alimento para las bacterias comensales que colonizan nuestro colon". Miles de especies bacterianas distintas habitan el intestino grueso de cada individuo sano. "Tendríamos dificultades para vivir sin ellas, afirma. Ellas nos defienden de los patógenos, capacitan nuestro sistema inmunológico e, incluso, guían el desarrollo de nuestros tejidos. Aunque recogemos estos pasajeros microscópicos en el curso de las exposiciones rutinarias a lo largo de nuestras vidas".

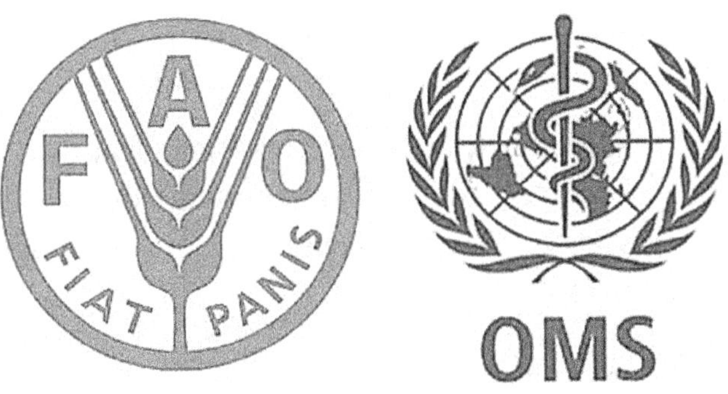

El Codex Alimentarios (código de los alimentos, en latín) es un compendio de normas alimentarias internacionales, directrices y códigos de conducta destinados a proteger la salud de los consumidores y asegurar prácticas equitativas en el comercio de alimentos. Las normas armonizadas ayudan a eliminar las barreras comerciales y permiten mayor libertad de movimiento de los alimentos entre países, a la vez que protegen la salud de los consumidores. Con este motivo, los Directores Generales de la FAO y la OMS y los gobiernos nacionales se han unido en elogiar sus beneficios

Margaret Chan señaló, la creciente tendencia mundial hacia el sobrepeso y la obesidad. *"Hoy en día, los alimentos más baratos, más prácticos, más accesibles y de mejor sabor son a menudo ricos en energía, pero pobres en nutrientes. Hoy la obesidad y las enfermedades no transmisibles relacionadas con la dieta a menudo conviven codo con codo con la desnutrición en el mismo país, incluso en la misma comunidad o familia".*

Los hábitos alimentarios de la población española, según los resultados de la última encuesta elaborada por la Agencia Española de Seguridad Alimentaria y Nutrición (AESAN) corroboran la evidencia de que se come mal, la población española se aleja de la dieta mediterránea, ya que come demasiada carne, el doble de sal respecto a la cantidad saludable y pocas frutas y hortalizas.

Las necesidades nutritivas han sido revisadas recientemente en nuestro país por el Ministerio de Sanidad En los últimos años se han establecido una serie de directrices para una mejor y más sana alimentación:

Una dieta saludable ayuda a protegernos de la malnutrición en todas sus formas, así como de las enfermedades no transmisibles, como la diabetes, las cardiopatías, los accidentes cerebro vasculares y el cáncer.

Las dietas insalubres y la falta de actividad física están entre los principales factores de riesgo para la salud en todo el mundo

Los hábitos alimentarios sanos comienzan en los primeros años de vida. La lactancia materna favorece el crecimiento sano y mejora el desarrollo cognitivo; además, puede proporcionar beneficios a largo plazo, como la reducción del riesgo de presentar sobrepeso y obesidad y de sufrir enfermedades no transmisibles en etapas posteriores de la vida.

Pirámide de los alimentos de la FAO-OMS

La pirámide alimenticia, pirámide alimentaria, o también llamada pirámide nutricional, es una referencia gráfica que indica, de manera simple, qué alimentos debemos incluir en nuestra alimentación y en qué cantidades para tener una dieta sana y equilibrada.

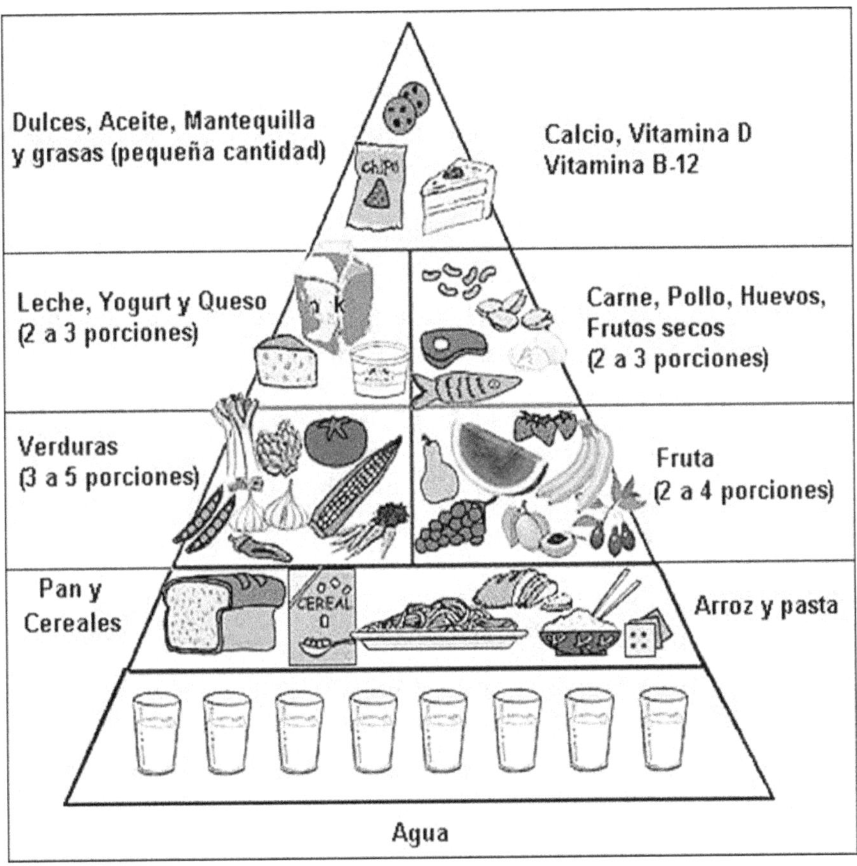

La FAO coordina la Red Internacional de Sistemas de Datos de Alimentos (INFOODS), una red mundial de expertos de composición de alimentos con el objetivo de mejorar la calidad, la disponibilidad, la fiabilidad y el uso de los datos de composición de alimentos.

La pirámide de alimentación de la FAO-OMS, no es la mejor, posteriormente han aparecido muchas más corrigiéndola, pero si es la más lógica a nivel mundial, si se usa inteligentemente.

La ingesta calórica debe estar en consonancia con el gasto calórico. Los datos científicos de que se dispone indican que las grasas no deberían superar el 30% de la ingesta calórica total para evitar un aumento de peso, lo que implica dejar de consumir grasas saturadas para consumir grasas no saturadas y eliminar gradualmente las grasas industriales de tipo trans. Limitar el consumo de azúcar libre a menos del 10% de la ingesta calórica total, forma parte de una dieta saludable. Mantener el consumo de sal por debajo de 5 gramos diarios ayuda a prevenir la hipertensión y reduce el riesgo de enfermedad cardíaca y de accidente cerebrovascular en la población adulta.

Para obtener mayores beneficios, se recomienda reducir su consumo a menos del 5% de la ingesta calórica total y detener el aumento de la obesidad y la diabetes en adultos y adolescentes, así como en sobrepeso en niños de aquí a 2025

Recientemente la FAO, a la pirámide de alimentos tradicional, a unido una nueva pirámide con, la única diferencia de unos añadidos que tienen más que ver con nuestros hábitos de vida que con los alimentos en sí.

Incluye el deporte, salir con los amigos, caminar… Estas formas de vida y actividades varias las incluye como recomendación para saber la frecuencia con la que las debemos llevar a cabo. Adaptar la alimentación a nuestro ritmo de vida, ya que no todo el mundo debe comer de la misma manera ni cantidad, para ello apela al sentido común y al autocontrol.

V- Leyes de la Alimentación

Existen unas series de normas establecidas por la FAO que se conocen como leyes de la alimentación, que son decisivas en la educación nutricional, equilibrio, planificación, y responsabilidad a la hora de escoger unos menús equilibrados.

Son las siguientes:

Ley de la calidad: La alimentación deberá ser variada y equilibrada en su composición para mantener el correcto funcionamiento de órganos y sistemas. En toda dieta deberán estar presentes: hidratos de carbono, proteínas, lípidos, vitaminas, minerales y agua.

Ley de la cantidad: La cantidad de alimentos debe ser la adecuada para cubrir las necesidades calóricas y nutricionales de nuestro organismo. Los alimentos que proveen fundamentalmente calorías (energía) son los hidratos de carbono y los lípidos. De acuerdo con esta ley, las dietas se clasifican en: suficiente, insuficiente, generosa o excesiva. Así, los regímenes para adelgazar que son muy restrictivos se consideran insuficientes, ya que ofrecen un descenso de peso a expensas de un contenido calórico que no cubre las necesidades nutricionales básicas de la persona.

Ley de la armonía: Las cantidades de los diversos principios que componen la alimentación deberán guardar una relación de proporción entre ellos, de manera tal que cada uno aporte una parte del valor calórico total. De igual manera, si no comemos de forma equilibrada, en armonía, difícilmente los alimentos incorporados se digerirán de manera óptima para que nuestro organismo los pueda utilizar.

Ley de la adecuación: Toda dieta deberá ser la apropiada para cada individuo en particular, considerando: edad, sexo, complexión, actividad, estado de salud, hábitos culturales y economía. Ello implica una adecuada elección de los alimentos, así como una atractiva preparación, siempre supeditada a su adecuación al organismo según sus necesidades específicas.

Ley del tanto por ciento: La dieta equilibrada debe contener:

Proteínas: 12 a 15% del valor calórico total.

Grasas: 25 a 30% del valor calórico total.

Carbohidratos: 50 a 55% del valor calórico total.

Comer del 75 al 80% de las calorías en las primeras dos comidas (desayuno y almuerzo), procurando comer a la misma hora cada día. Eliminar un 20% de calorías diarias producidas por los alimentos chatarra. Limitar el consumo de azúcares libres a menos del 5% de la ingesta calórica total. El 75% del sodio que consumimos en nuestra dieta se encuentra en alimentos procesados que compramos en los supermercados. Es aconsejable no tomar más de 5 g de sal al día.

Fomento del consumo frutas y verduras. Informe de la OMS y FAO.

Las frutas y las verduras son componentes esenciales de una dieta saludable, y un consumo diario suficiente podría contribuir a la prevención de enfermedades importantes, como las cardiovasculares y algunos cánceres. En general, se calcula que cada año podrían salvarse 1,7 millones de vidas si se aumentara lo suficiente el consumo de frutas y verduras.

La OMS y la FAO recomiendan como objetivo poblacional, la ingesta de frutas y verduras para prevenir enfermedades crónicas, así como para prevenir y mitigar varias carencias de micronutrientes, sobre todo en los países menos desarrollados.

La meta general de esta iniciativa es fortalecer, promover y proteger la salud en el contexto de una dieta saludable, orientando la elaboración de medidas sostenibles a nivel comunitario, nacional y mundial, que, tomadas en su conjunto, lleven a la reducción del riesgo de enfermedades crónicas a través del aumento del consumo de frutas y verduras.

Para la prevención de las enfermedades crónicas, se recomendó como objetivo poblacional el consumo de un mínimo de 400 g diarios de frutas y verduras con el fin de prevenir enfermedades crónicas tales como las cardiopatías, el cáncer, la diabetes o la obesidad. En ese informe se afirma que hay pruebas convincentes de que las frutas y verduras reducen el riesgo de obesidad y enfermedades cardiovasculares y de que probablemente también reduzcan el riesgo de diabetes. Señala que los tubérculos como las patatas y la mandioca (yuca) no deben incluirse entre las frutas y verduras.

Teniendo en cuenta este mandato de la 57ª Asamblea Mundial de la Salud y los reconocidos beneficios del consumo de frutas y verduras, la OMS se propone fomentar activamente dicho consumo en todo el mundo, y en especial en los países en desarrollo. La incorporación del consumo de frutas y verduras a la prevención nacional de las enfermedades crónicas y a los programas de salud escolar es un objetivo central para imponer antes del año 1925, en todo el mundo.

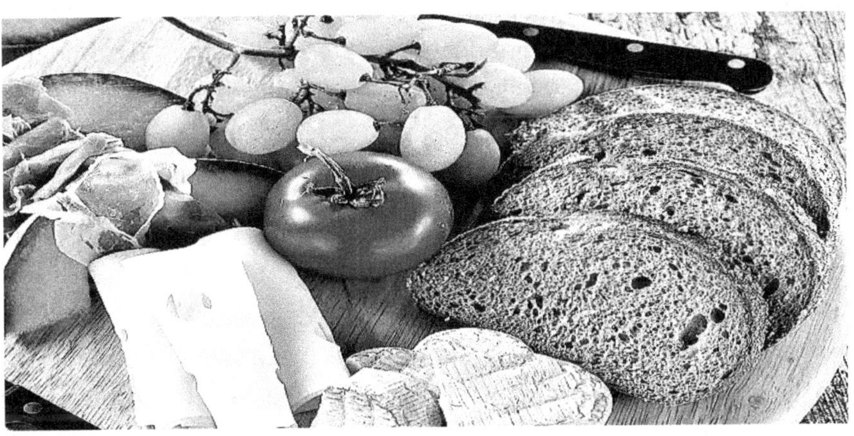

Las Reservas de Energía

El cuerpo humano está constituido en gran parte por tejido adiposo en forma de células adiposas conocidas por adipocitos. Alrededor del 15-20% del peso corporal del hombre y del 20-25% del peso corporal en mujeres, es tejido adiposo, cuya principal función, es ser el receptáculo donde se almacenan gran parte de las grasas, en concreto en forma de triglicéridos y colesterol esterificado.

Debido a la baja densidad de los triglicéridos y a las moléculas grasas que los adipocitos guardan y a su alto valor calórico, el tejido adiposo cumple una importante función, almacenar energía de reserva, disponible en temporadas de hambruna, ayuno, carencia de alimentos o dietas hipocalóricas, enfermedad, etc.

Cuando las necesidades energéticas aumentan debido a que se ha seguido una dieta hipocalórica con importante reducción en la cantidad de alimentos, en la que se han utilizado grasas de las reservas, cuando esta cesa, el organismo, aprovecha la menor oportunidad para almacenar nuevas reservas por si vuelven los malos tiempos.

Los Gordos cuando adelgazan siguen siendo Gordos delgados.

La teoría de que un hombre gordo cuando adelgaza sigue siendo un hombre gordo delgado, tiene una razón de ser. Una persona delgada tiene un determinado número de adipocitos (Las células adiposas, adipocitos, lipocitos o células grasas son las células que forman el tejido adiposo), digamos que entre 20.000 y 30.000 millones. Cada adipocito cuando se empieza a llenar aumenta su capacidad de almacenamiento hasta duplicar el volumen de su estado inicial.

Si se sigue engordando y los adipocitos están rebosando, la naturaleza tiene previsto un sistema para aumentar la capacidad de almacenar grasa, y es mediante la puesta en acción de unas células muy pequeñas que pasan desapercibidas llamadas preadipocitos y que se transforman en depósitos auxiliares para lípidos, las que experimentan una mutación hasta convertirse en adipocitos, elevando su número notablemente.

Resumiendo, que nunca disminuyen de número los adipocitos, y lo único que se logra cuando se adelgaza es que reduzcan de tamaño. O sea, que una persona gorda que se queda delgada mantiene la misma estructura del tejido adiposo que cuando era gorda, lógicamente más descargada de grasa. El tejido adiposo puede aumentar por un crecimiento del número de adipocitos inmaduros o preadipocitos, o por el tamaño de las células existentes

Si una persona con sobrepeso incrementa la cantidad de adipocitos en proporción a los kilos de más, por ejemplo, de 30.000 millones a 60.000, y adelgazara, los diminutos depósitos se vaciarían más o menos, pero la cantidad de células adiposas permanecería invariable ya que no existe regresión en la transformación.

O sea, que una persona gorda que se queda delgada mantiene la misma estructura del tejido adiposo que cuando era gorda, lógicamente más descargada. Cuando se pierde peso, no se pierde el número de adipocitos, sino que lo que ocurre es que estos disminuyen la cantidad de grasa que almacenan alertando del hecho al Sistema Regulador del Peso para que lo corrija;

Sistema regulador del peso (Weight Regulating System)

Toda persona en su organismo mantiene en permanente actividad lo que hemos dado en llamar Sistema Regulador del Peso, que es quien se encarga de mantener el peso ideal que considera más adecuado. Este mecanismo permite regular el peso SIEMPRE hacia arriba de tal forma, que cuando el aumento de alimentos es ocasional y se suben dos o tres kilos, el regulador del peso ideal lo detecta como algo pasajero y que no precisa un ajuste que suponga aumentar las necesidades y marcar un nuevo peso. Mas si esta situación se prolonga, el sistema entenderá que este es el nuevo peso ideal, lo registrara y a toda costa intentara mantenerlo aumentando si lo cree necesario el número de adipocitos.

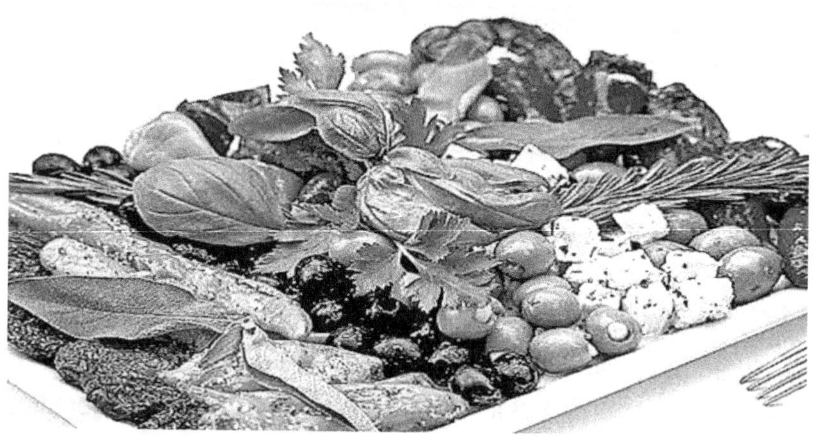

Está comprobado, que cuando se sigue una dieta hipocalórica, el sistema regulador esta alerta, y en cuando sea posible, aprovechara la oportunidad de recuperar el peso perdido almacenando todas las grasas disponibles como reserva, para hacer frente a situaciones que provoquen una nueva disminución de alimentos. Esta es la razón de que la mayoría de las personas que han seguido dietas de adelgazamiento engorda de manera progresiva con los años.

Los expertos que controlaron la evolución del peso de los participantes obesos en el programa televisivo "The Biggest", comprobaron que la práctica totalidad de las dietas existentes, están basadas en la disminución de calorías, y todas ellas, son al principio y mientras se siguen son más o menos efectivas y con todas se adelgaza, ya que es de una lógica aplastante que si mantienes el peso tomando alimentos que sumen 2.100 calorías diarias, y los reducimos a la mitad, sufriremos una disminución notable de peso que oscilara entre dos y tres kilos la primera semana y menos las sucesivas .

Pero las cosas no son tan simples. Si ingieres menos calorías, seguro que adelgazas, pero deberás tener presente, que el sistema regulador del gasto energético del organismo no se va a quedar indiferente, activando permanentemente el centro del hambre, por lo que es un hecho natural con la restricción de alimentos el sentir hambre, induciendo al individuo a comer para tranquilizar al centro de la saciedad y que envíe mensajes inhibitorios al centro del hambre, de tal forma que cuando se estimula el centro de la saciedad se inhibe el hambre.

Activada la alerta, se pone en marcha y se preparara para la batalla contra un enemigo que le está robando la ingesta de energía, y del que se defenderá desarrollando el efecto ROUND-TRIP con acciones dirigidas a compensar y evitar que se siga perdiendo peso, un combate, posiblemente liderado por la leptina y la serotonina, la primera, intentado impedir la reducción de grasa de reserva y la segunda, estimulando el apetito.

Que es el efecto ROUND-TRIP"

"Para poder seguir, a veces hay que empezar de nuevo". Conocemos por efecto Round-trip, rebote o yo-yo, a un ciclo marcado por pérdida y recuperación sucesiva del peso corporal, como consecuencia de seguir una **dieta** hipocalórica.

El término "dieta yo-yo" fue acuñado por Kelly D. Brownell, de la universidad, de Yale, en referencia al movimiento cíclico de ascenso y descenso de un **Yo-yo**. El Dr. Lido lo rebautizo como Round-Trip (viaje de ida y vuelta). En este proceso, la persona que realiza la dieta tiene éxito inicialmente en perder peso, pero no tiene éxito en el mantenimiento del peso a largo plazo y comienza a ganar lo perdido nuevamente. La persona sujeta a dieta intenta perder el peso recuperado, y el ciclo comienza una vez más.

Las causas a las que se atribuye el efecto yo-yo, se deben a las limitaciones extremas impuestas por las distintas dietas que provocan efectos tales como: ansiedad, angustia, depresión **o** fatiga, que hacen muy difícil mantener la dieta. En última instancia, la persona se retrotrae a sus antiguos hábitos alimenticios, ahora con los efectos emocionales aumentados por haber fallado en bajar de peso mediante una dieta -que en otros funciona-.

Tal estado emocional, induce a muchas personas a comer igual de lo que ingerían antes de comenzar la dieta en la creencia de que van a mantener el nuevo peso alcanzado con tanto esfuerzo.

El efecto round-trip, este ligado a la existencia de hombre, y que no es otro, que el mecanismo de supervivencia ancestral en forma de reserva de grasa, que le permitió perpetuarse durante milenios a pesar de las grandes hambrunas.

Cuando seguimos una dieta en la que habremos eliminado o reducido drásticamente las grasas y los carbohidratos, seguro que perderemos peso, pero activaremos las alertas que controlan nuestras reservas y se pondrá en funcionamiento el efecto Round-Trip.

Entre sus estrategias para defenderse del enemigo que le roba la grasa depositada en sus minúsculos e infinitos depósitos en forma de células y que a fin y al cabo son sus provisiones de reserva, se encuentran las de activar acciones defensivas, aumentando el apetito, y ralentizando el gasto energético, incluso entre sus argucias puede hacer más lento el metabolismo.

Todo para retornar a lo que considera SU peso correcto, y para ello, manejara todo tipo de triquiñuelas hasta lograrlo, lo que provoca en la persona, que después de cada pérdida de peso, el volver a recuperarlo, incluso superando el peso de partida.

De nada sirve volver a la dieta en que se mantenía el peso sin variación, incluso después de haber seguido unas buenas costumbres alimentarias con una dieta saludable de libro. Su organismo que precisaba 2.600 calorías para mantenerse ahora ha sido alterado y programado para funcionar con 2.200, y esa diferencia es la causa del sobrepeso.

Con las dietas restrictivas las personas no solo queman menos calorías, sino que también produce más hormonas inductoras de hambre, a la vez de activar hormonas de estrés que actúan sobre las células de grasa para aumentar su cantidad. Esta situación, provoca que, a pesar de todo, con cada aumento de peso, se está obligando a seguir una dieta aún más severa que la anterior.

¿Como evitar el efecto Round-Trip?

Evitando todas las dietas maravillosas que ofrecen una pérdida de peso rápida y en su lugar, adoptar una forma más saludable de comer y una rutina de ejercicios que permitan ir bajando de peso poco a poco, de forma regular sin altibajos. En una dieta reductora equilibrada, lo ideal es ir perdiendo de 1.5 a 2.0 Kg. al mes como máximo, a fin de no poner el sistema protector sobre aviso, evitando activar el efecto Round-Trip de autodefensa.

Las personas obesas con más de 150 kilos, que participaron en un programa sobre adelgazamiento de la TV norteamericana, al finalizar el control, durante los seis meses de mantener la dieta indicada, la media de pérdida de peso estuvo en los 50 kilos. Seis años después, hicieron un seguimiento de los participantes, comprobando que seguían engordando y habían recuperado un 70 por ciento del peso perdido desde que terminó el programa. A pesar, de ingerir de 300 a 500 calorías menos al día, que otras personas de su edad y talla que mantenía estable el peso,

La causa se debía a la capacidad cerebral para combatir la pérdida de peso, mediante la "supresión metabólica" una de las herramientas poderosas que usa el cerebro para mantener al cuerpo dentro de un cierto de peso, al que se conoce por "punto fijo".

Es imprescindible mantener los hábitos saludables después de alcanzar al peso objetivo. No se trata de dónde estés, sino de a dónde quieres llegar, tu nueva forma de comer debe mantenerse de por vida y no sufrir variaciones significativas, comiendo de todo, en la justa medida.

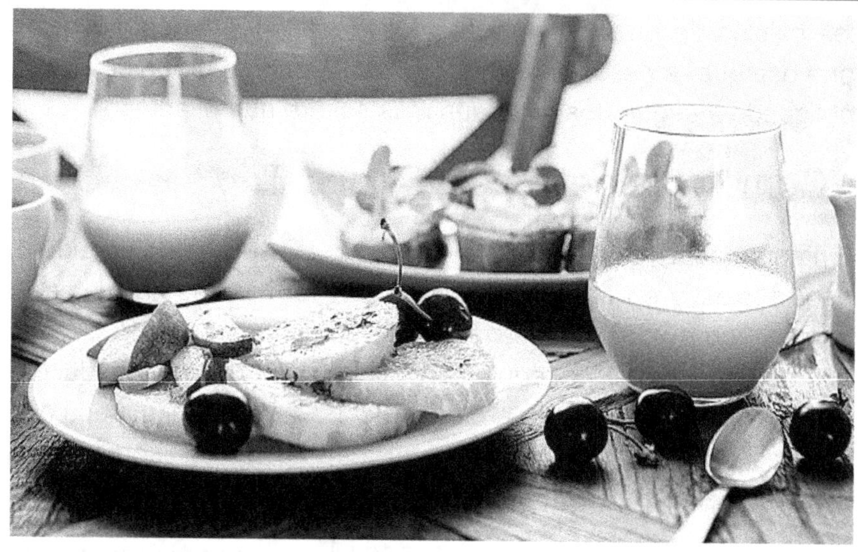

¿Qué características debe tener una buena dieta para perder peso?

- ✓ Que proporcione menos energía que la necesaria para mantener el peso corporal

- ✓ Que suministre las proporciones adecuadas de todos los nutrientes

- ✓ Que sea aceptable (asequible y agradable de seguir)

- ✓ Cuanto más variada y parecida a la habitual del individuo sea

- ✓ la dieta, mejor será aceptada.

- ✓ Tener siempre presente, que modificar los hábitos alimentarios, no supone disminuir la cantidad de alimentos que comes. Es preciso ajustar las raciones al consumo energético

Hormonas que regulan nuestro apetito

Las hormonas participan activamente en los mecanismos reguladores del hambre y saciedad. La insulina, leptina, etc. son consideradas como hormonas de la saciedad, en tanto que la galanina activa la sensación de hambre y por tanto la ingesta de alimentos.

Galanína

Es un Péptido de 29 aminoácidos, presente en el sistema nervioso central y periférico, que posee efectos moduladores del comportamiento alimentario, especialmente de la ingesta de grasas. La galanina estimula el apetito en general y en numerosas situaciones estimula de forma específica la ingesta de dulces, grasas y carbohidratos.

La producción de galanina que acompaña a la ingestión de grasa, se acentúa por tarde y noche en la merienda y la cena. La galanina tiene la propiedad de aumentan la ingesta calórica y la preferencia por las grasas, reduciendo el gasto de energía y afectando la liberación de hormonas metabólicas.

Cuando hay restricción calórica se incrementan los niveles de galanina en el núcleo arcuato del hipotálamo lo que favorece la necesidad de una ingesta de grasas.

La galanina es contraria a la Serotonina, con marcados efectos antagónicos de ambas sustancias sobre la ingesta de alimentos. Esta circunstancia, entre los receptores de galanina y serotonina pueden ser relevantes en los trastornos del estado de ánimo ya que, en cierta manera, "controlan áreas del cerebro que nos permiten seleccionar los alimentos que nos gustaría comer y si se enciende excesivamente tenemos más probabilidades de sentir ansia por alimentos dulces, grasos y alcohol",

Una alimentación equilibrada y saludable es imprescindible para disminuir la angustia y la ansiedad provocadas por una aparente carencia de galanina.

Es preciso desactivar el organismo de los estados de ansiedad, que provoca en algunas personas la urgente necesidad de ingerir alimentos ricos en hidratos de carbono y repletos de grasa.

Serotonina

Entre las principales funciones de la serotonina también conocida como 5-HT, y "hormona de la felicidad" está la de regular el apetito mediante la sensación de saciedad.

El descubrimiento de la serotonina se debe al Dr. Maurice M. Rapport, que en año 1948 la aisló por primera vez de un suero, comprobando que era una sustancia que en la sangre se comportaba como una hormona que afectaba el tono vascular, teniendo la propiedad de actuar como un neurotransmisor que emite señales entre las células nerviosas (neuronas) regulando su intensidad.

Una de las funciones más destacada de la serotonina es la capacidad en el cerebro de regular el apetito y provocar la sensación de saciedad o de sentir hambre.

Los niveles bajos de serotonina se asocian a desarreglos mentales, angustia, ansiedad, miedo, agresividad, etc. El aumento de serotonina en los circuitos nerviosos produce una sensación de bienestar, relajación, mayor autoestima y concentración.

Para producir la serotonina el organismo necesita un aminoácido llamado triptófano que no puede producir por sí mismo, sino que debe obtenerlo a partir de los alimentos que consumimos habitualmente. Por tanto, si logramos con la dieta aumentar los niveles de serotonina de forma natural en nuestro organismo, dando prioridad a una selección inteligente de alimentos, podremos controlar mejor el apetito cuando hacemos dietas saludables escogidas con sentido común.

Como regla general, las mujeres, producen menos serotonina que los hombres. Son varias las razones de esta disminución, quizá la más importante es debido a que no ingerimos la cantidad suficiente de proteínas e hidratos de carbono para que el organismo la produzca, o bien, porque esté siendo inhibida por el alcohol, la cafeína o edulcorantes artificiales. La eliminación del pan común y las legumbres, garbanzos, judías, lentejas, etc. en las dietas, ha propiciado notablemente la disminución de la cantidad de serotonina. Todos los alimentos que contienen altos niveles de triptófano nos ayudan a mejorar el ánimo y la cognición, esto es debido al aumento en los niveles de serotonina.

La tensión y el estrés son factores que disminuyen los niveles de serotonina y su capacidad de disminuir el apetito. Esta disminución hormonal provoca ansiedad por comer, lo que se produce un aumento notable de sobrepeso. Un estudio de una Universidad Norteamericana afirmaba "que las adolescentes que hacen dietas con frecuencia tienen 12 veces más posibilidades que las que no las hacen, de comer en exceso dos años después".

Es imprescindible consumir proteínas en el desayuno para evitar el descenso de la serotonina a lo largo del día, a fin de disminuir notablemente el apetito y por tanto la ansiedad por comer. Sentir hambre por la tarde, significa que tu desayuno carecía de las suficientes proteínas. Las personas con predisposición al sobrepeso sufren en cierta manera una alteración, del control del apetito, activando la preferencia por las dietas ricas en grasa y altas en calorías.

Leptina

La leptina (del griego leptos que significa delgado), es un hallazgo reciente en el mundo científico (fue descubierta en 1994 por Jeffrey M. Friedman), y en la actualidad, todavía se está investigando el proceso exacto de la acción de la hormona leptina en el organismo, para lograr el control que ejerce sobre el apetito y la energía, en el ser humano. A nivel del cerebro, la leptina actúa inhibiendo la ingesta de grasas y carbohidratos, (perdida del apetito), activando el gasto energético (pérdida de grasa) y afectando a numerosos procesos metabólicos. Recientemente se ha identificado un acelerador molecular de la acción de la leptina en el cerebro llamado Sh2b1, que promueve el sistema nervioso simpático enviando señales a la grasa parda y beige para activarla, ayudando a mantener así el peso corporal y el metabolismo.

En el Journal Of American Medical Assocaition, se han publicado los resultados de varias clínicas donde las dietas fueron reforzadas con inyecciones de leptina que fueron aplicadas diariamente para tratar el problema de la obesidad. Se estudiaron los impactos de la hormona para bajar de peso, en un total de 70 mujeres y hombres con sobrepeso y que llevaron a los pacientes a perder un promedio de 8 kilos en un tiempo aproximado de 24 semanas de tratamiento. Se informó, además, que la mayor parte del peso que se perdió fue de grasa corporal.

La cantidad circulantes de leptina aumentan en las primeras horas después de la ingesta y continúa su ascenso en caso de sobrealimentación. En situaciones de ayuno, hay un descenso en la producción de leptina. Una vez secretada al torrente circulatorio, la leptina circula parcialmente unida a proteínas plasmáticas, siendo la proporción de leptina unida a las proteínas, inferior en individuos obesos.

Siempre teniendo en cuenta, que la leptina no es universalmente efectiva, ya que determinadas personas presentan una reducción de la sensibilidad a la leptina, siendo numerosas las causas que pueden generar esta resistencia facilitando el desarrollo de obesidad, pese a la existencia de alta cantidad de leptina circulante en el organismo, por consiguiente, es ineficaz y no logran perder peso con el tratamiento de inyecciones de la hormona.

Otros estudios experimentales recientes, publicados por diversos autores en diferentes medios, muestran resultados positivos con inyecciones de leptina, logrando una inhibición del apetito, reducción de la ingesta energética, aumento en el gasto energético corporal y consecuente pérdida de peso en determinados individuos.

La conclusión es que, al margen de lo caro y delicado de su aplicación, mientras que en algunas personas tuvo éxito, en otras personas no tuvo ningún efecto.

Dopamina

La dopamina, es fabricada por el organismo a partir de varios aminoácidos aportados por la alimentación como son la tiroxina y la fenilalanina. Cumplen funciones de neurotransmisor en el sistema nervioso central, activando los cinco tipos de receptores celulares de dopamina.

Junto con serotonina y las endorfinas es conocida por proporcionar felicidad. Está asociada con los mecanismos de recompensa en el cerebro, siendo de alguna manera, responsable de la atención a las señales de hambre y saciedad. Dopamina y serotonina están interrelacionadas, y funcionan como neurotransmisores, en las funciones emocionales y el estado anímico

Numerosos estudios, avalan la falta de dopamina con el sobrepeso, de esta forma, las personas con menor concentración de dopamina sentirían que les haría falta comer más para obtener la sensación motivadora de la saciedad y el mismo "placer". La dopamina aparece cuando vivimos situaciones que son muy agradables para nosotros. Se la conoce como el neurotransmisor de las adicciones, a las comidas, a las bebidas, al sexo, y a todo tipo de drogas-

"La privación repetida de comida altera la dopamina y otros neurotransmisores en el cerebro que dirigen el modo en que los individuos responden a las recompensas, lo que incrementa su motivación a buscar comida e ingerirla".

Según un reciente trabajo publicado en la revista Science, "Las personas obesas tienen menos receptores de dopamina en su cerebro y, por lo tanto, necesitan comer más cantidad para compensar ese déficit y sentir la misma satisfacción que el común de los mortales".

En el plano del metabolismo, la serotonina regula el apetito. Produce efectos de saciedad impidiendo que comas más de lo necesario. Se afirma, que mejorando los niveles de dopamina con una dieta rica en antioxidantes (betacaroteno, vitamina C y vitamina E), se puede reducir el daño que los que los radicales libres hacen a las células, mediante la ingestión de alimentos como frutas muy maduras: plátanos uvas tintas, kiwi, fresas, piña, frutos secos, pomelo, cerezas, ciruelas rojas, etc. y verduras: col, lombarda, apio, zanahoria, brócoli, etc. Evitando las grasas saturadas, azúcares, harina refinada, cafeína, alimentos procesados y precocinados, refrescos azucarados, alcohol, etc.

También se asocia el déficit de magnesio con las bajadas de dopamina. Están aconsejados alimentos ricos en tirosina, como los plátanos, siendo de alguna manera, responsable de la atención a las señales de hambre y saciedad. almendras, aguacate, lácteos, productos de soja, carne, etc.

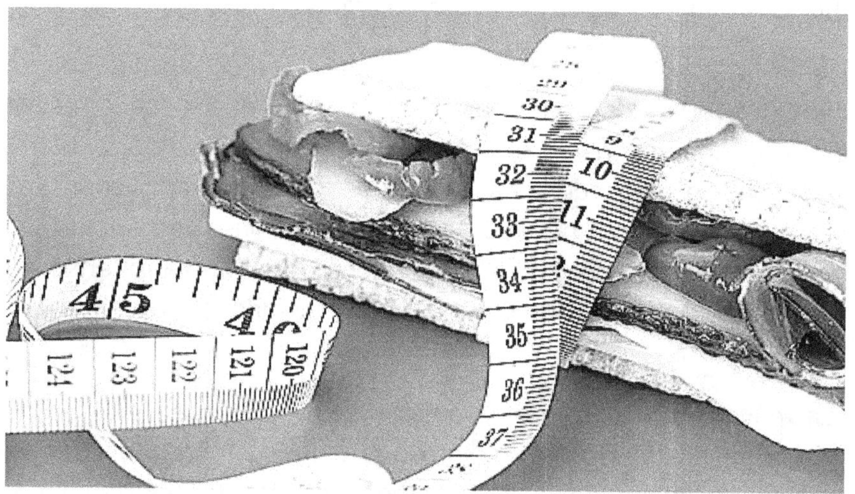

Que es un alimento Hiperpalatable

"El método de preparación y procesamiento de la comida es clave para determinar su hiperpalatabilidad, y no solo el producto en sí. Los alimentos palatables han venido siendo definidos con términos descriptivos, recientemente, se ha adoptado una definición provisional que dice *"Alimento hiperpalatable es aquel en el que la sinergia entre los componentes del alimento, como grasa, sodio (sal), azúcar y carbohidratos y aditivos, los hacen más sabrosos, creando dependencia, al aumentar el deseo de consumirlos"*

Resumiendo es la definición empleada para aludir a la cualidad de un alimento que resulta agradable al paladar.

Es posible, que esta palabra que cada vez aparece con más frecuencia en los medios de comunicación, lo que pretenda sea llamar la atención sobre los abundantes **alimentos basura que se nos ofrecen en nuestro entorno.** La llamada 'palatabilidad' de los alimentos, se centra en los alimentos procesados o dulces con combinaciones atractivas de grasa, azúcar, carbohidratos y sodio de gran poder de atracción, muy adictivos, hipercalóricos, poco saciantes y nutritivos, que activan procesos cerebrales que retrasan la sensación de saciedad.

"En un reciente estudio publicado por la revista "Obesity", dirigido por la profesora Tebra Fazzino y sus colaboradores del Centro Cofrin Logan para la Investigación y Tratamiento de la Adicción, adscrito a la universidad de Kansas, refleja importantes hallazgos en cuanto a la composición de los alimentos tras analizar 7.757 artículos alimenticios en Estados Unidos, descubrieron que el 62% de los alimentos activaban los circuitos neuronales de recompensa cerebral inhibiendo el control de saciedad, y cumplían los criterios para formar parte de al menos uno de los tres grupos señalados que contienen una alta palatabilidad o hiperpalatables y que desarrollan un papel fundamental en el desarrollo de la obesidad y el sobrepeso.

- Grasa y sodio, presente en los perritos calientes, pizza y beicon;

- Grasa y azúcares simples, frecuente en los pasteles, la bollería y los helados;

- Carbohidratos y sodio, de las galletas saladas, las patatas fritas y las palomitas de maíz.

De todos los artículos etiquetados con mensajes del tipo bajo, reducido o sin azúcar, o grasa, o sal, el 49% cumplía los criterios para ser hiperpalatable.

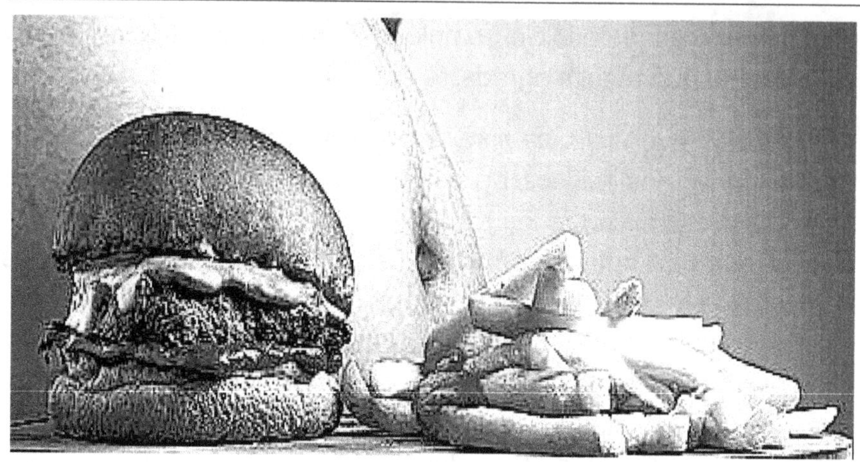

Glutamato el aditivo que crea adicción

"La adición de sabores artificiales a la mezcla junto con varias texturas sólo hace que los alimentos sean demasiado buenos y sabrosos, difíciles de resistir. La industria alimentaria se beneficiará de esto. No porque sea una gran conspiración, sino porque han aprendido que es lo que demandan los consumidores y comprar más".

Durante años, se consideró a la práctica totalidad de los aditivos como sustancias inofensivas para la salud, pero con el paso del tiempo, se ha comprobado que, en muchos casos, esto no es cierto, pues existe una cantidad de ellos que producen fenómenos tóxicos a largo plazo

El glutamato monosódico es la sal de sodio del ácido glutámico (presente en la mayoría de los alimentos proteicos ya que es una proteína) esta se obtiene a través de un proceso de fermentación a partir de algunos productos como la caña de azúcar o algunos cereales. Con la proliferación de alimentos procesados ha aumentado su empleo de forma considerable ya que se utiliza en todo el mundo, como un poderoso aditivo que resalta cualquier alimento, mejorando notablemente los sabores de infinidad de productos haciéndolos más sabrosos y apetecibles, a la vez de enmascarar el sabor metálico y otros de los alimentos enlatados.

El glutamato monosódico, MSG, que también se identifica bajo el número E-621, se encuentra de forma habitual en todo tipo de productos procesados, fritos, patatas, snacks, chips, pastillas de caldo, sopas en polvo, embutidos, salsas, pizzas, pates, productos cárnicos procesados, cocidos y en conserva, encurtidos, aceitunas, productos dietéticos y de régimen, etc. En chucherías y productos infantiles como, gusanitos, estrellas, etc. acostumbrando a los niños a estos sabores tan fuertes y sabrosos, que les crearan dependencia de por vida

Hace tiempo que se conocen los efectos adversos del glutamato monosódico, cada día son más las voces de los científicos que alertan del peligro de este aditivo, que activa el deseo del paladar hacia los alimentos que lo contienen.

El Journal of Clínica Nutrition, público un informe que demostraba, que las personas que consumían alimentos con glutamato tenían tendencia a repetir el comer. Productos que lo contienen, afectaban las vías neurológicas del cerebro, anulando la sensación "estoy lleno" la función que explica los efectos del aumento de peso.

Entre sus propiedades adversas, están:

✓ Activar la secreción salival, no saciar y aumenta el apetito

✓ Las personas que consumen productos con glutamato adquieren tendencia a comer alimentos que lo tienen.

✓ Actúa sobre las neuronas alterando los mecanismos inhibidores del hambre.

✓ Favorece la ingesta de cantidades excesivas de alimentos procesados con un alto valor calórico, pudiéndose incrementar la voracidad de un 20 a un 30%.

El Dr. Femández Tresguerres, director del departamento de Fisiología de la Facultad de Medicina, de la Universidad

Complutense, también informo que el glutamato monosódico afectaría a partes de nuestro cerebro que regulan la sensación de apetito y saciedad.

Otros efectos secundarios adversos que puede producirse incluyen la depresión, desorientación, daño ocular, fatiga, dolores de cabeza, y la obesidad.

Existen otros aditivos nocivos para la salud, además de engañosos, ya. que enmascaran la ausencia de un ingrediente, su pequeña presencia o su baja calidad, mejorando la textura y el aspecto del alimento. Un ejemplo los colorantes de la carne de algunos pescados.

Las Autoridades lo saben desde hace años, y callaban, ya que, si permitían teñir el salmón, porque no se podía teñir el atún. Otro ejemplo son los sulfitos, autorizados en el vino, pero no en la carne, donde se utilizan para mejorar artificialmente el color y el aspecto general.

Todos lo colorantes artificiales son completamente prescindindibles ya que no tienen ninguna utilidad gastronómica salvo la mejorar el aspecto exterior de los alimentos. En España se clasifican del E-100 al E-199.

La ingesta del aditivo se considera permitida cuando la cantidad tomada no supera determinadas cantidades establecidas como seguras, es lo que se llama Ingesta Diaria Aceptable (IDA). Pueden resultar peligrosos para la salud, particularmente los que componen parte del grupo de los azoicos; E-102, E-110, E-123, E-124, E-154, E-155.

VI- Metabolismo

¿Qué es el metabolismo?

La palabra metabolismo, del griego *meta bolee,* que significa cambio, más el sufijo *ismo*, que significa cualidad, indica la cualidad que tienen los seres vivos de poder cambiar químicamente la naturaleza de ciertas sustancias.

El metabolismo, convierte la energía que contienen los alimentos que ingerimos, mediante los diversos procesos químicos que ocurren en las células, que transforman a los nutrientes de los alimentos, en la energía necesaria para que el cuerpo cumpla con todas sus funciones vitales.

Después de ingerir un alimento, las enzimas, presentes en el sistema digestivo, descomponen las proteínas en aminoácidos, las grasas en ácidos grasos y los hidratos de carbono en azúcares simples, el cuerpo puede utilizar los aminoácidos y los ácidos grasos como fuentes de energía cuando lo considera preciso.

La energía gastada en los intercambios químicos no es otra cosa que el resultado de oxidaciones básicas. En el metabolismo prevalecen dos actividades, una, es la fabricación de tejidos corporales y la creación de reservas de energía conocida como Anabolismo que es la vía constructiva del metabolismo. La otra, llamada Catabolismo encargada de la descomposición de tejidos corporales y de reservas de energía para obtener el combustible necesario para las funciones corporales, reacción en que las moléculas complejas se rompen, transformándose en otras más simples.

Siendo el propio metabolismo, el que selecciona qué sustancias son nutritivas y por tanto aprovechables y cuales no lo son, variando según el tipo de metabolismo. Por un lado, está el proceso de Asimilación o Absorción, que se realiza en las vellosidades de la mucosa intestinal, y por otro, el de Desasimilación o Eliminación, que se lleva a cabo a través del intestino, la orina y el sudor.

Podemos resumir diciendo, que el metabolismo es un proceso donde intervienen simultáneamente dos tipos de actividades: por un lado, la fabricación de tejidos corporales y la creación de reservas de energía, y por el otro, la descomposición de tejidos corporales y de reservas de energía para generar el combustible necesario para las funciones corporales, Leonardo da Vinci comparaba la vida con una llama que precisaba para no extinguirse continuamente combustible en forma de alimentos.

Mas tarde fue Lavoisier quien diera a conocer lo que seria los principios de la teoría termodinámica de la nutrición, en los mismos se detallan las condiciones imprescindibles para mantener la vida:

· La existencia de un elemento comburente, el oxigeno

· La necesidad de ingerir cuerpos productores de energía (alimentos) para provocar la combustión.

· El suministro continuo de nutrientes, que posibiliten de forma regular la reposición regular de la energía gastada en los intercambios químicos.

El metabolismo difiere mucho de una persona a otra, por múltiples razones: los indicadores hormonales, el funcionamiento de la tiroides, la menstruación en mujeres, el crecimiento o caída de hormonas en hombres, y cómo se relaciona esto con la forma de vida, alimentación, el ejercicio y las horas de sueño.

¿Qué son las Calorías?

Llamamos caloría a la cantidad de calor necesaria para elevar un grado la temperatura del agua destilada a nivel del mar. Se producen a causa de las diferentes reacciones que tienen lugar en el organismo cuando se transforman los alimentos para su metabolismo. La transformación de la energía en calor es lo que medimos en calorías.

Las necesidades calóricas de los distintos individuos varían con el sexo, la edad y la actividad que realiza cada uno. No todos los alimentos aportan las mismas calorías. Las grasas o lípidos aportan 9 kcal, hidratos de carbono o carbohidratos 4 kcal y proteínas 4 kcal. El alcohol no es un nutriente, pero se considera que aporta 7 kcal por cada gramo.

Según podemos comprobar en la composición de las dietas, los alimentos tienen muy diverso valor calórico.

Tipos de metabolismo

Metabolismo Basal

El metabolismo basal, también denominado tasa metabólica basal (TMB), es el gasto energético diario mínimo, es decir, lo que un cuerpo necesita diariamente para seguir funcionando cuando se encuentra en completo reposo y sin estimulo de alimento.

Del estudio del metabolismo basal, parten todos los estudios y experiencias sobre las necesidades nutritivas del ser humano.

El metabolismo basal de una persona se mide después de haber permanecido en reposo total en un lugar con una temperatura de 20-22 grados y de haber estado en ayunas 12 o más horas, la persona debe estar en completo reposo, pero despierta.

Este metabolismo varía en cada persona, dado que su funcionamiento depende de los distintos niveles hormonales que se tenga, a la vez de estar condicionado por los genes.

Los componentes del TMB, es decir del metabolismo basal y el gasto que requiere cualquier persona, se pueden determinar por calorimetría.

Metabolismo del Esfuerzo

Conocemos como metabolismo del esfuerzo al incremento de calorías necesarias para cubrir el aumento energético que provocan todas las actividades diarias, trabajo, deporte, ocio, etc.

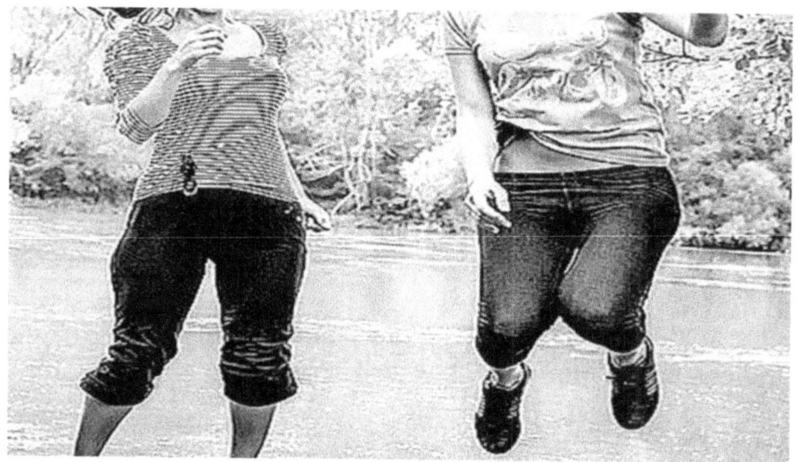

Si partimos de que el metabolismo basal de un oficinista es de 1.400 calorías y le sumamos el del esfuerzo producido por un trabajo moderado en el que consume 800 calorías, su gasto energético total cada 24 horas será de 2.200 calorías.

Este gasto energético se deberá cubrir, con alimentos variados cuyo valor calórico se mantenga y no supere las 2.200 calorías aproximadamente, con el fin de mantener el peso sin apreciables oscilaciones.

La Sociedad de Naciones, la OMS y la FAO, teniendo en cuenta el metabolismo basal, el del esfuerzo y la acción dinámico-especifica, establece unos parámetros con los siguientes valores:

Clasificación de actividades (fuente: FAO/WHO, OMS/UNU)

Ligera

Personas que pasan varias horas al día en actividades sedentarias, que no practican regularmente deportes,

Moderada

Realizar 2 0 3 veces por semana actividades más enérgicas. Ej.: Pasear 1hora a 5 Km. /h, realizar trabajos pesados de la casa (Fregar, barrer, quitar el polvo, limpieza en general)

El gasto energético con una actividad moderada será aproximadamente 1.5 veces el del metabolismo basal para la mujer y 1.8 veces para el hombre.

Alta

Aquellas personas que andan o montan en bicicleta para desplazarse grandes distancias, o practican deportes que precisan un alto nivel de esfuerzo durante horas.

En la actividad alta el gasto energético aproximado, Serra de 1.8 veces para la mujer y 2.0 para el hombre.

Diferencias entre el metabolismo rápido y lento,

El Metabolismo juega un papel muy importante en la determinación de si una persona es delgada o gorda, la atención de los expertos en nutrición se centra en dos tipos de metabolismo, dado que no todas las personas queman la misma cantidad de calorías al día, ya que en cierta manera, éstas dependen del tipo de metabolismo de cada uno. Los tipos de metabolismo pueden ser:

Metabolismo rápido

Metabolismo basal rápido es aquel en que el organismo en estado de reposo tiene un gasto calórico superior a lo que sería normal. En estos casos nuestro organismo consume una mayor energía para realizar sus procesos vitales, por lo que, a su vez, necesita un mayor número de calorías y no ahorra el excedente. Las personas que tienen un metabolismo alto suelen delgadas con un índice corporal inferior a 20.

Mientras más rápido sea el metabolismo, mayor será la cantidad de energía gastada a lo largo del día y con ello, mayor será la combustión de grasas y, por tanto, aumentara la pérdida de grasa corporal. Por regla general suelen seguir dietas poco equilibradas con abundancia de grasas y azucares, en el convencimiento de que "nada les engorda".

Las causas por lo que generalmente se tiene el metabolismo rápido aparte de la más principal que es la genética, son el hipertiroidismo o lo que viene a ser lo mismo una glándula tiroides hiperactiva, alteraciones hormonales, estrés, hiperactividad, tabaquismo, etc.

Metabolismo lento

En estos casos nuestro organismo necesita poca energía para poder desarrollar sus funciones básicas, ya que tiene un gasto energético inferior al considerado como normal, tiende a quemar poca grasa ahorrando la que no consume y ésta se almacena en mayor cantidad, lo que causa sobrepeso u obesidad.

Entre las causas más comunes que provocan el metabolismo lento están el Hipotiroidismo provocado por el mal funcionamiento de la glándula tiroides que tiene sus funciones ralentizadas (glándula que regula tanto el metabolismo como el gasto calórico) y consecuentemente la aparición de mayor volumen

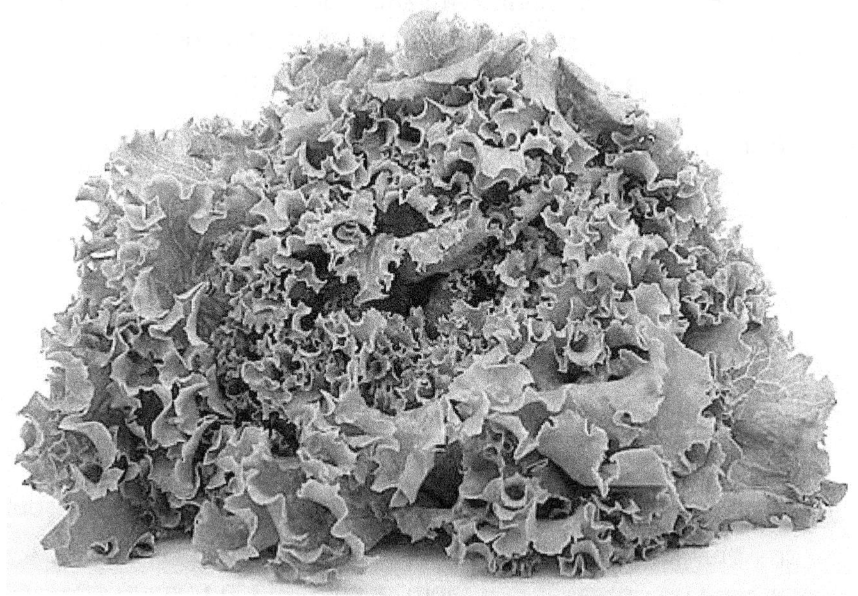

Los Padres de la Teoría Catabólica

"La esperanza de vida crecería a pasos agigantados si los vegetales olieran tan bien como el jamón ibérico".

En el año 1932, Evans y Strang, publican en una revista científica que han comprobado que se pude adelgazar de forma intensiva sin peligro, tomando como base una ingestión de alimentos que contengan de 800 a 1000 calorías, siempre que contenga suficientes proteínas y adecuada cantidad de vitaminas y minerales.

Les contesta en un artículo Lindlahr, que dirige un importante hospital especializado en el tratamiento de la diabetes (antes del descubrimiento de la insulina), afirmando que desde hace años ha podido comprobar que los pacientes sometidos a un ayuno total pierden menos peso, que a los que se administra una dieta de 600 a 800 calorías. Y que tras años de experiencia ha encontrado explicación al fenómeno, la causa, es que existen una serie de alimentos, que provocan lo que llama "Fleeting calories", calorías fugaces o negativas, entre los que se encuentran muchas verduras como repollo, lombarda, brócoli, acelgas, recula, diente de león, espinacas, lechuga, escarola, achicoria, apio, alcachofa, berros, cebolla, espárragos, o algunas frutas como la manzana, kiwi, y fresas, a los que ha dado el nombre de "catabólicos", (término acuñado del griego kata significa "hacia abajo" y el sufijo ismos significa "proceso") que, una vez ingeridos por el organismo, este, precisa gastar más energía para transformarlos que la energía que producen.

También que la administración de verduras de hoja verde aparte de contener vitaminas, minerales y fibra, algunas son ricas en magnesio, mineral esencial en el control de algunos tipos de diabetes.

Dada la gran repercusión de los descubrimientos de Lindlahr, se le ofrece un programa radiofónico a nivel nacional sobre nutrición. Su éxito le impulsa a publicar la revista "Journal o cuarto de estar", en la misma se afirma que "La dieta ideal Catabólica consiste en que los alimentos que son muy bajos en calorías, grasas y carbohidratos, pero ricos en fibra precisan de un gasto de energía extraordinario para realizar la digestión".

En Julio de 1935, a través de la radio convoca a la realización del mayor experimento colectivo realizado hasta el momento en el mundo. En persona, indica diariamente al radio oyente, la dieta baja en calorías a seguir, para perder peso, que es seguida por más de ciento cincuenta mil personas. Se asegura que la media de pérdida de peso de al menos cien mil personas fue de cuatro kilos seiscientos gramos en los diez primeros días.

Tres años más tarde, El Dr. Lusk, intento demostrar científicamente primero experimentando con animales y más tarde con personas, que se perdía peso eliminando grasa del cuerpo, siempre que el régimen estuviera compuesto por las suficientes proteínas y fuera de bajo calor energético y calórico.

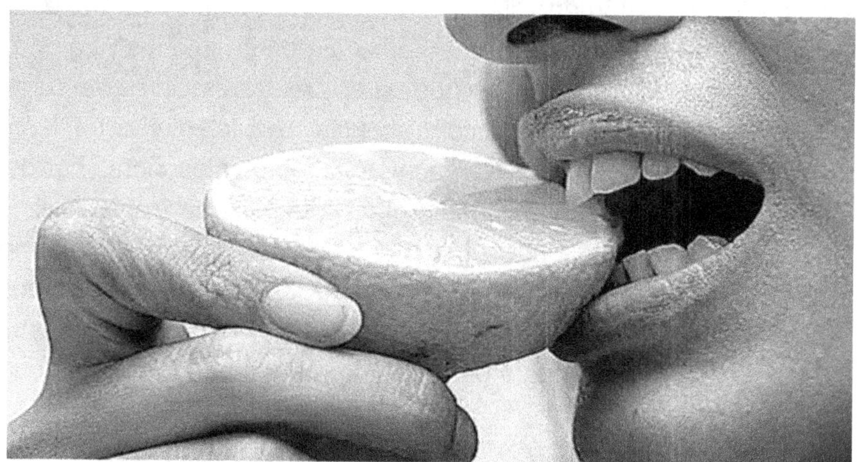

El 1 de diciembre de 1938, los América Medical Association, tras analizar casos presentados por el Dr. Lusk, con notables pérdida de peso, publica en su revista, *"que no existen límites respecto a la extensión que pueda llegar la bajada de peso por medio de la dieta catabólica o baja en calorías, siempre que dichas dietas contengan las cantidades necesarias de proteínas, hidratos de carbono, vitaminas y minerales"*.

Entendiendo por alimentos catabólicos "Aquellos alimentos que en su procesamiento queman más calorías de lo que en realidad producen, siendo una forma eficaz de reducir el tejido adiposo que tenemos en nuestro cuerpo".

A mediados del siglo pasado, los estudios que llevaron a cabo los Dres. Shorr y Jhonson, demostraron la impropiedad del empleo de medicamentos en la reducción de peso, finalizan su informe, asegurando:

"El empleo de estimulantes del metabolismo, tanto de metabolismo lento como del basal normal, es ilógico y esta contraindicados"

Los Dres. y su equipo de científicos, sacaron la conclusión tras seguir centenares de casos de obesidad, *que los trastornos glandulares jamás producen obesidad si la totalidad de las calorías ingeridas son iguales o menores a las gastadas".*

"Por los años 50 en Suiza en una de las clínicas más afamada y cara del mundo, especializada en la pérdida de peso y envejecimiento, buscando una dieta rápida y segura, basada en las teorías de Lindlahr, sometieron a 50 pacientes a un tratamiento comparativo, a 25 se les mantuvo en un ayuno vigilado en el que se administraba zumos de frutas para evitar la toxemia, durante 7 días, la pérdida de peso oscilo entre 300 y 400 gramos diarios.

A los restantes 25 se les administro una dieta metabólica. En los casos en que la obesidad sobrepasaba el 30/40% del peso normal, la perdida superaba los 600 grs. diarios. En los casos que el sobrepeso era menor, oscilaba la perdida entre 400 y 500 grs. Y no carecía de importancia, el comprobar que junto a los kilos de más disminuya la glucosa de los diabéticos, la presión sanguínea de los hipertensos y mejoraban trastornos estomacales, de vesícula, gota, etc.

Muchas personas han experimentado diversos tratamientos, métodos y dietas, repitiendo una y otra vez de forma incansable sin querer ver que en su práctica totalidad son ineficaces y en no pocos casos peligrosos, ya que pueden provocar desequilibrios biológicos. Es verdad que un régimen con una dieta exclusiva trastorna la forma de vida y altera las costumbres establecidas, a la vez de ser imposible de seguir por el resto de la familia, que intenta "dar ejemplo" cambiando sus hábitos alimentarios durante unos días, no tardando en volver a sus alimentos de siempre

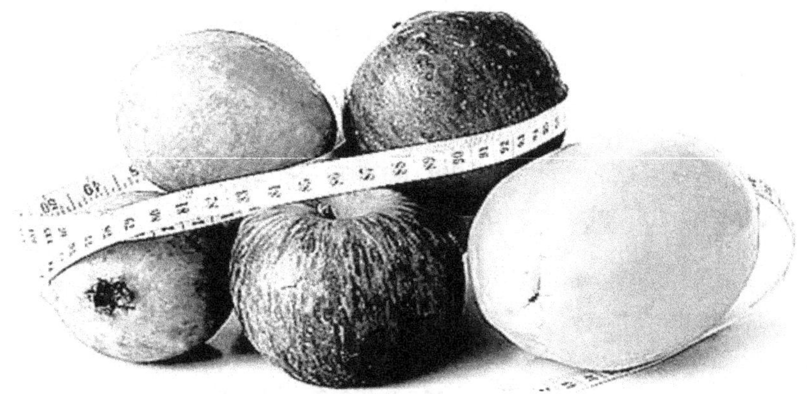

SOLO DISMINUYENDO CALORIAS ES POSIBLE ADELGAZAR

Utilizando la DIETA DE REDUCCION PROGRESIVA O DEL SENTIDO COMUN, es posible perder lentamente los kilos de más, comiendo sano y disfrutando hasta satisfacer el apetito, con una alimentación variada y biológicamente equilibrada, con una cocina de platos atractivos y sabrosos que permitan mantener la figura a la vez de la salud. Las personas con sobrepeso deben regular la cantidad de alimentos, teniendo en cuenta que el déficit energético diario que deben procurar supone reducir entre las 400 y 800 Kcal. respecto a la ingesta habitual. El objetivo principal es la pérdida de peso, de forma que no se eliminen más de 500 o 1 Kl. del peso total la primera semana, y 400 a 600 grs. las sucesivas, de esta forma, lenta, pero con regularidad se podrán adelgazar de 10 o 15 kilos a los seis meses.

Alimentarse sanamente, consiste en ingerir alimentos variados, que nos agraden, que sean apetecibles a la vez de saludables, SIEMPRE EN LA CANTIDAD ADECUADA, con el objetivo de obtener los nutrientes y vitaminas que nuestro cuerpo necesita para mantenerse fuerte y equilibrado. Escribía Brillat -Savarin, que "El creador, al obligarnos a comer para vivir, nos recompensa con el placer que la comida nos produce"

Nada más cierto que el viejo aforismo *"El placer de la mesa, es el último que nos queda, cuando todos los demás nos han abandonado"*

Consecuencia lógica de nuestro tiempo, son las exigencias estéticas causa de inquietudes e inseguridades, lo que provoca un interés cada día más importante por dietas y productos adelgazantes. Por todas partes, revistas, TV, radio, Internet, nos ofrecen una seductora publicidad con esculturales modelos que dan fe de los milagrosos poderes de comprimidos, capsulas, cremas, alimentos, bebidas, etc. adelgazantes.

Una alimentación sana contribuye en gran medida a mantener la salud y el bienestar de una persona. Por un lado, seleccionar los alimentos y las cantidades correctas promueve la salud física; por otro, comer también puede suponer una experiencia placentera que repercute positivamente sobre el bienestar psicológico y mental

Se debe bajar de peso lentamente, reduciendo el consumo de alimentos ricos en grasas y carbohidratos y aumentando el consumo de frutas y vegetales controlando el tamaño de las raciones.

"Seguir una dieta equilibra y variada y combinarla con algo de ejercicio que ayude a eliminar toxinas tonificando el cuerpo, son las reglas de oro de la Salud".

Las personas sedentarias deben aumentar el nivel de actividad física diaria, sobre todo aquellas que requieran más gasto de energía, como caminar, subir y bajar escaleras, hacer deportes, jugar, montar en bicicleta, nadar, bailar, entre otros.

Una alimentación saludable, acompañada de actividad física regular nos ayuda a evitar el sobrepeso y la obesidad.

El timo de la dieta milagro y los endocrinos estrella que han descubierto la manera de adelgazar con técnicas nuevas, complementadas con productos imprescindibles, mueven millones de euros en nuestro país. Cuando a Marañón un paciente le solicitaba una dieta para bajar de peso, siempre contestaba *"adelgazar es muy sencillo, mucha suela y poca cazuela"* o *"si come de todo, no cambie para nada su alimentación, lo que coma un día lo divide para dos, es infalible"*

Tanto en la alimentación como en el ejercicio la virtud está en la justa mesura, se ha comprobado que cuando disminuye la actividad, los ejercicios diarios o los paseos al aire libre, se sube de peso. Por el contrario, los ejercicios intensos y violentos o los esfuerzos físicos continuados aumentan el apetito.

Insistimos una vez más, debemos tener siempre presente, que: **"El adelgazamiento empieza cuando se disminuyen las calorías que ingerimos o cuando se gastan más calorías de las que se consumen"**

No existen, medicamentos ni productos adelgazantes y mucho menos complementos dietéticos sin registro sanitario, que se promocionan como adelgazantes, quemagrasas, anticelulíticos, etc., eficaces. Es una forma muy rentable, de seguir sacando el dinero a los ingenuos, que no les importa tropezar una y mil veces en la misma piedra.

Diferentes tipos de alimentación

Por la clase de alimentos que consume el ser humano, sus dietas, las podemos clasificar en seis grupos principales:

Vegetariana.

Se dice que vegetariano es, el que no consume ni carne ni pescado. Fue Cuvier, quien difundió la idea de la nocividad de la carne, afirmando que no era precisa para dar energía. Hay diferentes tipos de vegetarianismo, están los que no consumen ningún producto procedente de un animal (vegetarianismo estricto) y aquel que no consume productos procedentes de animales excepto la leche, seguidores de Bircher Brenen, Armonistas y Cartonianos (lactó vegetarianismo). Cuando se añaden huevos son (ovó vegetarianismo) o miel (api vegetarianismo).

Frugívora

Quienes practican el frugivorismo, son quienes solo se alimentan de frutos maduros de plantas y árboles. El principio básico de la alimentación a base de frutas se basa en que al contener estas el germen de la vida es razón suficiente, para proporcionar una alimentación altamente saludable. Es muy corriente que las personas vegetarianas y frugívoras, adopten una actitud y un estilo de vida basada en principios ecologistas y naturistas.

Crudista

Crudista, es la dieta que practican aquellas personas que consumen los alimentos sin cocinar, no procesados y orgánicos. Suelen incluir en su dieta, frutas crudas, frutos secos, semillas (incluyendo germinadas), huevos, pescados, huevas de pescados, carne muy picada y condimentada, productos lácteos no pasteurizados ni homogeneizados, como son la leche fresca, queso fresco y yogurt natural.

Higienista

Son los seguidores de Shelton, que consideraba imprescindibles la asociación correcta de alimentos, no mezclando jamás, los glúcidos (cereales) con los ácidos, y las proteínas con los glúcidos. Aconsejan tomar las frutas entre comidas. Desayunar solo fruta. Nunca en una comida juntar dos farináceos: patatas, legumbres, cereales, etc.

Desaconsejan las sopas, cereales y alimentos líquidos. Prohíben la sal, vino, vinagre, especies, productos animales, alcohol, y azúcar. Prácticamente basan su alimentación en frutas y legumbres.

Macrobiótica

La dieta macrobiótica fue inventada por el japonés George Ohsawa, y la practican las personas que sólo consumen alimentos cocinados. Los alimentos crudos, según los adeptos a la alimentación macrobiótica, no se digieren fácilmente por nuestro organismo. Lo ideal para ellos es cocinar todo para eliminar contaminantes y residuos potenciando de esta forma los nutrientes. Está basada prácticamente en las cereales y pequeñas cantidades de pescado.

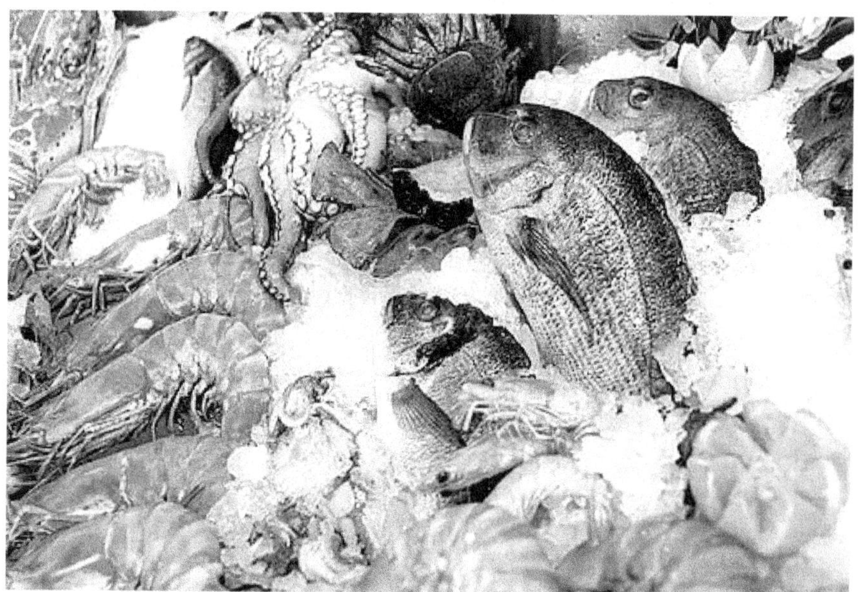

Omnívora.

Una persona hace una alimentación omnívora cuando consume alimentos habitualmente de origen animal y vegetal. Es el tipo de dieta más frecuente en la especie humana, la mayoría de las civilizaciones del mundo son omnívoras

Carnívora.

En un carnívoro, quien se alimenta de forma predominante con productos de procedencia animal. La carne preferentemente y el pescado, son sus componentes básicos, que proporcionan al organismo, un exceso de proteínas y de grasas, con repercusiones negativas para la salud,

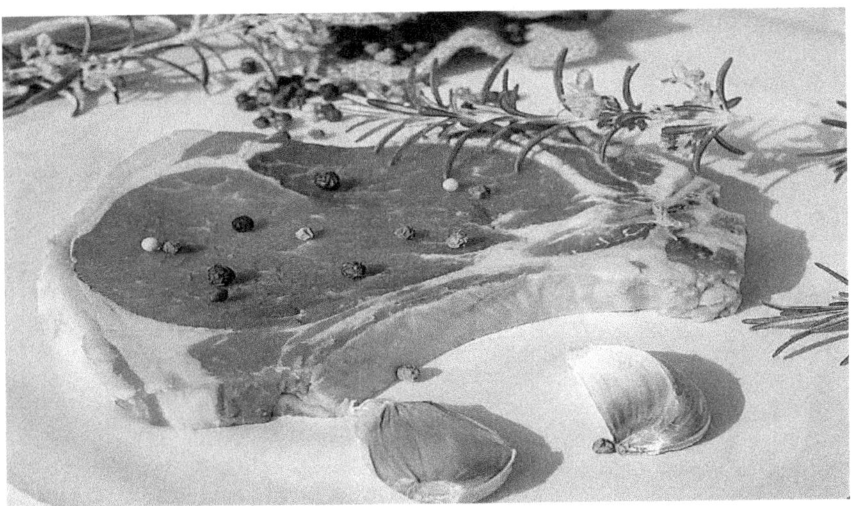

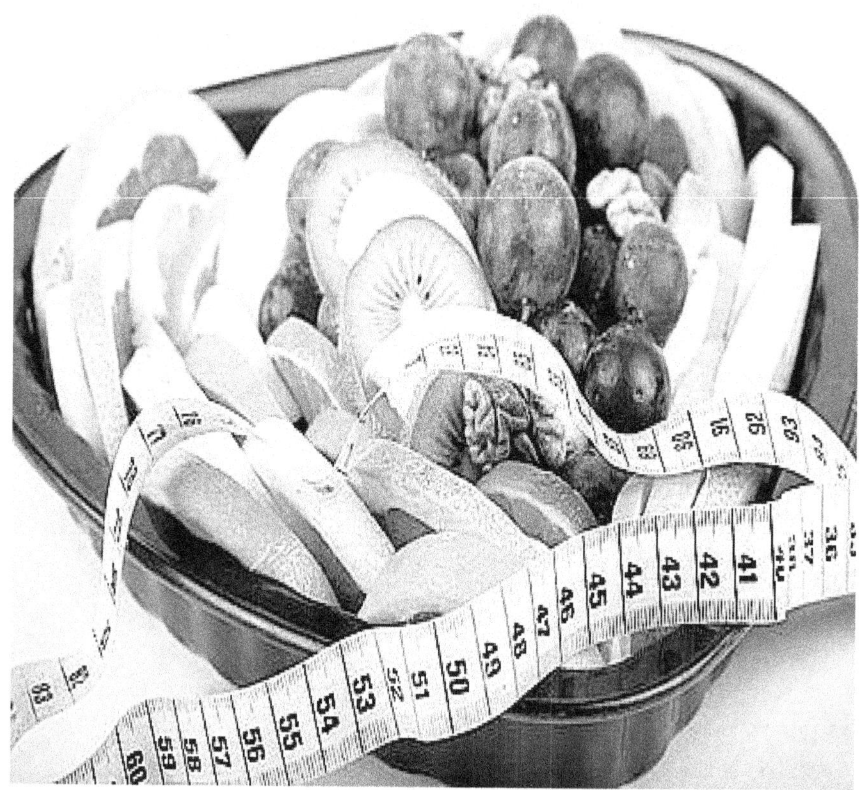

VII ¿Qué es una dieta?

*"**No coma algo que su tátara abuela no reconocería como comida. En los supermercados hay muchos productos que parecen alimentos y que sus antepasados no reconocerían como tal; manténgase alejado de ellos.**"*   **M.Pollan**

La palabra "dieta", proviene del griego dato, que significa 'régimen de vida'. Una dieta es la cantidad de alimento que se le proporciona a un organismo en un periodo de 24 horas, sin importar si cubre o no sus necesidades de mantenimiento. Concepto muy similar a "régimen alimenticio", que alude al 'conjunto y cantidades de los alimentos o mezclas de alimentos que se consumen habitualmente".

En ocasiones, el término suele ser utilizado para referirse a los regímenes especiales para bajar de peso o para combatir ciertas enfermedades.

El aumento de peso es el resultado del consumo habitual de dietas cuyo valor calórico es superior, a las necesidades de energía de la persona.

Decía Lehninger *"Que no existía vitalismo ni magia negra capaz de hacer que los seres humanos puedan evadirse de las inexorables leyes termodinámicas".*

Siempre que se diseñe una dieta de adelgazamiento, es preciso escoger con acierto los alimentos que van a entrar en ella, con el fin de evitar que la reducción en la cantidad de alimento provoque una disminución notable de los nutrientes esenciales. Repetiremos una vez más, que cuando la energía aportada en forma de calorías es mayor que la energía gastada, el exceso se almacena y acumula en el organismo en forma de grasa.

Teniendo en cuenta, que la dieta mejor concebida, pasado unos días, de aparente y rápida perdida de kilos, en su mayor parte a causa de la perdida de líquido corporal, fracasa inexorablente si la persona no modifica su forma de vida, tanto en sus hábitos alimenticios, como en su actividad física.

La primera persona que publico un librito sobre los efectos de una dieta adelgazante fue el director de una prestigiosa funeraria inglesa William Banting, que, en el año 1863, publico 1000 ejemplares de un librito al que título "Letter on Corpulence Addressed to the Public" que regalo para difundir su descubrimiento.

Banting, que había estado hospitalizado más de una veintena de veces aquejado de numerosas dolencias que achacaban al sobrepeso, y tras haber probado todo tipo de dietas y ejercicios, en el mes de agosto de 1862, fue a la consulta de celebre especialista, el Dr. William Harvey, que días antes había llegado de un Congreso en Paris donde le había impresionado la ponencia de genial Claude Bernard sobre la función del hígado en la diabetes. En su afán de investigar una nueva teoría en materia de nutrición, considera a Banting, el paciente adecuado para ponerla en práctica.

Le conseja eliminar la mantequilla, la leche, el pan, bollería, el azúcar, los licores, la cerveza y las patatas.

Y le permite carnes de ternera, vaca, cordero, conejo (a excepción del cerdo), todos los pescados, todas las aves y carne de caza. Todas las verduras excepto la patata y le limito el pan a una cantidad diaria de 25 gr. en forma de dos o tres rebanadas. Como únicas bebidas, agua, te, y dos copas de buen vino tinto, una con la comida y otra con la cena. Inicio la dieta en agosto de 1982 y agosto de 1983, había perdido 21 kilos, recobrado la vitalidad, subía escaleras con facilidad, bailaba y hacia ejercicio.

Como la dieta le permitía comer carnes, pescados y verduras sin limitar la cantidad, le había permitido adelgazar comiendo lo que le gustaba sin pasar hambre, decidió comunicárselo al mundo mediante la difusión de su librito que se difundió de forma increíble, siendo la base de innumerables dietas y ensayos científicos durante cincuenta años

Banting, vivió manteniendo el peso ideal, has su muerte a los 81 años.

Años después fueron varios los investigadores que intentaron dar con la clave de la dieta de Banting, uno de ellos, el Dr. Pennington, en un artículo publicado en una revista científica, aseguraba: *" Mientras que los hidratos de carbono son en su totalidad glicógenos, las proteínas lo son en 58% y las grasas lo eran en un 10%, Así pues la grasa es la que tiene menos posibilidades de provocar sobrepeso, siendo esta quizá la razón que una dieta rica en grasa y baja en hidratos de carbono sea eficaz para adelgazar".*

Distintas clases de dietas

"Comer es siempre una decisión, nadie fuerza tu mano a recoger comida y ponerla en tu boca".

Cuando una persona nos dice "estoy a dieta", inmediatamente deducimos que está haciendo un régimen para adelgazar, algo erróneo, ya que el hecho de estar a dieta no supone la voluntad de perder peso.

Cuando decimos que vamos a mantener o seguir una dieta, nos referimos a los alimentos que se ingieren y a los hábitos alimenticios que se adquieren. No obstante, todas las dietas se pueden modificarse según el objetivo que queramos conseguir: perder o aumentar peso, combatir alguna enfermedad, diabetes, ácido úrico, anemia, colesterol, incluso para mejorar el rendimiento deportivo, aumentar la masa muscular, etc...

En la mayoría de los casos, el principal motivo por el que una persona se pone a dieta es para adelgazar.

Existen infinidad de dietas diseñadas específicamente para perder peso, en todas sin excepción se pretende disminuir y controlar las calorías. A este tipo de dietas se las define como hipocalóricas.

1-Dieta hipocalórica.

Se trata del plan dietético que fundamenta su aplicación, en la restricción calórica diaria, o la reducción en la ingesta de alimentos que aportan exceso de calorías. Es la más habitual de las dietas utilizadas en el mundo en los casos de pérdida de peso. Una dieta hipocalórica equilibrada, debe contener todos los nutrientes necesarios correspondientes a la persona, según su edad, sexo, y actividad. La meta de este tipo de dieta es no sobrepasar las 1200-1400 calorías.

En las dietas hipocalóricas no se elimina ningún tipo de nutriente, como sucede con las disociadas. Es una dieta que se adapta a todas las personas que deseen seguirla. Se podrían clasificar dentro de las dietas progresivas, ya que es variada, sana y calma el apetito, evitando el pasar hambre y las restricciones excesivas. No se prohíben productos que contengan grasa, azúcar o aceite, pero se consumen en la cantidad mínima necesaria. Los alimentos básicos que deben estar presentes en este tipo de dietas incluyen a los lácteos descremados, huevos, carnes magras y pollo o pavo sin piel ni grasa, pescados, frutas y hortalizas. El arroz, pasta, pan y patatas se emplean en cantidades moderadas y las legumbres una o dos veces a la semana.

Se deben evitar las frituras, rehogados y salteados en aceite o mantequillas. Se recomienda cocinar los productos al vapor o hervidos, a la plancha, grill o parrilla, y tratar de elaborar los alimentos en su propio jugo. Utilizar aceite de oliva virgen en pequeñas cantidades solamente en crudo y como aderezo de ensaladas y verduras. La composición de la dieta debe contener, un 10% de grasas poliinsaturadas (vegetal y pescado) y 10% aceites monoinsaturados (aceite de oliva). De un 15 a un 20% de proteínas y un 50% de carbohidratos complejos (cereales, legumbre, pasta).

Está prohibido todos los alimentos que contengan grasas y azucares refinados, bollería, pastelería, helados, aperitivos, refrescos a excepción de los edulcorados 0/0 calorías, y todas las bebidas alcohólicas.

Una de las ventajas de la dieta hipocalórica, es que, una vez alcanzado el peso ideal, con pequeñas modificaciones y aumentando las cantidades, se pasa una dieta de mantenimiento que se ajusta a las necesidades nutricionales reales.

2-Dieta disociada.

Muy de moda en la actualidad, es una variante de la Dieta de Hay, según su autor, se trata de una dieta con cierta base racional pero que, sin embargo, carece de base y aceptación científica. Su fundamento es que, en la dieta disociada, está terminantemente prohibido mezclar diferentes grupos de alimentos en una misma comida.

Las reglas básicas de la Dieta disociada parten, de que nunca se mezclaran determinados alimentos en una misma comida, por ser incompatibles:

Proteínas con hidratos de carbono

Proteínas con grasas

Mezclar diferentes tipos de frutas como es el caso de las ácidas (naranja) con las dulces (uvas)

Ciertas grasas como los frutos secos (nueces, dátiles, pasas) las podremos tomar tanto a media mañana como a la hora de merendar. nunca como acompañamiento de la fruta.

Algunos tipos de hidratos de carbono no se pueden mezclar entre sí (por ejemplo: el pan y las patatas,

Siempre comeremos los carbohidratos para desayunar a media mañana o en la comida, nunca en la cena.

La fruta se toma a media mañana o en la merienda. Nunca se mezcla con el resto de los grupos de alimentos

Las proteínas siempre por la noche, ya que mientras descansamos nuestro metabolismo se desacelera, y es cuando menos energía necesitamos.

Esta dieta se sustenta en la teoría del equilibrio entre ácidos y bases en el estómago, algo con lo que no están de acuerdo médicos, investigadores y endocrinos, que aseguran que el hombre puede digerir sin problemas las más diversas cantidades de proteínas e hidratos de carbono y que la digestión se realiza en un medio acido en el estómago y sigue en un medio alcalino del intestino.

3-Dieta baja en carbohidratos.

"El hombre saludable es el hombre delgado. Pero no necesitas pasar hambre. Elimina las harinas, almidones y azúcares, eso es todo"

Los hidratos de carbono siempre han tenido muy mala fama en las dietas. Se les culpaba de ser los responsables de que las personas engordaran. La teoría que hay detrás de la dieta baja en carbohidratos es que la insulina previene la descomposición de la grasa en el cuerpo permitiendo que la azúcar se utilice como energía. Se basa en la creencia, que reduciendo los carbonos se dan niveles más bajos de insulina, lo que provoca que el cuerpo queme grasa almacenada como energía, y, por tanto, ayudando a eliminar el exceso de peso.

En la actualidad, en muchas de las dietas famosas actuales los carbohidratos están completamente desterrados y se ven como el enemigo a batir, las primeras que nos vienen a la cabeza son la dieta Atkins o la dieta de la Zona, por poner dos ejemplos en donde la dieta consiste en reducir drásticamente la ingesta de carbohidratos.

En 1967, el Dr. Irwin Stillman publico la "Dieta rápida del doctor para la pérdida de peso". La "dieta Stillman" consiste en un alto contenido de proteínas y bajo en carbohidratos. La parte más importante de este proceso es eliminar totalmente las azúcares y almidones (carbohidratos) de la dieta.

Durante la década de 1990 y principios de 2010 se propiciaron las dietas bajas en hidratos de carbono, gracias a libros de gran difusión y a testimonios de celebridades que afirmaban que lucían tipos esbeltos gracias a seguir estas maravillosas dietas, convirtiéndolas en algunas de las dietas más populares.

En un estudio, llevado a cabo por investigadores de la Universidad de Oslo, se asegura, que las dietas bajas en carbohidratos producen un aumento de los niveles de colesterol en sangre.

"A diferencia de una dieta hipocalórica equilibrada, con un bajo contenido en grasas, las dietas cetogénicas generan una exagerada movilización proteica-lipídica una pérdida importante de masa magra y un aumento de los niveles de ácido úrico, o que incrementa el riesgo de sufrir gota o cálculos renales, Además, al ser ricas en grasas saturadas y colesterol, aumentan el riesgo aterosclerótico.".

Aproximadamente entre el 40 y 50 % de las calorías de una dieta deben ser aportadas por los hidratos de carbono. Los hidratos de carbono se encuentran en grupos alimentarios que no deben dejar de consumirse, ya que son alimentos altamente nutritivos como cereales, trigo, avena, centeno, cebada, etc. y sus derivados, pasta, pan, cereales de desayuno, etc. arroz, tubérculos, patata. También contienen pequeñas cantidades de hidratos de carbono, las verduras, las hortalizas y las frutas. Los carbohidratos son absolutamente necesarios para nuestro organismo. Su principal función es suministrar, energía especialmente al cerebro y al sistema nervioso.

4-Dieta de las Proteínas

La dieta hiperproteica, a también llamada dieta proteica o dieta de las proteínas, consiste en consumir principalmente alimentos ricos en proteínas, tanto de origen animal como vegetal, reduciendo o eliminando los alimentos que contienen grasas, carbohidratos y azúcares.

Este tipo de dieta surgió de las teorías del Dr. Blackburn, profesor de Harvard Medical School en el año 1973 que desarrolló la PSMF "protein sparing modified".

Son numerosas las dietas híper proteicas famosas que se basan en el consumo de proteínas, las más populares, y con algunas modificaciones según las fases y la variedad de alimentos recomendados que se puede tomar en cada etapa, son las dietas: Atkins, Dukan, Woet, Lignaform, Siken y muchas más.

Este tipo de dieta es la más habitual en los culturistas, para ayudar a aumentar la masa muscular ya que proporciona al músculo los aminoácidos necesarios para reparar el daño causado en los entrenamientos al realizar ejercicios de fuerza

Los alimentos aconsejados: carne, pescado, huevos, verduras que crecen sobre la superficie de la tierra, (brócoli, coliflor, lombarda, espinaca, repollo, coles de Bruselas, col rizada, acelga, lechuga, pepino, calabacín, berenjena).

Grasas naturales (Ej. mantequilla, aceite de oliva, grasas de cerdo y vaca, etc.), huevos, quesos y lácteos,

Alimentos para evitar: azúcares y los alimentos ricos en almidones como el pan, la pasta, el arroz y las patatas. También las frutas de alto índice glicérico, tales como la sandía, plátanos, cítricos, piña, etc.

5-Dieta de las grasas

La dieta de la grasa fue difundida por el polémico Pedro Grez que sin ser nutricionista ni médico y rompiendo todas las normas establecidas sobre alimentación, apoya sus teorías, exclusivamente en su experiencia personal, asegurando que con su método ha perdido 40 kilos, y que tiene como sustento principal, el consumo de grasas para perder peso. Su presencia en varias televisiones y su libro "Los mitos me tienen gordo y enfermo" que se convirtió en éxito en ventas, desataron la caja de los truenos. En el mismo, insiste en la conveniencia de reducir el consumo de frutas y verduras, estimulando el consumo de alimentos ricos en grasas saturadas.

Escribe que: "hay que comer grasas y evitar, ojalá por completo, el azúcar, especialmente la contenida en los carbohidratos. Por ejemplo, si te comes un bistec, hacerlo con las grasitas que generalmente se deja al lado del plato. Las grasas saturadas no son un mayor riesgo de salud".

Según Grez, el desayuno debe ser a base de grasas densas, para que generen saciedad, mantequilla, tocino, huevos, crema y otros alimentos altos en grasas saturadas, ya que favorecen la pérdida de esta. En la comida se toman proteínas, carnes de todos los tipos, pescados y mariscos, siendo en la cena cuando se pueden añadir algunos carbohidratos, teniendo especial cuidado en separar las comidas un mínimo de cinco horas.

Se deben evitar los carbohidratos con almidón (pan, cereales, arroz, pasta, patatas, etc.), y las frutas, que suben el azúcar y la insulina en la sangre. Dice que hay que tener ojo con las verduras y especialmente con las frutas. "Todo lo que es verdura y ensalada son carbohidratos".

Asegura que: "En la mañana hay que comer grasas que no activen la insulina y así el cuerpo crea que está en ayunas. Si en la comida comes proteínas, tu cuerpo sigue quemando grasa porque sigue pensando que está en ayunas. Y como en la noche la insulina estará baja, puedes comer carbohidratos y ensaladas porque eso no se almacenará como grasa corporal. Y eso en el tiempo va a hacer que te mantengas".

Deja claro que su método no prohíbe ningún tipo de alimentos, sino que manipula el orden en que son consumidos, teniendo la ventaja de que la persona que lo sigue no pasa hambre ya que la ingesta de grasas nutricionalmente densas por la mañana que propone Grez hace que la persona se sienta saciada por el resto del día. Por esta razón, no es necesario ingerir alimentos a deshora.

Médicos y nutricionistas están haciendo un llamamiento a no seguirlo, por los riesgos que podría traer a la salud de una persona un régimen tan alto en grasa.

El Colegio de Nutricionistas Universitarios de Chile, tras la aparición de Grez en TVN denuncio que *"dar tribuna a personas que buscan beneficios propios, sobre todo económicos en función de la venta de un libro sin mayor rigor científico inherente al sesgo que tiene el autor, pone en riesgo a muchas personas vulnerables que creen y confían en la información que les entrega el Canal de todos los chilenos"*.

6-Dieta líquida.

En realidad, las dietas líquidas, son días de ayuno, ya que se prohíben los alimentos sólidos, por lo que solo se pueden consumir líquidos. Es una buena forma de eliminar peso y desintoxicar el cuerpo. A diferencia de los alimentos sólidos, los alimentos líquidos se desplazan fácilmente a través del sistema digestivo y no dejan residuos indeseados en el tracto intestinal. Nada más efectivo cuando queremos reducir la ingesta calórica. Perdemos peso gracias a que los líquidos tienen menos calorías que los alimentos sólidos: el agua no tiene calorías, y los zumos y licuados de vegetales y otras frutas puede significar unas 100 calorías como mucho, La dieta líquida es una de las dietas ideales para adelgazar 5 kilos en una semana

En un principio, al no tener los nutrientes de los alimentos, el cuerpo comenzará a consumir grasas que están en reserva, provocando la pérdida de peso. Esta es la razón de limitar la dieta a un máximo siete días. Los alimentos permitidos en la dieta liquidan son:

Leche descremada., Agua natural, o mineral con o sin gas, Té verde o rojo, Manzanilla, poleo, tila y todo tipo de infusiones,

Batidos de proteínas bajos en calorías, Yogur liquido bajo en grasas 0/0, Café.

Todo tipo de sopas desgrasadas. Zumos de vegetales licuados. Zumos exprimidos de naranja, pomelo, limón, toronja, piña, etc.

Tener en cuenta que en ningún caso está permitido el consumo de refrescos, bebidas azucaradas o bebidas alcohólicas de ningún tipo, ya que poseen un alto contenido en azúcar. Se recomienda edulcorantes acalóricos Stevia, sacarina o espartano

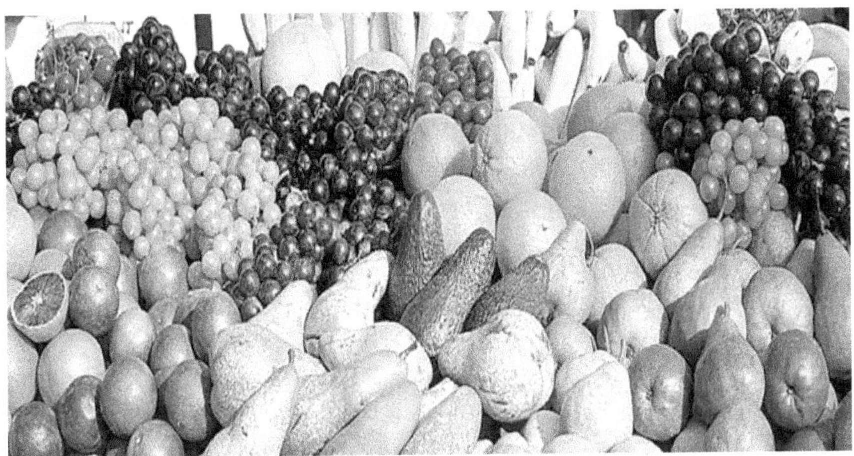

7-Dieta Alcalina

Este tipo de dieta se basa en la creencia de que debemos conseguir un equilibrio alcalino a través de la ingesta de frutas y verduras, frente al desequilibrio que producen los alimentos de tipo ácido, como son los azúcares y harinas, bollería, grasas, etc. Según los defensores de este método alimenticio, la dieta alcalina, se basa en el pH. de los alimentos.

El pH es una medida de acidez o alcalinidad de una disolución. Un pH de 0 es completamente ácido, y un pH de 14 es completamente alcalino. Un pH de 7 es neutral. Para buscar el equilibrio, la dieta alcalina apuesta por una alimentación a base de frutas y verduras dejando de lado a las carnes rojas, de cerdo, aves de corral, lácteos, grasas, azucares, etc.

La dieta alcalina es principalmente vegetariana ya que contiene un 80-85 de vegetales y entre un 15-20%, del resto de alimentos. Está compuesta básicamente, por alimentos alcalinos: verduras y frutas frescas, cereales, frutos secos, legumbres, especias y condimentos.

Verduras alcalinas: Rábanos, Nabos, Espinacas, Espirulina, Brotes de soja, Patatas, Tomates, Zanahoria, Coliflor, Apio, Pepino, Berenjena, Ajo, judías verdes, Alfalfa, Cebada, Remolacha, Brócoli, Repollo, Guisantes, Lechuga, Setas, Cebollas, Guisantes, Calabaza, Berro.

Frutas Alcalinas: Uvas, Pasas, Pomelo, Coco, Melón, Limón, Lima, Melón, Manzana, Albaricoque, Aguacate, Plátano, Bayas, Moras, Cerezas, Nectarina, Naranja, melocotón, Pera, Piña, Pasas, Frambuesa, Fresas, Mandarina, Tomate, Frutas tropicales, Sandía.

Frutos secos: Almendras, Avellanas, Castañas, Uvas pasas, Dátiles y Nueces.

Especias y condimentos: Chile, Mostaza, Jengibre, Cayena, Canela, Miso, Todo tipo de hierbas aromáticas, Guindilla, Curry, Perejil, Polen de abeja, Jugos verdes, Gránulos de lecitina, Mostaza Vinagre de manzana, Bicarbonato, Agua mineral, Sal y Miel.

La base de la dieta alcalina consiste en la toma en ayunas de un vaso de agua templada con limón, que es fundamental para iniciar la jornada.

Menú tipo

- En ayunas: un vaso de agua templada con limón.

- Desayuno: Tostada de pan integral con tomate con un poco de sal y aceite de oliva. Infusión de poleo, té verde o manzanilla. Con Stevia

- Media mañana: Fruta y/o infusión

- Comida: Arroz integral con un salteado de verduras de la huerta (tomate, pimiento rojo, pimiento verde y pepino) Infusión

- Merienda: Fruta y/o infusión

- Cena: Puré de verduras de zanahoria, calabacín, puerro, apio y judías verdes.

- Otro menú alcalino

- En ayunas: un vaso de agua templada con limón.

- Desayuno: Batido de melón, fresas y naranja. Una tostada con patee vegetal. Té verde, o infusión a elegir

- Media mañana: Una pieza de fruta acompañado con una infusión

- Comida: Ensalada de tomate, pimiento, canónigos, cebolleta, 150 grs. de merluza a la plancha. Té, o infusión a elegir.

- Merienda: Una pieza de fruta o una tajada de melón o sandia.

- Cena: Puré de verduras de col, zanahoria, apio y calabaza. Una rodaja de piña natural.

En esta dieta, los alimentos desaconsejados serían los alimentos ácidos. Se deben evitar: carne, pescado, aves de corral, productos lácteos, alimentos procesados, azúcar blanca, harina blanca, cafeína.

8-Dieta Mediterránea.

Nuestra dieta más característica, la mediterránea, es el pilar fundamental de una vida activa y sana. Se conoce como dieta mediterránea al modo de alimentarse basado en una idealización de algunos patrones dietéticos de los países mediterráneos, como son: España, Portugal, Francia, Italia, Grecia y Malta. El 16 de noviembre de 2010 fue declarada Patrimonio Cultural Inmaterial de la Humanidad en una denominación conjunta de España, Grecia, Italia y Marruecos.

Las características principales de esta alimentación son un alto consumo de productos vegetales (frutas, verduras, legumbres, frutos secos), pan y otros cereales (siendo el trigo el alimento base), el aceite de oliva como grasa principal, el vinagre y el consumo regular de vino en cantidades moderadas.

Evita la obesidad y las enfermedades cardiovasculares ya que ayuda a reducir los niveles de colesterol y triglicéridos en sangre. Además, debido a la variedad alimentaría de la dieta mediterránea, y al bajo aporte calórico hace que sea más difícil la aparición de sobrepeso.

La Dieta Mediterránea es la recomendada por la OMS para conseguir una buena calidad de vida y prevenir enfermedades degenerativas. Afirmando que esta "mejora la esperanza y la calidad de vida debido a su aporte natural de nutrientes".

La fibra procedente de cereales, leguminosa, frutas y verduras tienen un efecto beneficioso favoreciendo el tránsito intestinal, y en general contribuye a equilibrar el perfil calórico de la dieta.

Las vitaminas, minerales y antioxidantes se relacionan con un menor riesgo de padecer enfermedades cardiovasculares y algunos tipos de cáncer. El aceite de oliva, el pescado azul y los frutos secos reducen el nivel de colesterol, previniendo el riesgo cardiovascular.

Es importante distinguir los alimentos, propiedades, características y beneficios, a la hora de comparar la dieta mediterránea con el resto de las dietas.

Decálogo de alimentos que componen la dieta mediterránea según la FDM:

1-. Utilizar el aceite de oliva como principal grasa de adición

Es el aceite más utilizado en la cocina mediterránea. Es un alimento rico en vitamina E, betacarotenos y ácidos grasos monoinsaturados que le confieren propiedades cardioprotectores.

2- Consumir alimentos de origen vegetal en abundancia: frutas, verduras, legumbres, champiñones y frutos secos

Las verduras, hortalizas y frutas son la principal fuente de vitaminas, minerales y fibra de nuestra dieta y nos aportan al mismo tiempo, una gran cantidad de agua.

3- El pan y los alimentos procedentes de cereales (pasta, arroz y especialmente sus productos integrales) deberían formar parte de la alimentación diaria.

El consumo diario de pasta, arroz y cereales es indispensable por su composición rica en carbohidratos. Nos aportan una parte importante de energía necesaria para nuestras actividades diarias

4- Los alimentos poco procesados, frescos y de temporada son los más adecuados

Los alimentos poco procesados, frescos y de temporada son los más importantes. Debemos aprovechar los productos de temporada, ya que, sobre todo, en el caso de las frutas y verduras, nos permite consumirlas en su mejor momento, tanto a nivel de aportación de nutrientes como por su aroma y sabor.

5- Consumir diariamente productos lácteos, principalmente yogurt y quesos.

Nutricionalmente se debe destacar a los productos lácteos, como excelentes fuentes de proteínas de alto valor biológico, minerales (calcio, fósforo, etc.) y vitaminas. El consumo de leches fermentadas (yogur, etc.) se asocia a una serie de beneficios para la salud porque estos productos contienen microorganismos vivos capaces de mejorar el equilibrio de la microflora intestinal.

6.- La carne roja se tendría que consumir con moderación y si puede ser como parte de guisos y otras recetas. Y las carnes procesadas en cantidades pequeñas y como ingredientes de bocadillos y tapas.

El consumo excesivo de grasas animales no es bueno para la salud. Por lo tanto, se recomienda el consumo en cantidades pequeñas, preferentemente carnes magras, y formando parte de platos a base de verduras y cereales

7- Consumir pescado en abundancia y huevos con moderación.

Se recomienda el consumo de pescado azul como mínimo una o dos veces a la semana ya que sus grasas Omega-3, –aunque de origen animal- tienen propiedades muy parecidas a las grasas de origen vegetal a las que se les atribuyen propiedades protectoras frente enfermedades cardiovasculares. Los pescados contienen proteínas de muy buena calidad, grasas y muchas vitaminas y minerales que los convierten en un alimento a destacar. El consumo de tres o cuatro huevos a la semana es una buena alternativa a la carne y el pescado.

8- La fruta fresca tendría que ser el postre habitual. Los dulces y pasteles deberían consumirse ocasionalmente.

Las frutas son alimentos muy nutritivos que aportan color y sabor a nuestra alimentación diaria y son también una buena alternativa a media mañana y como merienda.

9- El agua es la bebida por excelencia en el Mediterráneo. El vino debe tomarse con moderación y durante las comidas.

El agua es fundamental en nuestra dieta. El vino es un alimento tradicional en la dieta mediterránea que puede tener efectos beneficiosos para la salud consumiéndolo con moderación y en el contexto de una dieta equilibrada

10-. Realizar alguna actividad física todos los días, ya que es tan importante como comer adecuadamente. Mantenerse físicamente activo y realizar cada día un ejercicio físico adaptado a nuestras capacidades es muy importante para conservar buena salud.

9-Dieta Catabólica

Ni que decir tiene que los trabajos de Lindlahr, al hacer públicos cómo ciertos alimentos consumen más calorías para ser digeridos que las que producen, a los que dio el nombre de catabólicos, fueron un descubrimiento de gran importancia. También hizo patente, que los alimentos catabólicos y adelgazantes tenían una doble función, por una parte, permitía dietas prolongadas adecuadas a gran número de enfermedades, y por otro, reducían el sobrepeso sin peligro. Son varias las dietas basadas en los alimentos catabólicos, a las que han bautizado sus autores con nombres originales.

La aplicación de la dieta catabólica supone eliminar de nuestra comida los alimentos grasos y de muchas calorías, siendo sustituidos por otros menos calóricos y sanos como son los vegetales, en cantidad suficiente para seguir una dieta equilibrada, apetitosa y ligera.

En la dieta metabólica, los alimentos utilizados tanto en la fase de adelgazamiento como en la de mantenimiento, deben ser suficientes para aportar los nutrientes adecuados a la forma de vida: sedentaria, activa, edad, complexión, trabajo, deporte, ocio. etc.

Según el peso que se quiera disminuir se planificara la dieta, teniendo siempre presente que se debe mantener el equilibrio entre proteínas, carbohidratos, minerales y vitaminas. Las dietas de reducción deben ajustarse entre 900 y 1200 calorías según actividad, para ir aumentando progresivamente hasta las 1800 o 2200 calorías precisas, para mantener el peso correcto comiendo de todo y sin pasar hambre. Es imprescindible que la pérdida de peso gradual, paulatina, moderada. Para ello, sin hacer déficits nutricionales, se necesita ingerir entre 20 y 25 calorías por Kg. de peso real.

Ejemplo de menú reductor de unas 1000-1200 calorías donde se combinan alimentos que se consideran que poseen calorías negativas, con alimentos ricos en minerales, vitaminas, proteínas y algunos carbohidratos

Desayuno:

A) Taza de yogur desnatado con 1 cucharada de avena. 80 gr. de fiambre de pechuga de pavo con rebanada de pan.

B) Un huevo pasado por agua o cuajado. Un zumo de pomelo o vaso de leche descremada.

C) Rebanada pan tostado o natural con tomate y un poquito de aceite

Media Mañana:

Se puede tomar un café o infusión con edulcorantes o una manzana o fresas.

Comida:

A) 150 gr. de pechuga de pollo o pavo sin grasa ni piel a la plancha con abundante verdura cocida o al vapor con poca sal (Brócoli, acelgas, espinacas, Col, etc. aliñado con una cucharadita de aceite de oliva virgen y limón o vinagre de manzana. Rebanada de pan. Un pomelo

B) Pescado a la plancha o al horno, lubina, dorada, pescadilla, bacaladitos, chicharro, caballa. Especiado al gusto con poca sal. Abundante ensalada de escarola, lechuga, rábanos, pepino, cebolla, tomate, berros, canónigos, etc. Aderezada con una cucharadita de aceite de oliva y limón o vinagre de manzana y poca sal. Rebanada de pan normal. Unas fresas naturales.:

Un yogur edulcorado o una manzana o pera

Cena:

A) Puré de verduras del tiempo, zanahoria, nabo, apio, espinacas, etc. aliñado con una cucharadita de aceite de oliva virgen. Una tortilla a la francesa de un huevo acompañado de un tomate natural o asado. Un yogur edulcorado

B) Acelgas y espinacas al vapor, aliñadas o rehogadas. Rodaja de salmón a la plancha con unas flores de brócoli. Rebanada de pan normal. Una tajada de melón

Recomendaciones metabólicas: abusar de las verduras verdes y no exagerar con las frutas. Muchas de las frutas son catabólicas y se comen crudas también entre las principales comidas, (fresas, melón, piña, kiwi, pomelo) Condimenta los platos con: albahaca, eneldo, cebolla, vinagre de manzana, jugo de limón, ajo, laurel, perejil, orégano, romero, cominos, tomillo, nuez moscada, azafrán, pimienta, pimentón, clavo, etc.

Debemos utilizar edulcorante natural, Stevia, y el pan normal integral de barra. Beber 2 litros de líquidos a lo largo del día. Evitar en lo posible la fructosa y el azúcar. Los dulces y productos que contienen azúcar son adictivos. El cerebro de las personas con sobrepeso reacciona al azúcar de una manera similar al alcohol u otras sustancias adictivas, pues libera dopamina en grandes cantidades.

No te prives de vez en cuando de una copa de vino tinto o una cerveza sin alcohol, un par de veces a la semana toma un poco de chocolate negro de 80% de cacao. Y si sales a comer o cenar y comes más de la cuenta, no te preocupes, compénsalo al día siguiente.

Es importante tener siempre presente que una dieta restrictiva de 1000-1200 calorías, en muchos de los casos, no satisface las necesidades de algunos de los nutrientes esenciales. Por lo que no es aconsejable su empleo prolongado, ya que pude dar lugar a deficiencias nutritivas que se deben evitar. Y que una dieta bien concebida y adaptada al individuo, no tiene mucho sentido que sea insípida y poco apetitosa, es un fracaso si a la persona a que se destina la encuentra poco agradable y no la sigue...

Existe un famoso aforismo que dice "Que el placer de la mesa es de todos los tiempos y todas las edades, el último que se nos queda, cuando todos los demás nos han abandonado"

10-Dieta vegetariana

La dieta vegetariana es utilizada en algunos casos, para bajar o mantener peso y otros como método de alimentación permanente. Existen varios tipos de personas que siguen este tipo de dietas, unos son lacto-vegetarianos, otros lacto-ovo vegetarianos, que incluye productos lácteos y huevos, y una tercera más radical o vegana que excluye todas las carnes y productos animales. Quienes siguen esta dieta, evitan los alimentos de origen animal, claro está, a excepción de los lacto y ovos vegetarianos.

En todos los casos, los vegetarianos, no tienen en cuenta que, para equilibrar las necesidades nutritivas del hombre, la dieta debe contener una serie de alimentos de distintas características, representados en los siete grupos reseñados en la pirámide nutricional y que se complementan.

La dieta vegetariana adolece de nutrientes básicos, supliéndolos con la inferior calidad de las proteínas vegetales. También es importante tener en cuenta la falta de la vitamina B12, inexistente en los alimentos vegetales de la dieta vegana.

Una dieta vegetariana vegana se enfoca a la alimentación con verduras. Esto incluye frutas, verduras, cereales, granos, semillas y frutos secos. También se puede tomar algún tipo de leche vegetal una vez al día

Cereales y derivados: a diario, en cada comida. Mejor si son integrales.

Legumbres: 6-8 veces por semana, con las mismas consideraciones que en la dieta ovolactovegetariana.

Fruta: 2-3 piezas al día

Frutos secos y semillas: 1-2 puñaditos diarios

Verduras y hortalizas: a diario en comida y cena, si es posible, que sea en crudo

No existe un único tipo de dieta vegetariana. Este plan de dieta reductora se limita al consumo de frutas, verduras y almidón y no se debe seguir más de siete días. Con la misma se pretende reducir de 3 a 5 kilos.

· LUNES

· Es el primer día y solo se puede comer tantas frutas como quieras, (menos uvas, higos, papaya y plátanos), las que más te gusten y estén de temporada, aunque se recomienda que incluyas piña, kiwi, peras, sandía, melón, limón, naranjas, manzanas, granadas, fresas y pomelos.

· MARTES.

· En este segundo día de la dieta, por todo alimento se tomarán exclusivamente verduras y legumbres, nada más. Crudas, hervidas o al vapor como se prefiera. Las legumbres y patatas hervidas con piel son una buena opción porque aportaran energía y carbohidratos para todo el día.

· MIERCOLES:

· Combinaremos los alimentos de los dos días anteriores frutas y verduras, sin límite, acompañado de un puñadito de frutos secos bebiendo mucha agua. Es una combinación de los menús del lunes y martes.

- JUEVES.

- En este cuarto día comer, seis plátanos o bananas, y un puñadito de frutos secos, acompañadas de 2 vasos de leche de soja, arroz, avena, o almendra-

- VIERNES

- Se podrá tomar las verduras que apetezcan, acelgas col, brócoli, lombarda, espinacas, espárragos verdes, apio, etc. acompañadas de unas pequeñas porciones de proteína de soja. Sin olvidar los 2 litros de agua

- SABADO

- Una ensalada abundante con brotes de soja, pepino, escarola, berros, pimiento verde, cebolla, rábanos y zanahorias. Verduras asadas o a la plancha, calabacín, berenjena, espárragos verdes y cebolla.

- DOMINGO

- Finaliza la semana y llegamos al último día de la dieta. Puedes disfrutar de un zumo de frutas frescas, una taza de arroz integral, un puñadito de frutos secos y las verduras que apetezca comer.

Aderezar ensaladas y hervidos de verduras con limón o vinagre de sidra y una cucharadita de aceite de oliva virgen. Es muy importante el consumo de al menos 10-12 vasos de agua en cada día de esta semana.

VIII ¿Existen las Dietas Milagrosas?

¡Por primera vez… un método infalible e increíblemente rápido para perder todo el peso excesivo que desee – y para siempre! Les presento un nuevo descubrimiento – la dieta revolucionaria- En efecto, la grasa de su cuerpo desaparecerá casi de la noche a la mañana. Es la alternativa a todas las otras dietas ¡

Prefacio de la célebre obra del Doctor Carlson Wade, investigador medico de fama mundial, autor de un bell seler vendido en numerosos países, en el que como tantos autores de este tipo de libros de "autoayuda para adelgazar" se han editado y editan con gran éxito de ventas. Su aceptación por cientos de miles de personas es una prueba de la credulidad de una gran parte de la población, dispuesta tropezar una y otra vez en la misma piedra.

No existen los milagros

. "La totalidad de las dietas de adelgazamiento están basadas sin excepción, en la reducción de calorías, -al disminuir la ingesta de alimentos que las contienen- ya que debemos aceptar- que no existen alimentos adelgazantes".

Es difícil mantener un peso correcto si no se logra un cambio en los hábitos alimenticios. Decía Grande Covián, *"que los únicos alimentos que adelgazan son los que se quedan en el plato".*

Las dietas novedosas y revolucionarias acompañadas de suplementos nutricionales que aconsejan a sus crédulos pacientes, los "carísimos gurús de la medicina adelgazante", no deja de ser pura charlatanería que se basan en la reducción de grasas e hidratos de carbono, imprescindibles en su justa medida para el correcto y saludable equilibrio nutricional. Queremos unos resultados inmediatos, que los kilos sobrantes desaparezcan en cinco días mejor que en diez, sin tener para nada en cuenta el hecho de que una dieta así diseñada no es saludable.

Muchas de las dietas adelgazantes, carecen de base racional y constituyen, de hecho, un peligro para la salud. Tengamos presente que un gramo de grasa contiene 9 kilocalorías, y uno de hidratos de carbono 4 kilocalorías. Por lo que es preciso para reducir el número de calorías de una dieta es preciso eliminar 2,25 veces más gramos de grasas que de hidratos de carbono. En los últimos años, han proliferado infinidad de dietas milagrosas más o menos desequilibradas, las más reconocidas las iremos descubriendo en las paginas siguientes.

Este tipo de dietas restrictivas, son las que han seguido y siguen, millones de personas en todo el mundo, doy por seguro, que quienes las utilizan, en ningún momento, se cuestionan si el organismo no se resiente al estar sometido a una dieta con deficiencia de nutrientes imprescindible

La tendencia exacerbada a la recuperación del peso se produce porque las situaciones de semiayuno ponen en marcha potentes mecanismos neuroendocrinos que se oponen a la pérdida de peso: mayor eficacia metabólica, ahorro energético e incremento del apetito, ya que la persona sigue las instrucciones que se le dan durante el tiempo necesario para reducir los kilos que quiere o necesita perder, pero luego, una vez concluido el tratamiento, vuelve a los errores anteriores y con ellos el peso perdido.

Estas dietas "fantásticas", dan como resultado una pérdida inicial muy rápida de peso, pero su misma recuperación viene de una manera igualmente rápida del peso perdido cuando se abandona el régimen, provocando fenómenos "Round-Trip" que se asocian a un incremento del riesgo.

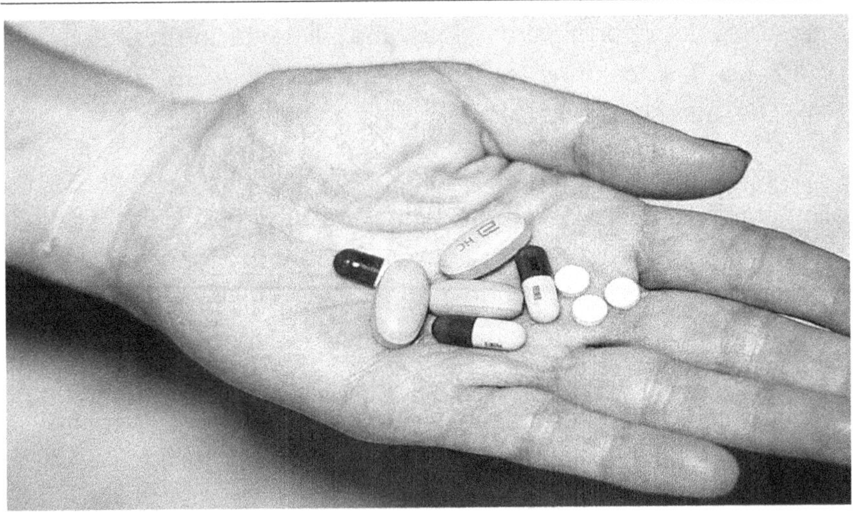

Se impone la delgadez

Esta es una de las razones de la continua aparición de medicamentos, complementos dietéticas y dietas de adelgazamiento dedicados a tal fin, que están dirigidos a un tipo de persona más preocupada por su apariencia que por su salud. Algunos de estos métodos, son aparentemente indiferentes, pero desgraciadamente otros, al carecer de una base racional, en no pocos casos son un peligro evidente para la salud.

"No existen dietas milagrosas, trucos, atajos, pastillas, batidos o complementos mágicos, pociones especiales o equipos reductores. Para adelgazar, lo único que se necesita es una dieta racional, deseo y voluntad".

Una dieta equilibrada indicada por un profesional de la Seguridad Social responsable, de forma totalmente gratuita, jamás se sigue, Es preciso que pagues cuanto más mejor, a un cantamañanas que te atiborre de caros complementos dietéticos, para que lo hagas caso.

Por supuesto, que mientras sigas una alimentación que aporte la mitad de las calorías que consumes, se ADELGAZA MUY RAPIDO, aun siguiendo la dieta de las patatas fritas.

La base del tratamiento saludable contra los kilos de más es una alimentación racional, con una reducción progresiva, comiendo de todo, con cantidades equilibradas, algo, que en no pocos casos es fácil de seguir, porque la persona con sobrepeso suele tener un apetito más alto de lo común a causa de razones psíquicas o fisiológicas, en ambos casos, solo un cambio de los malos hábitos nutricionales con una restricción de calorías permite el adelgazamiento.

Las dietas muy restrictivas, muy bajas en calorías, aunque consiguen que el peso disminuya a corto plazo, la restricción calórica produce hormonas de estrés que actúan sobre las células de grasa para aumentar la cantidad de grasa abdominal, constituyendo un riesgo para la salud, ya que pueden:

- Agravar el riesgo metabólico de las personas.

- Provocar desnutriciones proteicas y déficit en vitaminas y minerales desencadenan trastornos del comportamiento alimentario, a veces, de mayor gravedad que los provocados por el exceso de peso, que se pretendía corregir.

- Los estados de ansiedad por adelgazar y por estar a dieta, desarrollan episodios psicológicos negativos, provocando el comer en exceso, favoreciendo el efecto rebote y aumentando de peso.

La regla de Oro de la dieta ideal reductora se concreta, en ser:

Equilibrada, Apetitosa, Saludable y sobre todo Variada

Todos los productos adelgazantes por muy absurdos que sean, y a pesar de ser una estafa manifiesta, que nadie persigue, <u>adelgazan</u>, por supuesto siempre que se sigan las instrucciones del folleto que los acompaña, donde se informa que para que sea efectivo el producto, se deben limitar la cantidad de comida a la vez de eliminar determinados alimentos (pan, pasta, dulces, fritos, grasas, etc.) y hacer algo más de ejercicio. Los resultados son los mismos, tomando la capsula o píldora adelgazante que, si no se toma, incluso me atreverla a decir que mejores ya que no le ensucian el estómago,

Las personas con sobrepeso acuden en busca del experto que adelgazo a numerosas Celebrity con sus dietas originales e infalibles, muy. estrictas, y con muchos complementos, en la mayoría de los casos, nocivas para la salud, y con las que pasa mucha hambre. Con estas dietas, el mantenimiento del peso es incierto, el del dinero gastado no.

El menú reductor ideal

Es difícil crear una dieta reductora de peso, ideal y equilibrada, que tenga un aporte energético reducido y sirva por igual a todas las personas con sobrepeso.

Por desgracia, no existen alimentos adelgazantes. La teoría de que determinadas verduras y frutas crudas adelgazan porque tienen enzimas milagrosas, enzimas catalizadoras o enzimas negativas, es a todas luces absurda.

Cuantos animales cuando tienen hierba fresca abundante que comer, se crían gordos y saludables, lógicamente precisan mucha más cantidad de pasto verde, que si comieran pienso.

Lo cierto, es que un kilo de algunas verduras tiene menos calorías que cien gramos de patatas fritas. Esta circunstancia, nos permite comer abundantes cantidades de verduras crudas, cocidas o en ensalada ricas en vitaminas y minerales con un mínimo aporte energético.

Se debe tener en cuenta que el cambio de alimentación, en no pocos casos, supone modificar nuestra forma de vida, eliminando los malos hábitos que durante años han sido parte fundamental de la existencia.

Potenciar la motivación para adelgazar puede ser la clave para comenzar a bajar de peso. Debemos estar convencidos de que somos capaces de mejorar la vida en todos los aspectos, y que lograrlo es algo que nos beneficia, sencillo, fácil y que no afecta la economía.

Es fundamental la autoestima, evitando a toda costa, los pensamientos negativos como: "no vas a adelgazar nunca", "tanto esfuerzo no sirve   para nada", "toda mi vida he estado a dieta", "soy gorda desde que nací", "tengo tendencia a engordar" o "ninguna dieta me funciona".

Es preciso tomarlo con tranquilidad, sin obsesionarse, si te miras en el espejo continuamente para ver si estas adelgazando, no apreciaras los resultados, porque esos cambios se dan muy poco a poco y a corto plazo son prácticamente inapreciables.

La comida sana no implica que puedas pasarte con las cantidades. En la dieta equilibrada, se deben comer regularmente, cantidades normales, cuidando de no consumir más calorías de las necesarias. Sé debe ser realista al decidir cuantos kilos quiere perder, no obsesionarse con estar muy delgada, es preciso comenzar poco a poco y fijar metas posibles de alcanzar, máximo perder un kilo en una semana.

11-Dieta adelgazante del sentido común

Creemos, que es posible seguir un régimen con gusto, en el que se disfrute comiendo, con menús apetitosos que sacien a la vez de satisfacer al paladar, creando con imaginación nuevos platos y sabiendo elegir en el mercado los alimentos naturales más convenientes. La dieta del sentido común, gradualmente se convertirá en los hábitos permanentes nutricionales tanto de la persona afectada de sobrepeso, como de toda la familia que se acostumbrará a "saber comer saludablemente".

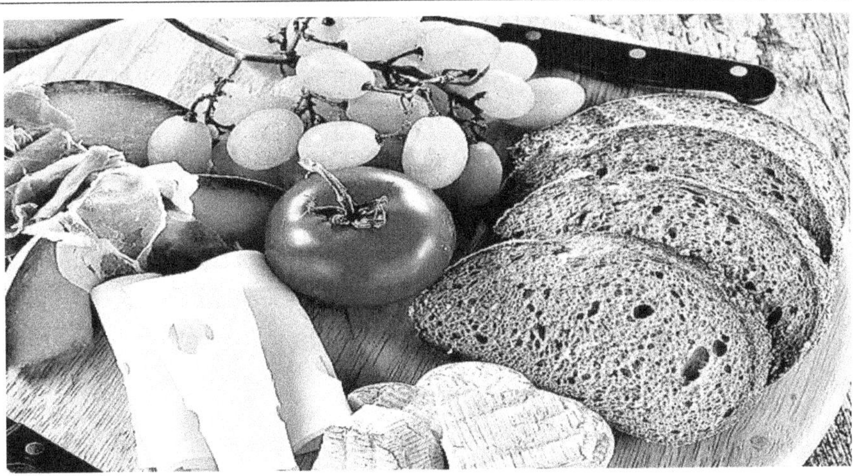

Es fundamental que sea apetitosa, variada, sabrosa y suficiente. No se precisa de productos ni pastillas adelgazantes, tampoco de complementos dietéticos.

Si tuviéramos que escoger una dieta reductora de 1.200 calorías que nos permitiera eliminar de 3 a 4 kilos mensuales, de forma natural, segura y sobre todo equilibrada, comiendo de todo, tendría que aportarnos aproximadamente: 100 grs. de carbohidratos; 70 grs. de proteínas y 55 grs. de grasas, Esta dieta ideal podría ser:

- Desayuno: Un vaso de leche descremada, sola con café, té, poleo, etc. edulcorada. Pan una rebanada 40 grs. con tomate y unas gotas de aceite de oliva; o 4 galletas integrales sin azúcar.

- Media mañana: 150 grs. de fruta a excepción de higos, uvas y plátanos

- Comida: Una taza de consomé desgrasado. 150 grs. carne magra, o 150 grs. de pescado blanco a la plancha. 200 grs. de ensalada de lechuga, tomate, cebolla, pepinos, berros, etc. 150 grs. de fruta, o dos rodajas de piña natural. 40 grs. de pan.

- Merienda: Vaso de leche descremada sola o con café o té, edulcorada

- Cena: Una taza de consomé de cocer las verduras Verdura hervida o al vapor (acelgas, repollo, judías verdes, brócoli, etc.). 2 huevos en tortilla francesa o plancha, o 150 grs. de pescado blanco hervido o a la plancha. Unas fresas.

Pasada la primera semana, se iran añadiendo progresivamente más alimentos. Aceite de oliva virgen extra para todo el día: 30 c.c. (dos cucharadas soperas), legumbres 2 -3 raciones semanales, pasta 1 racion, .pan integral 3 rebanadas 120 gr. mientras se controla el peso

 Reducir la sal, las grasas, alimentos procesados y el azúcar. Agua y otros líquidos sobre un litro y medio, cuando se tenga sed. Endulzar las infusiones con Stevia. Es importante que se acompañe con algo de ejercicio sin forzar, como pasear al menos una hora diaria, bailar, montar en bicicleta, nadar, etc.

Por regla general el primer mes siguiendo la dieta, se baja un kilo más que el siguiente, a causa de una mayor pérdida de agua y a que el organismo se organiza para limitar el gasto de energía.

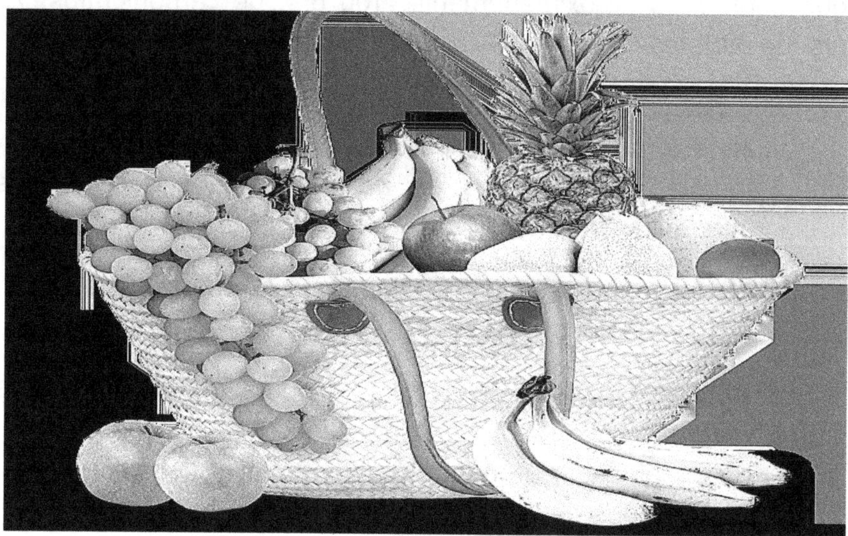

IX-Dietas reductoras

"Comer comida saludable es la forma más simple y la solución correcta para librarse del exceso de peso y llegar a estar sano y esbelto para siempre".

Las dietas modernas, se inician con la recomendación de la importancia de limpiar el organismo de toxinas, eliminando de la alimentación legumbres, azucares refinados, harinas, pastas, bollería, arroz, pan, fritos, alcohol, etc. Sin tener en cuenta que al evitar el pan también se elimina el aminoácido triptófano y por supuesto la hormona serotonina. En una palabra, las formulan eliminando prácticamente los hidratos de carbono y concretando la alimentación a cinco comidas basadas en copiosas ensaladas, verduras variadas al vapor, pollo y pavo sin grasa ni piel a la plancha, zanahorias, manzanas, fresas, algo de fiambre de pavo sin grasa y poco más.

Es preciso comenzar poco a poco y fijar metas posibles de alcanzar, comiendo de todo, insistimos, siguiendo una dieta razonable como máximo, no se debe perder más de medio a un kilo en una semana.

12-Dieta de las Enzimas Catalizadoras

Por los años 60, Calson Wade, empezó a publicar sus teorías sobre la dieta de las enzimas catalizadoras, que luego fue variando en libros sucesivos.

En su libro, que se publicita como *"Método asombroso para adelgazar con rapidez y para siempre"* sienta las bases de su obra: *"Las frutas frescas y crudas, las verduras, cereales, granos, nueces y sus jugos, son las –las centrales eléctricas- de unas substancias vivas y delicadas llamadas enzimas. Cuando se come una variedad de comida que contiene enzimas en cantidades, le ofrece a su metabolismo un tesoro de dicha substancias".*

Wade descubre un efecto catalizador producido por unas enzimas que estimulan determinadas reacciones internas, sin que dichos alimentos   una vez ingeridos, sufran transformaciones notables. También que los alimentos perdían las enzimas cuando se calentaban a más de 50 grados y que frutas, y verduras crudas y frescas, deben componer del 80 al 85 %, de los alimentos consumidos diariamente.

Según afirmaba Wade, *"las enzimas digieren todos los alimentos, hasta el punto de traspasar todos los poros del intestino, alimentando la sangre y estimulando la oxidación y posterior transformación de los hidratos de carbono en grasa".*

Con la comida, ingerimos una serie de enzimas digestivas, además, de las ya presentes en la saliva, en el estómago y en los intestinos, son las que aportan los alimentos crudos, especialmente frutas y verduras. Las enzimas catalizadoras se muestran activas a la hora de quemar calorías haciendo eliminar los kilos de más. El fundamento del programa de alimentación de Wade es el siguiente:

Lo más importante, iniciar todas las comidas con alimentos crudos, de las frutas, las más enzimáticas son: la Papaya que contiene una enzima denominada papaína. El Kiwi, contiene actinidina, una enzima que actúa como catalizador en la digestión de las proteínas. La Piña, es una gran fuente de bromelina. Entre las verduras, las de hoja verde, son las de mayor poder enzimático. Las enzimas de los alimentos crudos preparan el proceso de digestión. Según Wade, los alimentos pierden las enzimas cuando se calientan a más de 50 grados. (En realidad las pierden a entre 105 a 108 grados)

Menú de una dieta enzimática:

- DESAYUNO

- Ensalada de fruta cruda o zumo recién exprimido. Huevo pasado por agua o vaso de leche descremada. Pan integral. Infusión te o café con edulcorante

- COMIDA

- Ensalada de verduras de hoja crudas. 150 gr. de carne magra de ternera, pollo o pavo a la plancha. Guarnición de verduras hervidas (calabacín, zanahoria, alcachofa, puerro, judías verdes, coles de Bruselas, etc. Zumo de piña natural. Rebanada de pan integral.

- MERIENDA

- Una taza de té ligero con limón, edulcorado. Un par de tostadas. (20 grs.)

- CENA

- Zumo de verduras crudas recién exprimido. 150 de pescado magro a la plancha con limón. Puré de verduras del tiempo. 100 gr. de queso fresco. 2 kiwis

13-Dieta de la Enzima Prodigiosa

El Dr. Hiroshi Shinya, afirma en su obra, que la enzima prodigiosa, es *"La dieta del futuro que evitará todas las enfermedades cardiacas, curará el cáncer, detendrá la diabetes tipo 2, combatirá la obesidad y prevendrá padecimientos crónicos y degenerativos"*

Según declara la profesora Nancy Rubio en la Vanguardia, estas afirmaciones tienen unas consecuencias gravísimas, ya *"que cada vez hay mayor número de enfermos que abandonan sus terapias en favor de estas dietas y tratamientos milagrosos recetados por supuestos gurús o visionarios"*.

En los últimos años, (en España el 2013) se ha publicado la obra **"La enzima prodigiosa"** de la que es autor el Dr. Hiroshi Shinya, libro que hubiera pasado desapercibido de no ser por la presentadora Mercedes Milá, que lo ha recomendado hasta la saciedad, desde su programa de televisión, asegurando a los televidentes, que lo aconseja «Porque este libro te ayudará a vivir mejor». En él se afirma que *"Tu cuerpo tiene la gran capacidad milagrosa de curarse a sí mismo. De hecho, es el único sistema curativo que puede restablecer tu equilibrio cuando ataca una enfermedad"*.

En el mismo, Shinya, plagia y hace suyas las teorías de Wade, y recomienda una dieta, que permita mantener una proporción correcta entre alimentos de origen vegetal, (frutas y verduras frescas) y alimentos de origen animal, (pescados de menos de 30 cm. para que no contenga mucho mercurio, pavo y pato). Los primeros, deberán suponer entre un 85% y un 90% de la dieta, y los segundos, el restante 10-15%.

Recomienda masticar cada bocado entre 30 y 40 veces, y algunos hasta 50. Sin duda el avispado Shinya, había leído la obra del estadounidense Horacio Flecher, escrita por el 1890, en la que se aconsejaba como régimen reductor, la masticación de cada bocado entre 30 y 40 veces, con lo que se conseguía que la persona cansada y agotada dejara de comer.

La razón que esgrime el Dr. es que según del alimento que se trate, se libera una secreción activa de saliva en forma de enzima madre, que se complementa bien con los jugos gástricos y la bilis, ayudando en el proceso digestivo.

Prohíbe los lácteos, leche, yogures, queso, requesón, chocolates, la sal de mesa, las grasas y aceites, refrescos, embutidos, alcohol, café y té. Se permite pequeñas cantidades de carbohidratos

Asegura, que la principal virtud de los vegetales es su capacidad para activar "las enzimas madre, a partir de la cual se desarrollan todas las demás". Y que "nacemos con una cantidad limitada de esta enzima madre y que no deberíamos extinguirla con la comida mala, las toxinas, la eliminación deficiente y el estrés".

La dieta seguida por Shinda, con la que asegura le permitirá superar los cien años sin sufrir ninguna enfermedad, es:

- Al levantarse dos o tres vasos de agua a 21 grados.

- Desayuno: 20 minutos después del agua, arroz integral mezclado con varios tipos de semillas, acompañado de judías de soja fermentadas y un puñado de algas secas

- A las 11, dos vasos de agua y 30 minutos más tarde fruta fresca variada.

- Comida: Arroz integral con variedad de semillas

- A las 4, dos vasos de agua, 30 minutos después fruta fresca

- Cena: a las 6 horas, igual que el desayuno.

Del 85 al 90% de los alimentos deben de ser vegetales, el 50% serán semillas integrales. 30% de vegetales verdes y amarillos y 5ª 10 de frutos secos.

Con una dieta a base de alimentos crudos que serían los que contienen las enzimas madre, cuando se reponen los niveles óptimos de estas enzimas en el cuerpo, se evitan y curan todas las enfermedades, incluido el cáncer. Para el Dr., Shinya, la salud de una persona depende de la existencia de la enzima prodigiosa, todo un hallazgo, basta con activar las enzimas madre de su cuerpo.

Un desatino peligroso a todas luces, ya que no existen las milagrosas enzimas madre. La enzima catalizadora de Wade queda actualizada de forma que resulta económica más rentable.

14-Dieta Cetogenica

La dieta cetogénica es una dieta restrictiva, que elimina mucho peso en poco tiempo. Es alta en grasas, y está basada en el consumo de grasas naturales, con una ingesta de proteínas adecuadas y una restricción de los carbohidratos, con la finalidad de llegar al estado de cetosis. La dieta cetogénica, contiene 5% carbohidratos, 20-25 % de proteínas y 70-75% de grasas

Al reducir drásticamente la ingesta de carbohidratos (cereales, legumbres, frutas, tubérculos, etc.) obligas al cuerpo a utilizar las grasas saludables (aguacate, aceite de oliva y de coco, etc.) como fuente de energía, forzando al hígado a convertir las grasas en cetonas, estas provocan al organismo un estado de cetosis.

Llegar al estado de cetosis óptimo es la principal meta de la dieta cetogénica, obligando al organismo a recurrir a los depósitos

grasos para obtener energía

Una de las características de este tipo de dieta, es la de provocar, sensación de saciedad debido a una digestión más lenta de las grasas.

Cuantos más carbohidratos se coman, más se eleva la glucosa en la sangre. Si nos alimentamos más de grasas naturales y proteínas, el organismo modifica la forma de obtener energía, y en lugar de utilizar la glucosa, emplea la grasa del cuerpo como fuente de energía. Esto, provoca una acusada pérdida de peso, muy desequilibrada en nutrientes, entre los cuales se encuentra el escaso aporte de vitaminas y minerales, con un déficit de fibra que puede causar estreñimiento, ya que se restringe notablemente el consumo de frutas y vegetales para lograr el estado de cetosis. Por lo que no debe excederse su aplicación más de quince días, de lo contrario, puede afectar la salud.

Alimentos empleados en La Dieta Cetógenica

Carne: Carne roja, carne de cerdo, pollo y pavo con la grasa, jamón, salchichas, tocino, panceta, etc.

Pescados: Ricos en grasas sanas (Omega 3), Sardinas y pescado azul en general, atún, salmón, trucha, bacalao, mero, emperador, caballa, lubina, dorada, etc.

Mariscos y moluscos: calamares, cangrejo, ostras, mejillones, langosta, almejas, gambas, chirlas, etc.

Huevos: Consumir huevos frescos que contengan omega-3.

Mantequilla, Crema y Queso: Nata, yogures griegos y/o naturales, requesón, queso crema, quesos duros, quesos frescos y tiernos, de cabra, blue cheese o mozzarella.

Frutos secos y semillas: Nueces, en especial las pecanas y macadamia que son las que contienen más cantidad de grasa.

Piñones, almendras, semillas de girasol, de lino, de calabaza, de chia, etc.

Grasas y aceites: Aceites de oliva extra virgen, aceite de coco y aceite de aguacate, mantequilla, manteca de cerdo, y demás grasas de animales como la grasa del pollo, pavo y pato. El aceite de oliva virgen extra, sin calentar. Salsas como la mayonesa o ali olí, hechos con aceite de oliva. Aguacates enteros o guacamole recién hecho.

Verduras Bajas en carbohidratos: La mayoría de las verduras de color verde, acelgas, espinacas, col, berros, lechuga, escarola, cebollas, coliflor, brócoli, calabacín, berenjenas, espárragos, alcachofa, coles de Bruselas, repollo, pimientos, aceitunas, champiñones y setas. El tomate (1/2 por día)

Alimentos prohibidos que se deben evitar

Azúcar: Todos los productos que lleven azúcares añadidos, refrescos, zumos de frutas, batidos, helados, pasteles, pastas, etc.

Granos o Almidones: Productos a base de trigo, harinas, pan, bollería, arroz, pasta, cereales, etc.

Fruta: Todas las frutas, excepto las fresas.

Legumbres: Guisantes, judías, garbanzos, lentejas, soja, etc.

Hortalizas y Tubérculos: Patatas rábanos, zanahorias, nabos, etc. Restringir las frutas dulces como: plátano, higos, papaya, chirimoya, uva, dátiles, etc.

Productos procesados de dieta o bajos en grasas: Estos son altamente manipulados y a menudo ricos en carbohidratos. Todos los productos Light, las barritas de proteínas, todos los alimentos que contengan soja,

Algunos condimentos o salsas: Estos a menudo contienen azúcar y grasa no saludable (salsa barbacoa, Kétchup, pimienta, aderezos, etc.).

Grasas no saludables: Limita el consumo de aceites vegetales procesados, mayonesa, ali olí, etc.

Alcohol: Debido al alto contenido de carbohidratos, muchas bebidas alcohólicas perjudican el estado de cetosis.

Alimentos ligeros de régimen sin azúcar: Estos a menudo son ricos en alcoholes de azúcar, que pueden afectar los niveles de cetonas, al ser alimentos altamente procesados.

Menús aconsejados, restrictivos de calorías:

Menú 1

Desayuno: Huevos revueltos con beicon (2 huevos con 3 lonchas de beicon).

Media mañana: 4 nueces y 4 fresas.

Comida: Ensalada variada. 180 gr. de pechuga de pollo. 20 gr. de queso parmesano).

Merienda: 100 gr. tiras de apio con salsa de guacamole.

Cena: Lubina a la sal con brócoli (150 gr. de pescado y 100 gr. de brócoli).

Menú 2

Desayuno: Vaso de leche de almendras y 6 o 7 avellanas.

Media mañana: Ensalada de hoja, berros, col, escarola, lechuga, etc. con una lata de. de atún en escabeche.

Comida: Entrecot de 180 gr. de ternera y 2 pimientos al horno.

Merienda: 100 gr. de tiras de zanahoria con salsa de guacamole

Cena: Salmón al horno con alcachofas (150 gr. de pescado con 70 gr de alcachofas).

Menú 3

Desayuno: 2 Huevos revueltos con queso y jamón (30 gr. queso y 30 gr. jamón).

Media mañana: 1 puñado de aceitunas y 4 nueces.

Comida: Filete de pavo (180 gr.) con espárragos y alcachofas /100gr).

Merienda: Una naranja y 6 anacardos.

Cena: Lenguado limpio a la plancha y ensalada de canónigos 150 gr de pescado con 150 gr de ensalada de pepino y tomate.

Se pueden aliñar ensaladas y verduras con una cucharadita de postre de aceite de oliva virgen. Las bebidas permitidas son agua, mínimo 8 a 10 vasos por día, aguas minerales con gas, soda, infusiones (te, poleo, manzanilla, salvia, tila, etc.), sin limitación, y refrescos Light (sin nada de azúcar) un vaso por día

Es muy importante, no probar nada de lo prohibido: no tomar ni pan ni leche, aunque sea descremada, ni fruta. La cantidad de comida por día no precisa contar calorías ni limitar la cantidad, ya que se puede comer de los alimentos autorizados (excepto de frutos secos que se deben tomar con moderación) cuantos apetezcan, ajustándote lo más posible en cuanto a cantidad a la dieta. Se pueden utilizar, sal de forma moderada, ajo, perejil, pimienta, hierbas y otras especias. Hacer las tres comidas principales, pero, si tiene hambre, entre comidas, se puede picar: algún fiambre, queso, aceitunas, etc.

15-La Anti-Dieta

El termino antidieta fue creado en Estados Unidos por Harvey y Marilyn Diamond, para diferenciar que su método, no es una dieta como tal, sino una nueva forma de alimentación Esta basado en aprender a combinar algunos tipos de alimentos, ya que según sus autores ciertas combinaciones se digieren más fácilmente que otras. Muy parecida a la dieta Hay, la antidieta forma parte de las llamadas dietas disociadas que se basan en la creencia de que los hidratos de carbono y las proteínas deben tomarse por separado, nunca en la misma comida porque su digestión requiere un medio ácido y un medio alcalino y la mezcla de los dos dificulta la asimilación de nutrientes.

La razón, según sus autores se debe a que los carbohidratos y las proteínas nunca deben consumirse en la misma comida, porque su digestión dificulta la asimilación de los nutrientes.

La Antidieta desaconseja las siguientes combinaciones de alimentos, Por ejemplo, si comes carne, pollo, pescado, huevos, queso o cualquier tipo de proteínas, no debes acompañarlos de ningún otro alimento concentrado como patatas, arroz, pasta, legumbres, queso o pan, porque se fermentan y no pueden ser asimilados por el organismo. En ese caso, debes reemplazar los carbohidratos por una ensalada y puedes combinar todos los vegetales que quieras. Si quieres comer carbohidratos, acompáñalos sólo con verduras.

Después de comer fruta esperar entre 20 y 30 minutos para ingerir otro alimento. Si la fruta es el plátano debemos esperar 45 minutos para volver a comer otro alimento.

No se deben combinar, los siguientes alimentos:

Proteínas con almidones: huevo con patatas, lentejas con arroz, queso con pan, frijoles con arroz.

Proteínas con proteínas: lentejas con carne, frijoles con queso, leche con huevo, pollo con almendras.

Almidones con almidones: patatas con arroz, cereal con plátano, garbanzos con pan.

Almidones con ácidos: patatas con limón, galletas con naranja, plátano con toronja, castañas con piña.

Grasas con azúcares: almendras con miel, mantequilla con miel, coco con uvas.

Dieta tipo de antidieta, seria:

MAÑANAS

Durante la mañana hasta el mediodía se comerá sólo fruta y jugos de fruta. No hay restricción en el tipo de fruta ni en la cantidad. Se puede comer un plátano.

MEDIODÍA

Al mediodía la comida consistirá en una porción de proteína, carne, pollo o pescado y una ensalada variada o plato de verduras cocinadas. No hay restricción en el tipo ni cantidad de vegetales.

NOCHE

Para la cena, ya puede combinar otro tipo de proteínas como huevo, queso, aguacate, siempre con verduras o vegetales frescos o al vapor.

Después de ingerir alimentos, hay que esperar cuatro horas antes de comer nuevamente, pero si ha combinado mal (carbohidratos con proteínas) debe esperar un mínimo de ocho horas para comer otra vez

Según lo que plantea Harvey, la digestión se realiza en tres fases o ciclos de ocho horas al día:

Fase digestiva: De las 13 a las 19 hrs.: es la hora de la ingestión y digestión de los alimentos. Al medio día se puede tomar sopas y ensaladas.

Fase de reconstrucción: De las 19 a las 5, es la hora de la asimilación, absorción y uso de los alimentos, donde los nutrientes se distribuyen, y se aprovecha para la regeneración de los tejidos. Por la noche se puede comer sin ninguna restricción carne, pescado, arroz, pasta, patatas, verduras, etc., siempre y cuando no los combines.

Fase de eliminación: De las 5 a las 13 hrs.: Es la hora de la eliminación de los restos de los alimentos para la limpieza interna del organismo. En las mañanas no comer nada de pan o cereales, ni tomar café, sólo fruta, sin importar qué tipo ni la cantidad.

Con esta forma de comer, se pueden rebajar hasta dos kilos por semana. Es importante respetar la dieta con el fin de adelgazar.

Estas combinaciones de alimentos carecen de fundamento científico ya que nuestro sistema digestivo puede manejar muchos tipos diferentes de comida a la vez, y se tarda bastante más en hacer la digestión. Es más, algunas combinaciones de alimentos prohibidos, por el contrario, aumentan la absorción de los alimentos y la digestión.

No deja de ser otra dieta famosa que en ningún momento nos ayudará a cambiar los hábitos alimenticios.

16-Dieta Paleo

La dieta paleo también conocida como dieta paleolítica o dieta del paleolítico es la alimentación que seguían nuestros ancestros cazadores y recolectores. Más que un plan para adelgazar es una forma de vida donde se incluyen los alimentos que están en la naturaleza sin procesar.

En la dieta paleolítica existen alimentos permitidos, otros que deben consumirse con moderación y alimentos prohibidos. Se permite comer diariamente: verduras, frutas, carnes, pescados, huevos, semillas, frutos secos, aceites, hierbas y especias. También permite de forma moderada comer patatas, tubérculos y otras raíces y está totalmente prohibido el azúcar y los granos procesados.

La base de la dieta paleolítica deben ser los vegetales, después la carne, pescado y huevos y por último las frutas, semillas, especias, hierbas y aceite de oliva

Conceptos básicos de la dieta del paleolítico:

Comer: Carne, pescado, huevos, verduras, frutos secos, frutas, semillas, hierbas, especias, aceites y grasas buenas.

Evitar: Alimentos procesados, (harina, trigo, maíz, cereales, pasta y pan), azúcar, refrescos, cereales, gran parte de los productos lácteos, legumbres, edulcorantes artificiales (emplear Stevia), aceites vegetales, margarina y grasas trans. Productos procesados o en conserva. Carnes grasas, alimentos salados, y bebidas gaseosas.

Ejemplo de dieta paleo semanal

LUNES

- Desayuno: Huevos fritos con aceite de oliva y alguna verdura. Una manzana

- Comida: Ensalada de pollo, con limón y aceite de oliva. Postre unas nueces.

- Cena: Salmón al horno con puré de patata. Ensalada de tomate cebolla y canónigos

MARTES

- Desayuno: Cuatro tajadas de Bacon y dos huevos. Fresas de postre.

- Comida: 150 grs. de carne de ternera con ensalada variada. Postre unas almendras.

- Cena: Atún, o chicharro o mero, frito en mantequilla, combinado con verduras.

MIÉRCOLES

- Desayuno: Fiambre de carne con verduras. Una pieza de fruta

- Comida: 200 grs. de caballa, lubina o dorada asada o plancha y verduras frescas.

- Cena: 150 grs. de pechuga de pavo, combinado con verduras, de postre algunas fresas.

JUEVES

- Desayuno: Huevos y una fruta.

- Comida: Escalope de ternera, con lechuga y cebolleta. Un puñado de nueces.

- Cena: Carne de cerdo frita o a la plancha, acompañada con verduras variadas.

ViERNES

- Desayuno: Huevos y verduras, fritas (espárragos verdes, calabacín, berenjena)

- Comida: Ensalada de pollo con aceite de oliva. De postre unas nueces.

- Cena: 2 huevos duros con pimientos asados, ensalada de aguacate y fresas.

SÁBADO

- Desayuno: Bacon y huevos, con una pieza de fruta.

- Comida: Chuletas de pavo y verduras. Unas pipas de girasol o calabaza peladas.

- Cena: Salmón al horno con verduras y aguacate.

DOMINGO

- Desayuno: Jamón asado o cocido (fiambre) con verduras

- Comida: Carne y verduras frescas

- Cena: Bacalao a la plancha, con verduras. Un trozo de sandía.

17-Dieta de Atkins

Han pasado más de cuatro décadas desde que el médico Robert Atkins propuso por primera vez su famosa dieta excluyente y una década desde que reformuló su régimen. Prácticamente se limitó a seguir una dieta que tuvo gran éxito en 1863 conocida como la **Dieta de Bantíng** (William Banting) al que hicimos mención anteriormente, que publicó en esta fecha un librito en el que relataba su propia pérdida de peso siguiendo una dieta en la que predominaban los productos cárnicos

Se trata de un método nutricional que se centra en el control de los niveles de insulina en el cuerpo. Así, el 90% de este régimen se basa en el consumo de proteínas, sin importar el nivel de colesterol. Lo que debe limitarse al máximo son los hidratos de carbono, harinas, pan, bollería, pasta, arroz, azúcares, bebidas alcohólicas, etc. Básicamente, es consumir mayores porciones de proteínas y disminuir la ingesta de carbohidratos para que los niveles de insulina aumenten. Al aumentar la insulina, se agota más energía de la que se consume y se pierde peso de manera más rápida. Tiene una duración aconsejada de dos semanas. Al principio se consumirán sólo 20 gramos de Carbohidratos netos por día. Los carbohidratos que se comen en esta fase son generalmente verduras con pocos carbohidratos, pero ricas en vitaminas, minerales, antioxidantes y otros.

La Inducción, o primera fase es la más restrictiva. Es cuando se pretende hacer que el cuerpo pase de quemar principalmente carbohidratos (en forma de glucosa) a quemar fundamentalmente grasas (incluyendo la grasa corporal) para obtener energía. Los nutrientes principales en esta fase son las proteínas, pescados y carnes, huevo, yogur, leche queso y demás lácteos. Los glúcidos se tomarán a partir de las verduras, frutas y en reducidas cantidades.

En la segunda fase de regulación, se sigue bajando de peso, de forma menos drástica y a más largo plazo, siempre y cuando las metas marcadas sean menores que las previstas para la fase de Inducción, se sigue hasta alcanzar el peso adecuado.

Por último, está la tercera fase, de mantenimiento o estabilidad, es cuando se ha logrado alcanzar la meta prevista, y en adelante, lo único que tenemos que hacer según Atkins, es "encontrar el equilibrio personal de carbohidratos" y disfrutar de la vida".

Normas para tener en cuenta:

No se puede beber alcohol ni refrescos. Únicamente infusiones y agua. El café y té, de forma moderada.

Todos los días se tomarán al inicio de la comida y cena una taza de caldo o consomé de hervir las verduras con muy poca sal.

En cada comida es preciso tomar, incluso en el desayuno, por lo menos de 125 a 175 gramos de alimentos con proteínas, como pollo, cordero, cerdo, ternera, pescados a los que no se necesita quitarle la grasa o mariscos, huevos, queso y proteínas provenientes de las verduras, a las que puedes añadir unas gotas de aceite de oliva o un poco de mantequilla.

No comer más de 20 gramos de carbohidratos netos al día. Además, de esa cantidad, entre 12 y 15, deben de ser del grupo de verduras base. Esto significa que puedes comer aproximadamente seis tazas llenas de ensalada sin compactarla y dos tazas de verduras cocidas por día.

Comer tres comidas de tamaño regular al día, o cuatro o cinco pequeñas. Además, no se deben saltar ninguna comida ni pasar más de seis horas del día sin comer.

Menús para una semana

Lunes

- Desayuno:1 o 2 Huevos con verduras fritas en aceite de coco.

- Comida: Porción ilimitada de ensalada de pollo y aceite de oliva, acompaña con una taza de frutos secos

- Cena: Filete de carne con verduras

Martes

- Desayuno: Porción de beicon y 1 o 2 huevos fritos

- Comida: Pollo asado o a la parrilla con verduras y algunas especias

- Cena:1 Hamburguesa y queso sin el pan, acompaña con verduras y un poco de mantequilla

Miércoles

- Desayuno: Mezcla de verduras picadas en trozos, cocinadas con aceite de coco

- Comida: Porción ilimitada de carne de cerdo con aceite de oliva para agregar sabor.

- Cena: Verduras salteadas con carne de pollo

Jueves

- Desayuno:1 o 2 huevos con verduras fritas en aceite de coco.

- Comida; Salteado de carne de vacuno

- Cena: Porción de salmón cocido con mantequilla y verduras salteadas.

Viernes

- Desayuno: Beicon y 1 o 2 huevos fritos

- Comida: Ración ilimitada de ensalada de pollo cocido en aceite de oliva y una taza de nueces.

- Cena: Salteado de carne con verduras.

Sábado

- Desayuno: Tortilla de huevos con varias verduras en trozos, cocinadas con mantequilla

- Comida; Albóndigas de carne con ensalada

- Cena: Porción de chuletas de cerdo con verduras salteadas

Domingo

- Desayuno: Beicon y 1 o 2 huevos fritos.

- Comida: Chuletas de cerdo

- Cena: Porción de alitas de pollo a la plancha, cocina con salsa y verduras salteadas

Es importante incluir estos alimentos en el cálculo de los 20 gramos de carbohidratos netos.

Los carbohidratos están muy limitados, solo los aportan las verduras y se mantienen por debajo de los 30 - 40 gris. por día. (la alimentación normal incluye 300 g de carbohidratos por día)

Todos los días, beber por lo menos dos litros y medio de líquidos en forma de agua mineral, caldo o infusiones de hierbas.

Utilizar aceite de oliva virgen, usar una cucharada de aceite o un poquito de mantequilla en la ensalada o las verduras. Cocinar las comidas con la cantidad de aceite necesaria para que no se quemen o rocía la sartén con un poco de aceite de oliva.

Están prohibidos:

Pan de todo tipo, bollería, galletas, tostas, picatostes, etc. Helados y dulces. Pastas, cereales y arroz. Frutas y algunos vegetales. Leche, requesón o ricota.

Por supuesto para seguir el régimen, la empresa de Atkind, te vende las barritas, complementos y un sin fin de productos más.

No se puede seguir por mucho tiempo, porque suprimir los carbohidratos significa no aportarle al organismo la energía suficiente para funcionar. Esta dieta puede aumentar el colesterol total, los triglicéridos y el colesterol malo de la sangre (LDL), y por consiguiente aumentar el riesgo de contraer enfermedades coronarias. Por cierto, que el Dr. Atkind, murió relativamente joven y parte de la clase médica atribuyo la causa del fallecimiento al seguimiento de su dieta.

18-Dieta de la General Motors

Los nutricionistas de la GM, una de las mayores compañías fabricante de automóviles de EE. UU. elaboraron esta dieta para ayudar a sus empleados que trabajan en oficinas a perder peso. (General Motors niega cualquier relación con la dieta). Desde este entonces, esta dieta se hizo famosa al conocerse que se podían perder de 4 a 6 kilos en tan sólo una semana. En la dieta de 7 días, el primer día es el más importante, se debe comer

Primer día, solo fruta

En este día se puede comer todas las frutas que se quiera con la excepción de plátanos y bananas. Consumir de 8-12 vasos de agua y no consumir ningún otro tipo de alimento, solo frutas. Algunas de las frutas recomendadas son la piña, fresas, sandía, melón, manzanas, peras, melocotones, naranjas, albaricoques, pomelos, kiwi, etc.

Segundo día, solo vegetales

En el segundo día de la dieta se puede consumir sólo vegetales. Los vegetales pueden ser crudos, asados, hervidos o salteados, pero, sin usar ningún tipo de aceite. Está permitido, una patata mediana asada con algo de mantequilla en el desayuno. El resto de las verduras pueden ser: calabacín, berenjenas, zanahorias, brócoli, espárragos verdes, lechuga, puerros, repollo, col rizada, lombarda, alcachofas, acelgas, espinacas, etc. Entre comidas tomar una taza de caldo depurativo con una zanahoria.

Es necesario consumir la misma cantidad de agua que en el primer día, de 8 a 12 vasos de agua mínimo.

Tercer día, solo fruta y vegetales

El tercer día permite una mezcla de frutas y vegetales durante el día con el mismo consumo de agua Se aconseja comer las frutas en el desayuno, los vegetales en la comida; frutas en la merienda y vegetales en la noche. Esto puede variar al gusto, los vegetales y las frutas se pueden tomar por separado o juntos escogiendo entre los que más apetezcan. Entre comidas tomar una taza de caldo depurativo con una manzana.

Cuarto día, plátanos, leche y consomé depurativo

En el día cuatro de la dieta sólo puedes comer plátanos, leche y la sopa depurativa de vegetales hervidos. Se pueden comer de 6 a 8 plátanos a lo largo del día junto a tres vasos de leche descremada, en el desayuno comida y cena.

A media mañana y a media tarde tomar la taza de caldo de verduras con un plátano.

Quinto día, carne y tomates

Es el día donde se introduce la carne, alrededor de 300 grs. de vaca magra y seis tomates enteros.

Durante el día se come carne magra de vaca y tomates. Para desayunar puedes hacer un guiso de 100 grs. de carne con dos tomates, o a la plancha. En la comida se puede tomar, otros 100 grs. de carne o una hamburguesa a la plancha, con dos tomates Repetir en la cena, el estofado con carne o hamburguesa o filete a la plancha con los dos tomates restantes. Entre comidas se deben tomar dos tazas de caldo depurativo con unas fresas. Aumenta el consumo de agua, ya que tu cuerpo producirá ácido úrico el cual debe ser eliminado. De 12 a 15 vasos de agua.

Sexto día, carne con verduras

En este día se sustituyen verduras frescas por los tomates. Tomamos otros 300 grs de carne magra de vacuno, repartida en tres porciones y las añadimos verduras hervidas o al vapor: brócoli, col, acelgas, alcachofas, zanahorias, puerro, espinacas, etc.

Entre comidas tomar dos tazas de caldo de verduras con una tajada mediana de melón. Ya para el día seis, el cuerpo abra empezado a perder peso, así que seguid la dieta hasta el final para que se vean los resultados. No olvides tomar agua en abundancia, de 8-12 vasos en adelante o cuanta sea necesaria para tu cuerpo.

Séptimo día, Arroz integral, verduras y zumos

Este es el último día de la dieta. Está permitido comer arroz integral con todos los vegetales que quieras y el zumo natural de frutas a elegir. El arroz integral y las verduras en la cantidad que se desee, preparar hervidas o al vapor. Con el desayuno y comida tomar un zumo recién exprimido de frutas, naranja, pomelo, piña, etc. Entre comidas dos tazas de caldo depurativo.

Al terminar el séptimo día la dieta completa se debería haber perdido entre 4 y 6 kilos, ya que el cuerpo ha eliminado muchas de las toxinas y grasa que tenía acumulada. Es importante realizar ejercicios acompañando a la dieta para mayor efectividad.

El caldo depurativo se preparará con agua, 2 pimientos verdes, 4 cebollas grandes, 4 tomates frescos, un ramo de apio, 1 repollo mediano. Dos pastillas de caldo vegetal y pimienta al gusto. En una cacerola introducir todas las verduras troceadas, salpimentar y cocer durante dos horas y media a fuego lento. Colar y servir el caldo 4 tazas a lo largo del día.

La dieta restringe severamente la ingesta de cereales y legumbres, pescados y productos lácteos. Como sucede a todas las dietas "folclóricas", lo lógico, es recuperar los kilos de nuevo, una vez que se regrese a los hábitos alimenticios normales.

19-Dieta de las 48 Horas o de Hollywood

Lo último en dietas parece ser la que se denomina dieta de las cuarenta y ocho horas, muy popular, es una de las dietas preferidas por las estrellas de Hollywood, ya que la usan antes de presentaciones y eventos. Este plan reductor de peso fue inventado a principio de los años 90. Fue una dieta precursora de los actuales SMOOTHIES.

Esta dieta de 48 horas express, de urgencia, es un semiayuno y está basado en el consumo únicamente de la "bebida milagrosa" durante todo un fin de semana, en las que se ingiere exclusivamente batidos a base de verduras como la zanahoria, que proporcionan fibra y densidad al líquido, junto con zumo de frutas como la piña, arándanos, sandia, fresa, pomelo, etc. Con la dieta milagro se pierden hasta 4 kilogramos en tan solo 2 días. Se utiliza para perder peso rápido para alguna ocasión especial. Se debe tener en cuenta que tiene efecto rebote, esta desaconsejada hacerla como pérdida de peso progresiva, y utilizar para un momento puntual, que se precise perder algo de volumen.

Dieta Hollywood de los 10 días

Otra variante es la aplicación prolongada, y dura 10 días, La pérdida de peso se da por un proceso de limpieza o depuración del organismo, en los 10 días de la dieta, solo se puede comer fruta. Se recomienda el consumir frutas exóticas como: alchechengi, piña, aguacate, babaco, banana, carambola, chirimoya, durian, feijoa, fruta de la pasión, guayaba, kawani, kumquat, lima, lichi, mango, mangustan, coconut, papaya, pitaya, rambután, salak, sapodilla y tamarindo, que son las que contienen las enzimas que facilitan la digestión y queman grasa. Pasados los primeros 10 días se puede seguir con una dieta variada baja en calorías de mantenimiento.

El ayuno de esta dieta no es recomendable para la salud, ya que no se están ingiriendo carbohidratos, ni proteínas, ni apenas calorías, lo que provoca que nuestro metabolismo se ralentice activando el efecto Round-trip, y cuando volvamos a nuestro hábito de alimentación, lo más probable es que recuperemos todo lo que hemos perdido

20-Dieta Pronokal

Es otro negocio similar a la dieta Siken Diet, fabricantes de una lista de productos para perder peso que cumplen, según sus fabricantes, con las características adecuadas para realizar esta dieta híper proteica, afirmando: *"Es un método muy fácil de seguir con un amplio surtido de productos que ayudaran a romper la monotonía típica de las dietas, basado en preparaciones ricas en proteínas (dulces y saladas) combinadas con alimentos convencionales"*. Estos productos se venden en farmacias.

La dieta Pronokal se trata de una dieta donde se pierde rápidamente peso. Consiste en provocar la cetosis, un estado en que se altera la acidez de organismo induciendo la eliminación de grasas. O lo que viene a ser lo mismo, se le induce a entra en cetosis, que se consigue disminuyendo al mínimo los hidratos de carbono para alterar el metabolismo normal del cuerpo, un estado metabólico que se presenta por el déficit de carbohidratos y glúcidos.

Esta dieta presenta efectos secundarios para la persona que la sigue, especialmente estomacales, y en la que el hígado puede verse afectado y estresado.

Es posiblemente, la dieta en la que el efecto rebote se presenta con mayor virulencia, lo que obliga para controlar su efecto a seguir SIEMPRE repito para siempre, enganchados a los consejos de nutricionistas y médicos proscriptores de Pronokat, que nos alivien los efectos secundarios, aseguren los análisis, controles y productos, que nos permitan mantener los resultados obtenidos con esta dieta antinatural.

Lo verdaderamente preocupante es que esta dieta, a base de marketing y rápidos resultados, se está imponiendo en muchos países y es seguido por infinidad de personas muchas de ellas conocidas que ignoran lo pernicioso de esta dieta para la salud. En un artículo donde se expone la opinión del Comité de Nutrición de la Asociación Americana del Corazón y del Sistema Nacional de Salud de Estados Unidos, se indica *que "los cambios drásticos en los patrones de alimentación no educan para mantener el peso perdido y pueden impedir, además, la adquisición gradual de los cambios en el comportamiento alimentario necesarios para el éxito a largo plazo en la pérdida de peso".*

El método Pronokal se basa en la utilización de los productos de esta marca como suplementos de la alimentación, de forma que obtienes los nutrientes necesarios para seguir la dieta sin necesidad de preocuparte por si la estás haciendo correctamente o no, ya que esta aconsejada por los médicos colaboradores de la Empresa que forman lo que se ha dado en llamar, por el Dr. Juan Revenga "redes de proxenetismo nutricional".

Como ya hemos mencionado, esto es un jugoso negocio para la empresa catalana "Proteín Supplies", ya que son los que fabrican y venden los productos, a la vez de ser los distribuidores autorizados. Como todo negocio piramidal es preciso tener unas bases sólidas, en este caso los médicos especializados en la dieta Pronokal, que aparte del cobro de las consultas perciben una parte de los 19 euros de la caja de batidos, que puedes adquirir en Decathlon por 6,90, y lo mismo sucede con el resto de los productos.

En la actualidad la empresa tiene al corriente de la clase médica, los productos que deben ofrecer a sus pacientes para mantener el nuevo peso, se les alecciona textualmente: *"El objetivo es seguir ofreciendo a sus pacientes una gran diversidad de productos, contando en la actualidad con casi 130 variedades para satisfacer las necesidades y el gusto de los paladares más exigentes".* El negocio no tiene límites, en tanto cuente con la permisividad del Ministerio de Sanidad y del Colegio de Médicos.

El éxito del Pronokal se ha basado en la parafernalia de los controles médicos y análisis para vigilar el periodo acetoremico. Las recetas para esta dieta son indicadas por médicos certificados por la propia marca y los productos indicados son enriquecidos con todo tipo de nutrientes que supuestamente nos van a hacer falta para llevar una alimentación adecuada.

La empresa también nos facilitará una serie de vitaminas y minerales que nos recetará el médico para compensar entre otros, la falta de Potasio, Sodio, etc. aconsejando la compra de una amplia línea de productos que comercializan en exclusiva. Con el agravante de que los innumerables productos de Pronokal hay que ir a buscarlos a un centro distribuidor, ya que los productos PronoKal sólo pueden ser adquiridos bajo prescripción médica.

En los envases no aparece el Registro Sanitario de medicamento expedido por el Ministerio de Sanidad y se comercializan en nuestro país dentro del cajón de sastre que permiten "los complementos dietéticos".

Para que la pirámide crezca de forma imparable, la empresa en su publicidad a los facultativos intenta captar médicos proscriptores:

"Una vez iniciado el tratamiento formará parte del Club PronoKal®, a través del cual le mantendremos informado de todos los servicios productos y actividades que PronoKal® pone a su disposición de manera exclusiva"

"PronoKal® ofrece a sus médicos prescriptores una web con información y servicios específicos". (Acceso a la web de prescriptores).

"Si todavía no es prescriptor, en el Área Médica podrá informarse mejor sobre el Método Pronokal.".

Supuestamente la dieta, para ser efectiva y estar correctamente administrada debe hacerse bajo supervisión médica y complementarse con los suplementos que necesita el organismo (vitaminas, lípidos...). Precisamente en la venta de estos complementos se basa en extraordinario negocio de la marca

La dieta Pronokal cuenta con ocho fases, siendo necesarios sus productos principalmente en las primeras, que se van reduciendo según se va recuperando poco a poco lo que llaman la alimentación habitual,

Fases de la Dieta prono al:

En las 2 primeras fases se consumen preparados de proteínas pronal:

Fase 1. Etapa Activa. Alimentación exclusiva con Productos prono al

Fase 2. Etapa Activa. Se introduce una comida con proteínas.

Fase 3. Etapa de Reeducación. Se introduce un desayuno.

Fase 4. Etapa de Reeducación. Se introduce una pieza de fruta a media mañana y otra a media tarde

Fase 5. Etapa de Reeducación. Se introduce el pan y se amplían las verduras permitidas

Fase 6. Etapa de Reeducación. Se introducen cereales, legumbres y féculas

Fase 7. Etapa de Reeducación. Se introduce la materia grasa

Fase 8. Fase de Equilibrio Alimentario. En esta fase se pueden tomar alimentos de todo tipo en las cantidades indicadas.

La Dieta pronal, puede producir los efectos secundarios siguientes:

Grave desequilibrio por exceso de proteínas y pobre en carbohidratos.

Pérdida de masa ósea

Aumento de riesgo cardiovascular.

Efecto rebote

La Alianza de Ciencias de los Alimentos y de la Nutrición (Wood and Nutritivo Siente Alliance), junto a otras Asociaciones

Científicas de Estados Unidos, hicieron públicas las 10 claves para identificar las dietas adelgazantes de efectos rápidos con peligro para la salud, en la que se incluye *recomendaciones encaminadas a vender un producto"*, *son:*

Recomendaciones que prometen un éxito rápido.

Advertencias alarmistas de peligro sobre un determinado producto (por ejemplo, "el pan engorda") o régimen (por ejemplo, "la dieta occidental produce cáncer").

Declaraciones que suenan demasiado buenas como para ser ciertas.

Conclusiones simplistas extraídas de un estudio científico complejo.

Recomendaciones basadas en un único estudio.

Afirmaciones refutadas por organizaciones científicas de gran reputación.

Listas de alimentos buenos y malos.

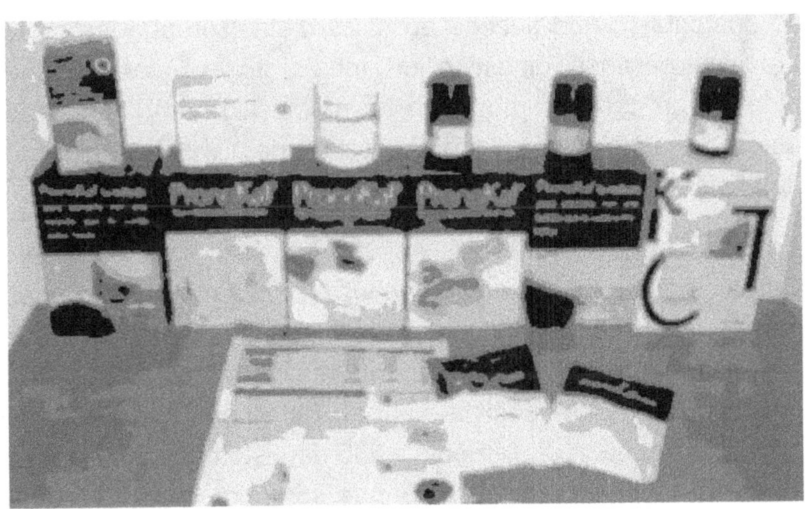

Recomendaciones encaminadas a la venta de un producto.

Recomendaciones basadas en estudios sin revisión por pares (peer revieses).

Recomendaciones a partir de estudios que ignoran diferencias entre individuos o grupos.

En un reciente informe publicado conjuntamente por la FAO y la OMS "Diet, Nutrición and the prevention of Chronic Diseases" se afirma: *"el grueso de las necesidades calóricas debe ser cubierto por los hidratos de carbono (entre un 55 y un 75% de la ingesta diaria ricos en fibra), pero que los azúcares refinados (añadidos), deben mantenerse por debajo del 10%".*

21-Dieta de Hay

La dieta de combinación de alimentos de Hay se extendió a principios del siglo XX gracias al doctor americano Howard Hay. Es una dieta disociada que se basa en una hipótesis fisiológica, que afirma, que nuestro aparato digestivo no está preparado para asimilar adecuadamente las grasas, proteínas y carbohidratos cuando éstos se toman en una misma comida, por lo que deben estar separados en distintas comidas. Los razonamientos en que se sustenta (Como sucede en otras dietas) es que las proteínas precisan para su digestión un medio acido, mientras que los hidratos de carbono requieren un medio alcalino. Recomendaba, que la dieta incluyera cuatro veces más de alimentos alcalinos que de alimentos ácidos.

Es una dieta basada en un absurdo, el ser humano es del todo capaz de digerir al mismo tiempo y sin problemas las proteínas, las grasas y los carbohidratos, Nadie ha podido demostrar que los enzimas digestivos de las proteínas, estén regañados con los enzimas de los hidratos de carbono Se ignora, que las proteínas inician la digestión en el medio acido del estómago y la finalizan en el medio alcalino del intestino, y que son numerosos los alimentos que en su composición tienen hidratos de carbono y proteínas, como es el caso del pan que contiene de un 8 a un 10% de proteínas, o la leche, que es un alimento mixto, rico en proteínas y también en hidratos de carbono.

La dieta de Hay no tiene en cuenta el consumo de cereales y productos de cereales que aportan al organismo nutrientes importantes como vitaminas del complejo B, ácido fólico, magnesio, hierro y selenio Esta comprobado, que la pérdida de peso está relacionada directamente con el del número de calorías que se consumen, y no del momento en que se tomen y de la combinación que se haga de los alimentos.

Fue revelador el resultado del experimento realizado en la Universidad de Ginebra, por el Dr. Alain Golay y su equipo con el objetivo de comprobar si la separación de alimentos disociados aporta beneficios a la salud y su eficacia para hacer perder peso. Durante 45 días fueron supervisadas 60 personas con sobrepeso, a las que dividieron en dos grupos. Uno siguió la dieta disociada de Hay, y el otro, una dieta equilibrada, ambas con el mismo número de calorías, la segunda, con una ingesta diaria de 45% de carbohidratos y 30% de grasas... El resultado final fue que las personas que tomaron la dieta equilibrada les resulto más efectiva para bajar de peso, ya que perdieron un promedio de 7,5 Kg. mientras que los que siguieron la dieta disociada de Hay solo perdieron 6,2 Kg.

La dieta disociada divide los alimentos en tres categorías:

Proteínas: Carne, aves, pescado, huevos y productos lácteos como: leche, quesos con más de 45% de grasa, mantequilla, y aceites vegetales y el yogur.

Almidones: Cereales, pan, pasta, arroz y productos elaborados con harina y cereales integrales como trigo, avena, maíz y cebada. Verduras almidonadas: papas, batatas, boniatos y calabazas. Frutas dulces: pasas, dátiles, higos, uvas dulces, higos y plátanos maduros. Las frutas extremadamente maduras no están permitidas porque su contenido de azúcar es mayor.

Alimentos neutros: Todas las verduras menos las que se clasifican dentro de la categoría de los almidones: manzana, albaricoque, cereza, toronja, pomelo, guayaba, kiwi, limón, lima, mango, nectarinas naranja, maracuyá, peras piña, ciruelas, frambuesas, fresas y mandarinas. Todos los frutos secos menos los cacahuates. El melón pertenece a esta categoría, pero debe ser consumidos por separado.

Estos alimentos a su vez se subdividen en quince grupos, que se combinan con una tabla, que separa los alimentos compatibles de lo incompatibles   La idea de la dieta disociada es no comer los tres tipos de alimentos al mismo tiempo.

Su base es no tomar determinados alimentos de manera conjunta, las reglas a seguir en la dieta de Hay son

No combinar alimentos grasos con proteínas.

No combinar distintos grupos de hidratos de carbono en la misma comida.

No combinar hidratos de carbono con proteínas

Sólo se comerá fruta en el desayuno y a media mañana.

Ciertas grasas como los frutos secos (nueces, dátiles, pasas) las podremos tomar solas, nunca como acompañamiento de la fruta, tanto a media mañana como a la hora de merendar.

Las verduras y hortalizas se pueden combinar con cualquier tipo de alimento a excepción de la fruta.

Siempre comeremos carbohidratos a media mañana o en la comida, nunca en la cena.

Las proteínas siempre con la cena.

No se deben comer proteínas de carne ni hidratos de carbono después de las 19:30 horas.

Eliminar completamente los alimentos procesados.

Como postre se puede tomar café, infusión o yogur bio (con bifidus), éste es el único lácteo permitido. Durante la comida no se puede tomar bebidas gaseosas o zumo... Se pueden utilizar las especias ya que todas estas tienen compatibilidad con cualquier alimento. El azúcar y el alcohol deben ser eliminados completamente de la dieta disociada.

22-Dieta Dukan

Se hizo famosa al conocerse que fue utilizada por Kate Middleton, para bajar varios kilos y reducir algunas tallas su vestido de novia. Su autor el nutricionista francés Pierre Dukan la hizo pública en el año 2000, y no tardo en alcanzar gran popularidad no exenta de polémica.

Es una dieta basada en un régimen híper proteico que propone una alimentación rica en proteínas y pobre en grasas y glúcidos. Establece cuatro fases de tratamiento, dos para adelgazar y dos para mantener el peso.

La primera se llama la fase de ataque y en ella se captan las reservas de grasa y se pone en alerta al metabolismo. La segunda fase, conocida como la fase de crucero, está destinada a perder los kilos de más hasta lograr el peso justo. En la primera fase solo está permitido el consumo de alimentos proteicos (carne magra, pescado, huevos, leche); en la segunda fase, se alternan días de proteínas puras y días en los cuales se pueden consumir hasta 28 tipos de verduras.

En las últimas dos fases, se incorporan gradualmente otros alimentos, primero, con la fase de consolidación se ajustan cantidad y tipo de alimentos, dura 10 días por kilo perdido, y es una primera aproximación a una alimentación variada Por último fase de estabilización, la más importante del método, ya que se pretende que sea definitiva elaborando una dieta de permanencia...

Calendario semanal de comidas de la dieta Dukan:

Lunes, miércoles y viernes

- Desayuno: yogur bajo de grasa con tres cucharadas de salvado de avena y una taza de café o té

- Comida: salmón al horno sazonado con limón o con una salsa de yogur con una chalota picada. Se puede alternar con huevos o mariscos.

- Merienda: 2 yogures bajos en grasa

- Cena: tortilla con un yogur bajo en grasa y tres rebanadas de jamón

Martes, jueves, sábado y domingo

- Desayuno: tres cucharadas de granos de avena y queso bajo en grasa

- Comida: carne a la parrilla de pollo o pavo con especias y dos yogures bajos en grasa

- Merienda: yogur bajo en grasa o un huevo

- Cena: pavo a la plancha con huevos o queso bajo en grasa.

De la lista de los 100 alimentos autorizados por Dukan, 72 son proteínas animales: carnes magras, aves de corral, pescado, marisco, productos lácteos y los huevos, y 28 vegetales.

La Agencia Francesa para la Seguridad Alimentaria, del Medio Ambiente y Ocupacional (ANSES), informo que la dieta Dukan puede provocar desequilibrios nutricionales y es de alto riesgo, ya que causa alteraciones psicológicas, hormonales y de rendimiento. Anteriormente la dieta de Pierre Dukan fue 'elegida' por la Asociación de Dietética Británica, como la peor dieta de los famosos, e invitaba a no seguir el régimen por su peligrosidad.

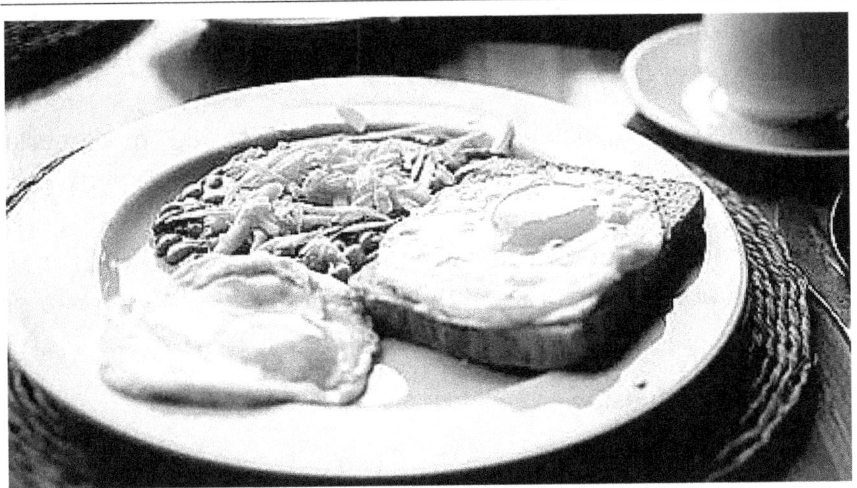

23-Dieta Keto

La dieta Keto es la combinación de 2 dietas, la paleolítica y la ketogénica, ambas basadas en el principio de Low-carb. La hizo famosa la modelo Kim Kardashian. Consiste en llevar una dieta rica en proteínas. Un método bastante drástico y poco saludable que solo te permite ingerir un 20% de verduras en todas las comidas del día. El cuerpo al necesitar carbohidratos para obtener energía y al no tenerlos, consume la grasa que tenemos como reserva, perdiendo así de forma rápida peso

El principio metabólico es el siguiente: los hidratos de carbono, y especialmente los refinados (harinas, arroz blanco) hacen subir el nivel de insulina y se provoca la cetosis, de ahí el nombre keto, de ketosis en griego Se busca que la proporción de macronutrientes sea de 60%grasa, 35% proteínas y 5% carbohidratos (estos últimos provenientes de carbohidratos naturales en los vegetales que se van a consumir). En algunos casos se puede modificar esta proporción a 60% grasa, 30% proteína y 10% carbohidratos, solo que esto va a hacer que la pérdida de peso sea más lenta.

Cuando estamos en cetosis consumimos grasas y expulsamos cuerpos cetónicos al exterior. Esta dieta tiene el inconveniente del escaso aporte de vitaminas, minerales y fibra ya que se restringe notablemente el consumo de frutas y vegetales para lograr el estado de cetosis. Es alta en consumo de grasa, baja en proteína y muy baja en carbohidratos.

Se traduce en consumir grandes cantidades de mantequilla, crema, frutos secos, aceites y muy poco azúcar, granos, pan, pasta o incluso frutas y vegetales. Lo que obliga a complementar la dieta para proteger el organismo de estas carencias. Es muy frecuente el desarrollo de estreñimiento dado la poca ingesta de fibra.

En la dieta Keto están prohibidos:

Cereales: Arroz, trigo, maíz, avena, legumbres (frijoles, cacahuates, judías secas, garbanzos, soya y lentejas).

Los productos lácteos, el azúcar y la fructosa (se permite un edulcorante). Pan, bollería, refrescos, bebidas alcohólicas, dulces de todo tipo, postres y cuidado con la fruta que elijamos

Modelo de dieta KETO

· Desayuno: Huevos con beicon

· A media mañana: 20 almendras

· Comida: Ensalada de espinacas con pechuga de pollo y torreznos de tocino, aderezada con una cucharada de aceite de oliva virgen

· Cena: Pescado en salsa verde (abadejo, bacalao fresco, tilapia, etc.) con brócoli, aderezado con dos cucharadas de aceite de oliva y limón.

Es importante con esta dieta, tomar mucha cantidad de agua. La cantidad recomendada para cada persona varia, pero en promedio deben ser mínimo 2,5 a 3 litros de agua al día

La dieta cetogénica no tiene ninguna ventaja respecto a una dieta no cetogénica para perder peso, pero sí tiene grandes desventajas como la falta de vitaminas y minerales y la escasez de fibra, teniendo que recurrir a suplementos nutricionales para compensar estas carencias siendo muy frecuente el desarrollo de estreñimiento, dada la poca ingesta de fibra, junto a la aparición de fatiga y cansancio debido a la escasez de hidratos.

24-Dieta de la Zona o 40/30/30

El método Ener-Zona está basado en descubrimientos del Dr. Barry Sears, bioquímico americano autor del célebre libro "Dieta para estar en la zona" donde explica como el buen funcionamiento de nuestro organismo depende de un delicado equilibrio hormonal, afectado por nuestro ritmo de vida y hábitos alimenticios. La hizo famosa la célebre actriz, Jennifer Aniston. La dieta de la Zona es un estilo de alimentación que tiene como fin alcanzar un "correcto equilibrio hormonal"

Es una dieta hiperproteica, baja en carbohidratos y en la solo se permiten las grasas saludables buscando el equilibrio nutricional, el aporte de ácidos grasos esenciales Omega 3 (que vende la empresa y son fundamentales en la dieta). Se deben realizar 5 comidas diarias.

Con esta dieta también se busca controlar los niveles de insulina para lograr la pérdida de peso. La dieta de la zona no se basa en contar calorías, sino en gramos de carbohidratos, proteínas y grasa. Para su correcta aplicación se utiliza el sistema de los bloques.

Los bloques, de 100 gr. son cantidades o volúmenes estándar, dan forma a una dieta que contiene alimentos en la proporción correcta de proteínas, 40%, hidratos de carbono 30 %, y grasas 30 %, que representan las porciones calóricas típicas de la dieta de la zona:

La cantidad de alimento aconsejado es de 12 bloques de 100 gr. para las mujeres y uno más. para los hombres (pesado en crudo). Los alimentos de una comida se deben dividir en tres partes iguales, uno de los tercios la proteína, será aproximadamente del tamaño y grosor de la palma de tu mano (sin los dedos). Los otros dos tercios del plato serán de hidratos de carbono coloreados (ensalada, verduras), que son más ricos en antioxidantes y en general aportan menos glucosa. Podremos tomar una pieza de fruta de postre.

· Un bloque de hidratos de carbono contiene 9 gramos (de hidratos de carbono).

· Un bloque de proteína son 7 g (de proteína neta).

· Un bloque de grasa contiene 1,5 gramos de grasa.

La comida principal de una mujer tipo necesita 4 bloques de hidratos de carbono, de proteínas y de grasas, mientras que un hombre requerirá 5 bloques en cada comida. Lo aconsejado es que las mujeres consuman 12 bloques al día, mientras que los hombres tomen 15.

La distribución de los bloques seria:

.	Mujer: 12 Bloques	Hombre: 15 Bloques
Desayuno	3 bloques	4 bloques
Media mañana	1 bloque	1 bloque
Comida	4 bloques	5 bloques
Media tarde	1 bloque	1 bloque
Cena	3 bloques	4 bloques

ALIMENTOS RECOMENDADOS

CARBOHIDRATOS. Frutas, verduras, cereales integrales.

PROTEINAS VEGETALES. Tofu, hesitan, alga, espirulina, levadura de cerveza.

PROTEÍNAS ANIMALES. Pollo, pavo, ternera blanca, conejo, pescado azul, magro del jamón, leche fermentada, yogur fermentado. Proteínas en polvo.

GRASAS. Aceite de oliva, aceitunas

ALIMENTOS PROHIBIDOS

CARBOHIDRATOS. Azúcar refinado, miel, glucosa, pan blanco, patatas, pastas, bollería, harinas refinadas.

PROTEÍNAS. Carnes rojas, pescados que no sean azules, leche entera y quesos.

GRASAS: Mantequilla, margarina, tocino, casquería, fritos, congelados.

Ejemplo de lo que podría ser un menú de unas 1.100 calorías, según la dieta de la zona.

DESAYUNO: 3 Bloques: frutas del bosque (arándanos, frambuesas, fresas), tortilla, yogurt.

MEDIA MAÑANA: 1 Bloque: tajada de melón con loncha de jamón, o un yogur y 3 almendras, o 1 kiwi, 30 g de jamón serrano y 1 nuez.

COMIDA, 4 Bloques: Lomo a la plancha. Revuelto de setas, brócoli y una fruta

MERIENDA: 1 Bloque: Una manzana, 50 grs. de queso fresco, 3 nueces.

CENA: 4 Bloques: Salmón a la plancha, judías verdes, una pieza de fruta.

Es preciso establecer un horario fijo de cada comida; teniendo en cuenta los siguientes puntos:

No dejar pasar más de una hora, desde que te levantas, sin tomar un alimento en la zona.

No dejar pasar entre las comidas más de 5 horas, dividiendo los alimentos en, al menos, tres comidas principales y dos tentempiés.

Reducir lo máximo posible el consumo de hidratos de carbono simples como el azúcar, las bebidas azucaradas, la bollería, pasta, pan, arroz, y cualquier alimento derivado de cereales refinados. Reducir al máximo el consumo de café y te

Tomar Ácidos Grasos Omega 3 Hrs. regularmente. 250 MG de EPA y DHA al día, en forma de complemento dietético

En torno a la Zona, se mueve el jugoso negocio de la venta de productos complementarios Ener Zona, (que te ayudan a mantener la proporción 40-30-30 en cualquier momento y lugar, de una forma fácil y cómoda) ofreciéndote, aceite y capsulas de Omega 3, batidos, salados, muesli, barritas, galletas, snack, libros de recetas etc. Una forma de hacer dependiente a quienes siguen la dieta, de una serie de sus productos a largo plazo.

Esta dieta, entre otras, tiene las desventajas de no poder comer arroz, ni legumbres, judías secas, maíz, garbanzos, lentejas, etc. Es muy complicada de seguir, debes estar controlando el tamaño de las porciones para ajustarlas a los bloques y tienes que calcular tu masa muscular y grasa corporal. La falta de carbohidratos puede provocar mareos, dolores de cabeza y debilidad. Y lo peor, esta dieta la debes de seguir de por vida, pues el riesgo de rebote es alto si regresas a tu alimentación normal.

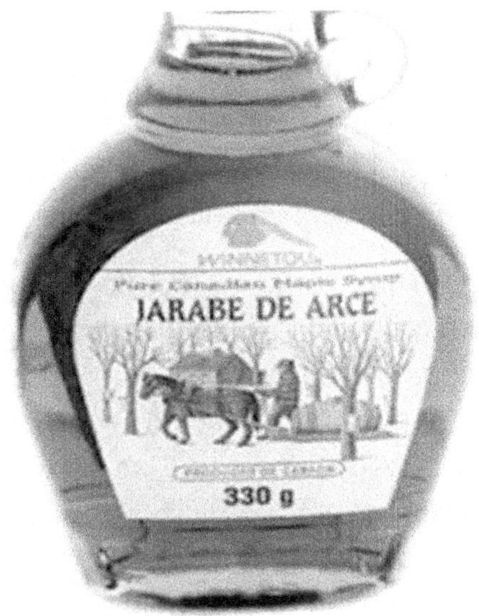

25-Dieta del Sirope de Arce

También conocida por dieta de la limonada, fue dada a conocer en la década de 1970 por el Dr. Stanley Burroughs pionero en el campo de la Medicina alternativa en los Estados Unidos. Dio a conocer una dieta basada en el Jugo de Limón, Jarabe de Arce y Pimienta de Cayena, que utilizaba para curar a los pacientes de úlcera de estómago. El Dr. Burroughs convencido que la dieta tenía muchos beneficios para la salud, en 1976, publicó su famoso libro, "The Máster Cleanser." En el que se describía la conocida como la dieta del Jugo de Limón, y que se convirtió rápidamente en un clásico de la literatura de la Salud alternativa, siendo todo un éxito de ventas. Burroughs fue declarado culpable de practicar la medicina sin licencia y acusado de asesinato por intentar curar a un paciente de cáncer con esta "limonada" especial y masajes).

Sirope de savia, jarabe de arce, miel de maple o sirope de arce, son los distintos nombres que se utilizan para este producto, un dulce elaborado a partir de la savia del arce, empleado como sustituto muy saludable del azúcar refinado y otros edulcorantes, que se usa en EE. UU. y Canadá para hacer crepes, gofres y tortitas.

Es un producto totalmente natural de origen vegetal procedente del árbol Acer saccharinum L, al cual se le atribuye que depura toxinas y elimina grasas. Es una dieta extrema que durante el periodo que se sigue entre 7 a 10 días, no se consume nada más que una mezcla de jarabe de arce, pimienta roja, jugo de limón y agua.

Este ayuno, -más que dieta- es útil no solo para bajar de peso, sino para deshacerte de toxinas. Mientras se realiza la cura, el cuerpo aprovecha para deshacerse de elementos tóxicos y grasas superflua que se han acumulado en el organismo progresivamente, permitiendo a los órganos regenerarse y reactivar su funcionamiento. Ideal como cura dieta depurativa de primavera, de propiedades similares a las dietas exclusivas, de frutas, vegetales o licuados mixtos. Bayonce, popularizo esta dieta, asegurando que, siguiendo el plan, había bajado 8 kilos.

Tiene una duración: de 7 a 10 días. Está destinada a personas normales que tengan buena salud con sobrepeso. Evitar niños, embarazadas, diabéticos e hipotensos.

Para mejorar se efectividad se hace preciso seguir una predieta de tres días antes y después del ayuno, en la que se tomara medio litro del preparado el primer día, tres cuartos el segundo y un litro el tercero mientras que la post dieta requiere un litro el primer día, tres cuartos el segundo y medio el tercero. Y donde se compagina el sirope de savia con naranja, pan y arroz integral, fruta y caldo de verduras

La preparación de sirope de savia o de arce, se realiza mezclando: 2 litros de agua mineral, con 14-16 cucharadas de sirope de savia de arce y palma, el zumo de 4–5 limones, una cucharadita de canela y una pizca de cayena picante. Durante el ayuno está permitido el agua y todo tipo de tisanas, excepto de té y café. Está prohibido cualquier tipo de alimento excepto el preparado de sirope de savia (sirope de arce). Durante los 7–10 días que dura esta dieta hay que ingerir a diario y en exclusiva de 8 a10 vasos del preparado especial de sirope de savia (sirope de arce)

Existen dos formas de hacer la dieta, una en forma de ayuno, que dura de siete a diez días, anteriormente descrita, en los cuales sólo se debe ingerir el preparado de sirope de savia de palma y arce y ningún otro alimento.

Y otra, más fácil de seguir, de semiayuno, en el que se realizara una única comida ligera al medio día, a base de 150 grs. de carne magra de vaca, pollo o pavo, o 150grs de pescado, asado o a la plancha a elegir y abundantes verduras de hoja verde, hervidas o al vapor. Un vaso de sirope y una pieza de fruta o unas fresas.

En el desayuno y cena solo se tomarán solo, dos o tres vasos de sirope de savia, limón y agua.

26-Dieta de Sirope de Limón y Miel

En cierta manera, la dieta del sirope (jarabe) de limón y la miel, es una variante alternativa a la del sirope de savia que es sustituido por miel de romero. Es una de las dietas que se va introduciendo con fuerza actualmente.

La combinación de miel y el limón diluidos en agua para bajar de peso permiten eliminar hasta 2 kilos por semana. Su preparación es la misma, que la dieta del sirope de savia, no desmerece en eficacia tanto en ayuno como en semiayuno, y sus componentes son fáciles de conseguir y más económicos.

La miel, a diferencia de otros azúcares, es un azúcar específico para el hígado, ya que restituye los nutrientes que el hígado ha perdido durante el día. Su valor calórico es de 304 calorías cada 100 gramos. La miel, contiene 22 aminoácidos y gran número de minerales esenciales necesarios para los procesos metabolismo y por lo tanto es útil en la prevención de la obesidad. Desde hace muchos años, se venido utilizando el zumo de limón con un poco de miel en un vaso de agua tibia, a primera hora de la mañana en ayunas como tratamiento eficaz contra el sobrepeso.

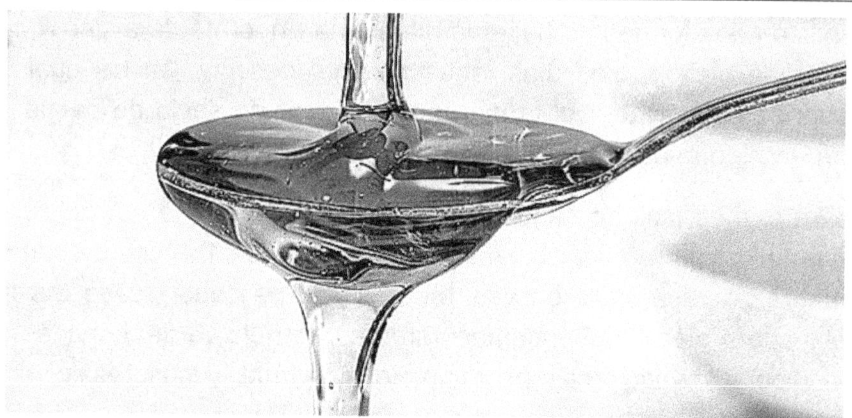

La preparación del producto se realiza mezclando: 2 litros de agua mineral, con 8-10 cucharadas de miel natural de romero, el zumo de 3 o 4 limones, una cucharadita de canela y una pizca de cayena picante. Mezclar en agua tibia antes de añadir la miel, nunca en agua hirviendo ya que se destruirán muchas de las enzimas y los nutrientes.

(Miel natural es aquella que no ha sido calentada por encima de 60° ni sometida a ningún proceso, a diferencia de la miel industrial, la cual se pasteuriza. Con la pasteurización se evita que cristalice, pero también reduce drásticamente la calidad de la miel, que pierde enzimas, antioxidantes y otras propiedades beneficiosas).

La dieta tiene una duración: de 7 a 10 días, en los que se tomaran de de 8 a 10 vasos diarios del preparado. Está destinada a

personas normales que tengan buena salud con sobrepeso. Evitar niños, embarazadas, diabéticos   e hipotensos.

Para mejorar se efectividad al igual que la del sirope de savia, se aconseja seguir una prevista de tres días antes y después del ayuno, en la que se tomara medio litro el primer día, tres cuartos el segundo y un litro el primero, mientras que la post dieta requiere un litro el primer día, tres cuartos el segundo y medio el tercero.

Dieta mixta de sirope de limon y miel

Con las dietas reductoras de 1000-1200 calorías, se compagina el preparado de limón y miel, con pan y arroz integrales, legumbres, fruta y verduras, carne magra de pollo y pavo, pescado y tres huevos semanales.

Menú tipo

En ayunas: Dos vasos de sirope de miel y limón, tibios

Desayuno: Una taza de leche descremada o un café o infusión con dos galletas integrales sin azúcar.

A media mañana: Un vaso de sirope una rodaja de pina natural.

Comida: Un vaso de sirope. Ensalada de pollo, con limón y cucharadita de aceite de oliva. Postre una tajada de melón. Rebanada de pan de 20 grs.

A media tarde: Un vaso de sirope y una manzana

Cena: Dos vasos de sirope. 150 grs. de salmón al horno con puré de patata. Ensalada de tomate cebolla y canónigos. Un kiwi. Rebanada pan 20 grs.

Existe una aplicación Express de la dieta, que tiene una duración de tres días, en la que exclusivamente se toma el preparado de miel y limón, caldo desgrasado de cocer las verduras y algunas tisanas de poleo, tila, manzanilla, té verde, etc.

27-Dieta del Café Verde

La dieta de granos de café verde está de moda, en parte gracias a la publicidad de las empresas que fabrican productos con este ingrediente.

El grano de café tal cual se recoge de la planta, antes de torrefactarlo es verde y además de la cafeína contiene otro componente muy útil para adelgazar, un importante polifenol, el ácido clorogénico o CGA, que desaparece con el tostado.

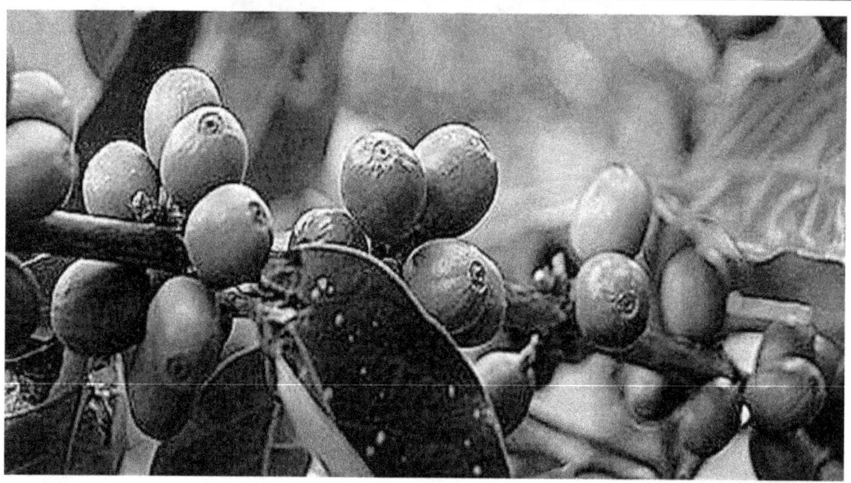

Entre   sus numerosas propiedades, se afirma que permite disminuir la absorción de la glucosa, lo que hace reducir el índice glucémico o índice de azúcar en sangre, a la vez de estimular la señal proteínica de los receptores de la insulina, aumentando la sensibilidad a la insulina, lo que provoca la disminución de los niveles de azúcar en sangre.

Según aseguran quienes preparan los productos que lo contienen, con su ingesta se logra disminuir la cantidad de azúcar que se absorbe por el organismo como reservas, provocando la necesidad de utilizar las grasas depositadas como energía y así adelgazar. Otra ventaja es que el café reduce el apetito natural, por lo que el café puede seguir ayudando en la dieta

La dosis aconsejada es tomar tres infusiones media hora antes del desayuno, comida y cena preparadas con 200 MG. de granos recién molidos.

Preparación: En una taza de agua, agregar una cucharadita de café verde molido, introducir en el microondas a 600 W. durante un minuto y medio, dejar reposar diez minutos, filtrar y tomar. A continuación, beber un vaso de agua. En los casos que afecte al sueño anular la infusión de la cena. Se puede endulzar con Stevia.

Ni decir tiene que no tiene ningún efecto adelgazante si no se acompaña de una dieta que permita mantener baja la cantidad de calorías consumidas. Lo ideal es que no sobrepase las 1200. Hay pocas restricciones, pero necesarias ya que complementarán la pérdida de peso, está prohibido cualquier alimento que contenga azúcar, como refrescos, bebidas o infusiones azucaradas, tortas, galletas, todo tipo de bollería, Este aceptado una rebanada de pan integral. Nada de grasas, fritos y alimentos procesados. Cargar la mano de frutas y verduras frescas.

Si se acompaña de algo de ejercicio, los resultados son aún más evidentes.

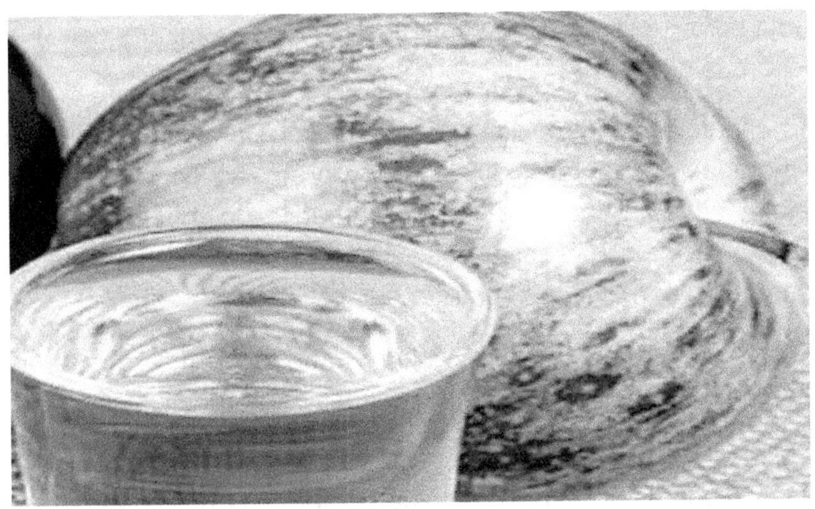

28-Dieta del Vinagre de Sidra

El vinagre de sidra se elabora a partir de una fermentación de las manzanas. Tiene propiedades depurativas y diuréticas, colaborando a eliminar las toxinas del cuerpo que produce la retención de líquidos, causantes de hinchazón, flatulencias y aumento de peso, ayudando al hígado a metabolizar las grasas. También aminora el apetito, ya que consigue que el paso de los alimentos sea un poco más lento lo que contribuye a generar una sensación de saciedad.

El vinagre de manzana contiene: ácido acético, ácido málico, acido oxálico, aminoácidos y antioxidantes. Vitaminas: B1, B2, B6, A, E.

Oligoelementos: cromo, sodio, potasio, silicio, magnesio, calcio, hierro, cobre, azufre, fósforo, y fibra soluble

Aunque cada tipo de vinagre tiene un sabor distinto, sus beneficios provienen de un ingrediente común activo, el ácido acético. Si bien, se aconseja vinagre de manzana, no es preciso emplear en la dieta este tipo de vinagre especial, porque todos funcionan igual. Los más comunes son: vinagre blanco de vino, vinagre de manzana, vinagre de sidra de manzana, vinagre aromático.

La dieta del vinagre de manzana para adelgazar consiste en tomar media hora antes de cada comida (desayuno, comida y cena) una cucharada de vinagre diluida en un vaso de agua tibia.

Por cada medio litro de agua verter en la misma unas tres cucharadas de vinagre. Si el sabor parece un poco fuerte para mejorar su sabor, agregar una cucharadita de miel o limón. Si produce acidez de estómago entonces añadir una pizca de bicarbonato con el fin de contrarrestar esta acidez.

Es muy importante que el vinagre que utilicemos en la dieta depurativa sea un vinagre de manzana ecológico de buena calidad.

En los casos de sobrepeso, el vinagre, forma parte del tratamiento adelgazante con una dieta restrictiva, que se aplica durante de siete días.

Alimentos que se pueden consumir:

Carnes magras: carnes blancas de ternera y cerdo sin grasa. Pollo y pavo. Pescados blancos.

Verduras de todo tipo, en especial las de hoja verde

Frutas: piña, sandia, pera, manzana, melón, kiwi, frutos rojos, fresas, etc. consumir al menos dos porciones por día

Condimentos: Especias variadas, ensaladas y hervidos de verduras, se puede aderezar con aceite de oliva y limón

Cereales integrales, pan, arroz, quinua.

Lácteos desnatados, evitar la leche entera y quesos curados.

Beber por lo menos un litro y medio de agua al día

Alimentos prohibidos

Azúcar refinado: dulces, pasteles, bollería, mermelada, helados.

Bebidas alcohólicas y con azucares, refrescos, batidos, bebidas energéticas, zumos envasados.

Alimentos procesados y fritos, aperitivos...

Salsas de tomate, Kétchup, barbacoa, mostaza, pimienta, bayonesa, etc.

Carnes rojas y grasas, cordero, caza y embutidos.

Menú 1 (1.000 calorías)

- Desayuno. Leche vegetal con avena o un batido de frutas con un puñado de frutos secos, o una rebanada de pan integral con tomate y un poquito de aceite de oliva virgen.

- Comida: Vegetales cocidos o en ensalada, un puñado de arroz integral, una porción pequeña de legumbres o pechuga de pollo o carnes blancas magras a la plancha.

- Cena: Vegetales cocidos o ensalada, un huevo, una fruta, (manzana, kiwi, pera o fresas).

Menú 2 (1.300 calorías)

Desayuno: Infusión preferida con un chorro de leche descremada y edulcorante + 1 huevo duro + 1 rebanada de pan integral con un trozo de queso descremado de 5 x 5 cm.

Comida: 150 gr. de carne magra de pollo o pavo a la plancha con un poco de sal, ajo, perejil u otras especies. Ensalada de lechuga, tomate, cebolla y zanahoria rallada, con 1 cucharadita de aceite de oliva y vinagre de sidra. 1 rebanada pan integral y una rodaja de piña natural.

Cena: Hervido de verduras variadas y 150 grs. pescado blanco a la plancha + 1 rebanada de pan integral + 1 tajada de melón de postre.

Entre comidas, a media mañana o media tarde tomar una manzana, unas fresas o un kiwi, si se prefiere un yogur descremado 0/0.

Es preciso tener en cuenta que el vinagre puede interactuar con algunos medicamentos y puede ser peligroso para los diabéticos que deben tratarse con insulina.

X- Dietas Clásicas

"Está probado por las encuestas que la felicidad no la da el amor, la riqueza o el poder, sino la búsqueda de metas inalcanzables" ¿Y qué es una dieta si no esto?

Solemos decir que no existen alimentos "malos", sino dietas "poco saludables". Una dieta ideal se consigue comiendo la cantidad correcta de alimentos sanos en la proporción adecuada

El correcto equilibrio entre proteínas, carbohidratos, grasas, agua, vitaminas y minerales constituye la base de una dieta que nos proporciona el bienestar cotidiano, reduciendo el riesgo de enfermedades a largo plazo.

29-Dieta del Dr. Stilman

El Dr. Irwin Stillman, se ha hecho mundialmente famosos con la promoción de sus dos libros, que son versiones de la dieta Teller y que es conocida también como dieta del agua debido a la gran cantidad que se debe consumir. Esta dieta es seguida por numerosas estrellas de Hollywood, es alta en proteínas, aporta unas 1000 calorías, provocando, una gran pérdida de líquidos y no de grasa, por lo que es fácil recuperar el peso una vez finalizada.

La dieta básica de Stillman consiste en carne, aves, pescado, huevos, queso fresco y agua, de ocho a diez vasos de agua al día.

No están permitidos:

Carbohidratos: Arroz blanco, pastas, bollería industrial y cereales integrales, maíz, harinas blancas, pan, pizza, tubérculos.

Grasas: Mantequilla, margarina, aceites y grasa animal.

Azúcar refinada presente en pasteles, dulces, salsas. Legumbres, alubias, lentejas, garbanzos, algas, soya, tofu

. Bebidas alcohólicas y azucaradas.

Están permitidos:

Proteínas de origen animal: carne de aves, res, cerdo, y pescado. Queso, leche, huevos, yogurt desnatado. Vegetales de color amarillo y verde.

Frutas cítricas. Frutas dulces en poca cantidad. Edulcorante artificial. Café, té y bebidas Light sin azúcar.

Beber 8 a 10 vasos de agua diariamente.

Dieta tipo:

Desayuno: Huevos revueltos. Queso fresco. Café o té sin azúcar

Media mañana: una naranja

Comida: Caldo de verduras y dos claras de huevo. Pollo asado.

Media tarde: Tisana o café con leche descremada.

Cena: Ensalada de lechuga con atún y espárragos.

30-Dieta del Dr. Shelton

El Dr. Shelton, era un falso médico que fue varias veces juzgado por ejercicio ilegal de la medicina, su célebre dieta, apareció en el año 1951 y en cierta manera fue la base de las posteriores dietas disociadas. Este método pretende estar en adecuación con las capacidades biológicas de digestión y de asimilación del cuerpo, y respetar el funcionamiento de las enzimas, reacciones debidas a que existen unos alimentos que son compatibles entre sí, mientras otros no lo son.:

La dieta Disociada consiste en evitar comer estos tres grupos de alimentos al mismo tiempo: glúcidos (pan, trigo, pastas, arroz), proteínas (pollo, pescado, carne) y alimentos neutros (quesos, verduras, leche).

Está basada en varios principios fundamentales:

Evitar los productos lácteos y con azúcar que se deben limitar. En caso de tomar leche, deberá tomarse sola sin ningún otro alimento.

Las verduras, pueden ser consumidas con las proteínas. Las frutas, por otro lado, deben ser saboreados por su propia cuenta. Las verduras son una buena asociación con grasas y aceites, mala con proteínas, fruta, ácidos y azúcar.

El consumo de fruta debe hacerse únicamente con el estómago vacío, preferentemente en el desayuno, jamás al acabar una comida, ya que puede provocar una fermentación. No mezclar frutas ácidas, con frutos secos, ni con frutas dulces secas, por los distintos tiempos de digestión,

El consumo de proteínas (carne, pescado, huevos) debe hacerse independientemente del de glúcidos (féculas). Asociarlos comportaría una mala digestión y, por consiguiente, una mala asimilación. Las proteínas deben asociarse preferentemente con las verduras.

Las comidas deben estar separadas por un cierto número de horas, dependiendo de su composición. Después de una comida de proteína, es conveniente esperar cuatro horas antes de disfrutar de su próxima comida de frutas y almidones.

Si la comida es a base de fruta, dos horas de espera son necesarias antes de hacer la próxima comida. Sin embargo, si su comida es alta en proteínas y almidón y tenía grasa, se tendría que esperar siete horas antes de consumir la siguiente. El día lo dividía en tres fases:

4/12 horas: fase de eliminación

12/20 horas: fase de consumo

20/4 horas: fase de asimilación

Shelton, aconseja:

No combinar la leche, con frutas ácidas, cereales, pan, almidones, patatas y proteínas.

Fruta: Buena asociación con frutas, pésima con leche.

Verduras: buena asociación con grasas y aceites, mala con proteínas, fruta, ácidos y azúcar.

Huevos: buena mezcla con verduras y ensaladas crudas. Mala con almidones, dulces, proteínas, alimentos ácidos, manteca, aceite y panceta

Quesos: buena mezcla con frutas ácidas; mala con proteínas, verduras y almidones.

Grasas y aceites: buena asociación con almidones y verduras; mala con todas las proteínas.

Cereales: buena combinación con verduras, y ensaladas.

La dieta Shelton tipo, para la alimentación de todos los días es:

Desayuno: Alrededor de las 8 de la mañana.

A base de frutas, pueden ser ácidas, o semiáridas, por ejemplo, naranjas, pomelo, etc.

Media mañana:

Dos orejones de albaricoque y 4 nueces

La comida, alrededor de las 12 a las 13 horas.

Es a base de glúcidos, empezar la comida con verduras y hortalizas crudas, lechuga, escarola, berro; seguir con col, zanahoria, remolacha, nabo y apio.

Merienda:

Una o dos piezas de fruta: kiwi, naranja, fresas.

La cena: deberá ser de 19 a 20 horas y es la comida proteica.

Se comen hortalizas cocidas moderadamente y se deben comer sin condimentar.

Al principio se diseñó como dieta vegetariana, más tarde se fue agregando los segundos platos con las proteínas, que pueden ser: queso, huevos, frutos secos; carne magra de vaca, pollo, pavo o pescado.

Las cantidades de proteídos deberán ser moderadas y adecuada a las necesidades de cada persona que, en el caso de sobrepeso, la dieta diaria no debe sobrepasar las 1000 a 1200 calorías.

31-Dieta 20-20 del Dr. Phil McGraw

Esta dieta se hizo famosa después de las apariciones de McGraw, en el programa de Oprah Winfrey, Toma su nombre, 20-20 del número de alimentos permitidos y elegidos por su capacidad para activar el metabolismo y aumentar la sensación de saciedad.

Consiste básicamente en ingerir alimentos sin procesar y aquellos que activen el metabolismo. Con esta dieta se limitan el consumo de azúcares refinados. Se puede consumir sólo los 20 alimentos que contiene la siguiente lista:

Aceite de coco /-Té verde/ - Mostaza / - Aceite de oliva / - Almendras/ - Manzana /- Garbanzos /- Queso de soja/- Ciruelas pasas /- Verduras de hojas verdes / - Lentejas / - Mantequilla de cacahuete – Pistachos /-Pasas / - Huevos/ - Yogur /- Bacalao/- Centeno / - Tofu / -Suero en polvo.

La dieta tiene una duración de 30 días, dividida en cuatro fases.

Fase 1: La primera fase, de inicio, dura 5 días, durante los cuales la dieta estará formada por verduras (de hoja verde, acelgas, espinacas, col, etc.), manzanas, té verde, aceite de oliva o de coco, mostaza, huevos, arroz integral, queso de soja, yogur desnatado, garbanzos, lentejas, centeno, ciruelas secas, pistachos nueces, almendras, bacalao fresco, tofu y suero en polvo. La dieta establece que, durante esta fase, se deben realizar 4 comidas al día (desayuno, comida, merienda y cena) no dejando pasar más de 4 horas entre cada una de ellas.

Fase 2: Dura otros 5 días y nos permite agregar nuevos alimentos a la lista de los permitidos, como avena, pollo, tomates, zanahorias, atún, o setas. En cada comida que hagamos a la lo largo del día hay que incluir, al menos, dos de los alimentos permitidos. En esta fase ya podemos darnos un pequeño capricho, de no más de 100 calorías, en dos comidas a la semana (por ejemplo, una copa de vino o una pequeña ración de dulce para desayunar).

Fase 3: Esta fase dura 20 días y se considera una fase de mantenimiento. El número de comidas sigue siendo el mismo, 4 cada cuatro horas, y de igual manera en dos comidas a la semana podemos saciar algún antojo y elegir alimentos no incluidos en la lista. En esta fase también se aumenta el número de alimentos permitidos, incluyendo el aguacate, patata, espinacas, frambuesas, fresas, kiwi o quinua.

Fase 4: Si al final de las tres fases anteriores hemos conseguido el objetivo de adelgazar, podemos iniciar la última etapa y que consiste en seguir un estilo de vida saludable, con una alimentación sana, variada y en la que primen los alimentos que activan el metabolismo.

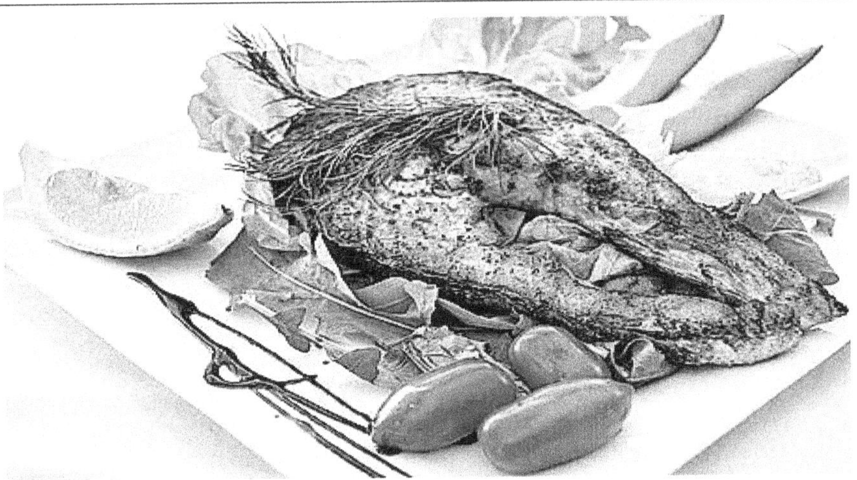

32-Dieta del Dr. Hamptons

La dieta Hamptons es una dieta baja en hidratos de carbono, ideada por el doctor Fred Pescatore, con la que no solo promete la pérdida de peso, sino que también asegura que éste será rápido, en torno a 4 kilos en las dos primeras semanas de dieta. Consiste en eliminar los alimentos procesados además de limitar los hidratos de carbono y el consumo de grasas saturadas.

De hecho, hace especial hincapié en que no todas las grasas son iguales y en cuáles sí se deben incluir en la dieta, Se basa en reducir la cantidad de carbohidratos y en complementar la dieta con un ingrediente especial, el denominado aceite de macadamia, fuente de ácidos grasos monoinsaturado. En la dieta no se pone límites a la cantidad de carne magra y grasas saludables. Limitando los hidratos de carbono consumidos, debiendo reducirlos de manera proporcional a los kilos que deseamos perder Se basa, por tanto, en el consumo de frutas y verduras crudas, nueces y pescado dando un destacado protagonismo a ingredientes como las proteínas procedentes de los pescados, carne magra, pollo y pavo.

La dieta Hamptons es muy parecida a la dieta Mediterránea ligeramente modificada, por su limitación a los hidratos de carbono y que contiene una amplia carta de alimentos para escoger y que podemos cocinar de múltiples maneras para hacerlos de nuestro agrado. No es una dieta estricta que resulte aburrida por la variedad de alimentos

Están aconsejados: los cereales integrales, carnes magras, pescado, huevos y verduras, así como aceite de oliva, frutos secos, aceite de macadamia y fruta con poca azúcar.

Menús tipo:

MENU 1

Desayuno: Té verde o café, 300 gramos de melón, 1 nuez de macadamia.

Comida: 120 gramos de pollo, 300 gramos de verduras a la parrilla.

Merienda: zumo de verduras adelgazantes con jengibre y limón.

Cena: 150 gramos de salmón acompañados con 300 gramos de ensalada mixta.

MENU 2

Desayuno: Te verde, 2 tostadas de pan integral untadas con queso bajo en grasas. 1 nuez de macadamia.

Comida: Una ración de carne a la parrilla con ensalada de hojas verdes (escarola, col, lechuga, espinacas, etc.) y una mandarina

Merienda: Gelatina con fresas

Cena: Atún a la plancha con puré de calabaza y una manzana asada.

Están prohibidas carnes grasas, embutidos, alimentos fritos, los cereales refinados, las frutas con alto contenido en azúcar, los dulces, el pan y la pasta.

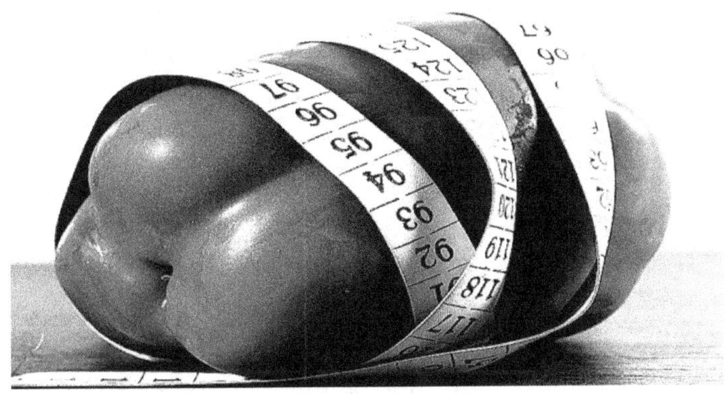

33-Dieta Rastafari

Rastafari, es un movimiento religioso que comenzó en Jamaica y ahora cuenta con miembros en todo el mundo. El método de alimentación rastafari, no es exactamente una dieta para bajar peso, es una forma de vida, que se deriva de las creencias religiosas, para ellos, "eres lo que comes". Es una dieta vegetariana, que tiene el objetivo de purificar el cuerpo y el espíritu. Al Rasta, o seguidores, no les gustan los animales muertos. Muchos creen que permite que su cuerpo se convierta en un cementerio cuando se come carne.

I-tal, significa "Vital", en el dialecto Rastafari, lo emplean para recordar que nuestro cuerpo es un templo, al cual hay que cuidar por ser una expresión de Jah.

Algunos Rasta se niegan a comer alimentos procesados o manipulados que no estén en su estado natural, como fruta pelada o cortada. Evitan café u otros estimulantes y basan su dieta en alimentos indígenas de su región, consumiendo únicamente alimentos naturales y frescos denominados vital, esto es, aquellos alimentos que apenas necesitan cocción. Esta forma de comer crea un método natural de pérdida de peso y proporciona al cuerpo los nutrientes precisos que necesita para funcionar.

Una parte del movimiento rastafari, incluyen en su dieta pescados estando prohibidos los mariscos, como la langosta, el cangrejo de mar, las gambas o incluso el tiburón, al considerarse todos ellos carroñeros del mar. Por otro lado, no pueden comer ningún pescado que mida más de una cuarta. Para el rastafari el uso de la marihuana, fumada, en infusión o como condimento para la cocina es un divino don para la salud y la incluyen en varias de sus recetas.

Alimentos Vital:

Los alimentos que se cocinan se sirven en la forma menos procesada posible: sin sales, conservantes o condimentos artificiales. Los Rastas son principalmente vegetarianos, emplean: Pimiento, cocos, espinacas, judías secas, fruta de pan, bayas, plátanos, cebolla, tomates, mango, frutos secos, arroz integral, semillas y aceite de cáñamo, etc. El coco proporciona leche y aceite. Algunos rastafaris comen productos lácteos y huevos. También suelen comen otros alimentos fuera de la dieta rastafari, como son algunos pescados, pero que pueden calificarse como alimento Vital, siempre que cumplan las normas de tamaño y no ser carroñeros.

34-El método Montignac

Michel Montignac, afirmaba que fue el primero en el mundo en proponer la utilización de los índices glucémicos para la pérdida de peso. Según su teoría la verdadera causa de la obesidad y del hiperinsulinismo es una disfunción orgánica provocada por cierto tipo de alimentos, de tal manera, que dos alimentos que contienen la misma cantidad de calorías y comparables pueden generar reacciones diferentes, pueden engordar o adelgazar. Lo que significa que, engordamos, no porque hayamos comido en exceso, sino porque hemos comido mal.

La Dieta Montignac no tiene en cuenta las calorías de los alimentos. Por contra hace una división de los alimentos según sea su índice glucémico. Es decir, según cuanto nos suba el azúcar en la sangre después de su ingesta.

Esta dieta entra dentro del grupo de dietas disociadas, ya que está basada en no mezclar alimentos que contengan grasas con carbohidratos. Se deben restringir al máximo los hidratos de carbono. Lo importante de esta dieta es mantener bajos los niveles de glucosa e insulina en la sangre. El método para seguir, aparte de limitarlos, es el no mezclar hidratos de carbono y féculas (pan patatas, pasta, arroz, maíz, cereales, harinas y legumbres) con proteínas (carnes, pescados y mariscos, huevos, leche, yogures y quesos) ni grasas en una misma comida.

El método Montignac divide la dieta en 2 Fases: Fase 1 o Fase Pérdida de Peso y la Fase 2 o de Mantenimiento del Peso

Menú tipo fase 1

DESAYUNO

Dos Kiwis, pasados 15 minutos, café descafeinado con leche desnatada y avena

COMIDA

Espinacas salteadas con ajo y jamón. Salmón a la parrilla con ensalada de lechuga y tomate. Postre Queso Brie

MEDIA TARDE

Fruta o queso curado y jamón serrano

CENA

Puré de verduras permitidas sin grasa. Arroz integral con salsa de tomate sin grasa. Yogur desnatado sin azúcar o edulcorado

NORMAS DE COMIDA SEMANAL RECOMENDADAS EN LA SEGUNDA FASE.

- 2 veces/semana: carne de vaca (jamón York. jamón asado o curado)

- 2 veces/semana: ave (pollo o pavo, sin piel)

- 2 veces/semana: huevos (tortillas, revueltos, cocidos.)

- 4 veces/semana: pescado.

- 5 veces/semana: glúcidos «buenos» (alimentos integrales leguminosos, legumbres, arroz integral, pasta integral), preferentemente por la noche.

Esta aconsejado a media mañana tomar solo fruta, y a media tarde (merienda), tomar proteínas en forma frutos secos, queso curado o yogur desnatado.

No dejar pasar más de cuatro horas entre comidas para mantener estable el nivel de glucosa. Beber 2 litros de agua repartida a lo largo del día. No tomar bebidas alcohólicas, Dos días a la semana con la comida o cena se pude tomar 10 Cl. de vino tinto o un vaso de cerveza, al finalizar las mismas.

Es otra dieta pensada en el negocio de venta de productos complementarios, en su página se ofrecen toda la gama de complementos *"además de varios productos que el señor Montignac ha elegido personalmente y que no pueden ser comprados en tiendas normales"*.

En 2010 Michel Montignac falleció de cáncer de la próstata a los 65 años. Le sobrevive su esposa Suzy, sus hijos, que siguen con el rentable negocio.

35-Dieta de los Cinco Elementos

Según la medicina tradicional china, en la naturaleza se pueden encontrar 5 tipos de elementos: el agua, la tierra, la madera, el fuego y el metal. Estos elementos están conectados entre sí y se encuentran dentro de todos los aspectos del cuerpo y la salud, jugando un papel fundamental en la nutrición, ya que según la dieta Tao, éstos se podrían encontrar en los diferentes alimentos.

La dieta tradicional china clasifica los alimentos en diferentes categorías. La principal es la del yin y el yang, pero a ella se asocian las cuatro energías, los cinco elementos y los cinco sabores.

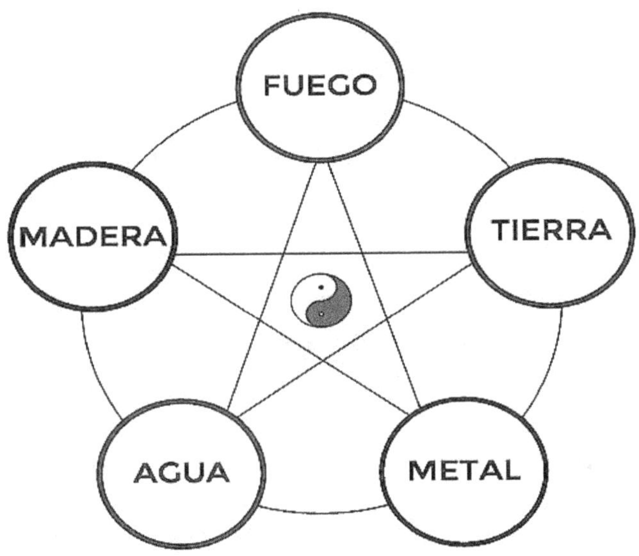

Todos los alimentos tienen una energía propia según sus nutrientes y contenido. Ésta de moda una novedosa aplicación de la dieta de los 5 elementos en EE. UU. que es muy utilizada por estrellas del cine. Consiste en hacer cinco comidas diarias con 5 alimentos básicos. El pico de azúcar en sangre estimula la secreción de insulina, que produce sensación de hambre. Para evitarlo, se debe aumentar el número de comidas que se hacen al día, acortando las horas entre una ingesta y otra a fin de evitar la secreción excesiva de insulina, manteniendo los niveles de glucosa en sangre dentro de lo normal

Esta dieta contempla la incorporación de 5 tipos distintos de nutrientes: proteínas (de carnes magras), hidratos de carbono integrales, fibra alimentaria en forma de salvado, grasas poliinsaturadas y agua. Además, tienes que hacer ejercicio cinco veces por semana.

Se deben de comer mucha verdura de la temporada, poca carne, aunque siempre hay que tomar alguna cantidad. Cereales integrales ligeros, quinoa, arroz integral de grano largo o basmati, cuscús y bulgur.

El verano está relacionado con el elemento Fuego. La dieta y el ejercicio son muy importantes. Utilizaremos alimentos refrescantes que nos aporten frescura y vitalidad, Cereales integrales muy ligeros (arroz basmati, polenta, cuscús, maíz), Legumbres judías. Verduras verdes en especial las de sabor amargo, espinacas, acelgas, endivias, escarola, lechuga...) y verduras de color rojo, pimiento, zanahoria, rabanitos. Fruta de la estación

El otoño está relacionado con el elemento Metal, es la estación de la cosecha, la fructificación de todo el crecimiento de la primavera y el verano. Es momento de añadir a nuestra dieta Cereales integrales, especialmente el arroz integral de grano corto, Legumbres lentejas, Verduras redondas (calabaza, coles de Bruselas, brócoli, coliflor...) y tubérculos cebolla, zanahoria, chirivía, puerro y verduras de hojas verdes. Alimentos algo picantes (rabanitos, nabos, jengibre, ajo, mostaza, berros, cebollinos. Sopas de verduras y algas, condimentadas ligeramente con miso. Fruta cocida, peras, manzanas, higos.

El invierno pertenece al elemento Agua. Es momento de mantenerse caliente, la naturaleza permanece en calma, guardando su energía para cuando llegue el buen tiempo. Debemos reforzar la alimentación, con cereales integrales (especialmente el trigo sarraceno y el mijo) Variedad de leguminosas (azuces, judías, lentejas, soja negra...) Verduras de raíz, redondas, remolacha, rábanos. Verduras de hojas verdes espinacas, acelgas, borraja Condimentos variados con moderación a diario.

El elemento Tierra: es el comodín, el centro, la madre de la naturaleza, de los alimentos que crecen en la tierra. Cereales integrales (mijo, arroz integral, quinua, avena…), Los garbanzos, las lentejas y las verduras, en especial las dulces (zanahorias, calabaza, cebollas, remolacha, nabos, chirivías, coles, lombarda, etc.) Alimentos de color amarillo-naranja.

En la dieta de los 5 elementos se evitarán tomar azúcares refinados, miel, frutas y zumos tropicales, comidas grasientas, aditivos, productos lácteos, carnes grasas, vinagres, comida ácida, alcohol, estimulantes (café, té.), bebidas alcohólicas y gaseosas, comida demasiado hecha, o excesivamente seca. Usaremos cocciones relajantes, que calienten ligeramente al vapor, cremas y purés, hervidos de verduras, estofados de verduras cortos. Tres veces a la semana una ración de carne de pollo o pavo sin grasa, y dos, pescados azules a la plancha con vegetales.

36-Dieta South Beach

Es la invención del cardiólogo norteamericano Arthur Agatston que creó una dieta para adelgazar a sus pacientes cardiacos en los 90, y que hoy, es un auténtico boom. Se centra en el control de los niveles de insulina y los beneficios de los hidratos de carbono refinados lentos en comparación de los carbohidratos rápidos. Esta dieta promete la pérdida de hasta 6 kilos en dos semanas.

La dieta es sencilla y no obliga a contar calorías, sólo a elegir alimentos y respetar porciones normales. Está compuesta de tres fases, cada fase consta de una serie de recomendaciones que conviene cumplir al pie de la letra si se quieren obtener buenos resultados

Fase 1: contra la ansiedad

La primera etapa de la dieta debe extenderse por 14 días, ni uno menos ni uno más. La idea es que quien la realice no se quede nunca con hambre: por eso, consta de 3 comidas y 2 colaciones diarias.

Alimentos prohibidos: frutas, pan, pastas, arroz, patatas, dulces, postres, galletitas, azúcar y alcohol.

Alimentos permitidos: carnes muy magras de pollo y pavo, pescado y vaca magra, huevos, quesos de muy bajo contenido graso, leche descremada (preferentemente con fibras), verduras de todo tipo (excepto zanahoria y calabaza), aceites para condimentar, gelatinas dietéticas, agua, té, tisanas y café (sin abusar), y caldos de verduras. Durante la etapa 1 se puede perder entre 3 y 6 kilos

La fase 2: volver a los carbohidratos

La función de la fase 2, denominada Reintroduciendo carbohidratos, es continuar bajando de peso a pesar de que se empiezan a introducir algunos alimentos anteriormente prohibidos. La duración de esta etapa depende de cada persona y del peso al que quiera llegar cada uno. Pero lo habitual es que se pierda entre medio y un kilo por semana.

Alimentos que se incorporan: pan, pastas, arroz, patatas (en cantidades restringidas) y frutas. Lo recomendable es agregar 2 porciones en el día que pueden ser: 2 porciones de fruta (melón, frutillas, cítricos, peras, kiwis, duraznos, manzanas) o- 1 porción de fruta y 1 porción moderada de almidón que se puede incorporar de acuerdo con las siguientes recomendaciones:

El arroz debe ser integral. La pasta debe ser seca e integral, cocida al dente uno o dos minutos menos de lo que se indica. El pan debe ser integral de multicereales, con avena o salvado. La patata hervida con piel y fría, nunca horneada o en puré. Se agregan también en esta etapa: batata hervida, calabaza fibrosa (no en puré), zanahoria cruda y lácteos descremados sin agregados de azúcar

Alimentos prohibidos: chocolate, pan blanco, cereales para el desayuno, fideos y pasta demasiado cocidos, arroz blanco, zanahorias y remolachas cocidas, frutas cocidas o en jugos, dulces, mermeladas, azúcar, dulces y helados.

Fase 3: cambio de hábitos

Una vez que se llega al peso ideal, se pasa automáticamente a la fase 3 de la dieta, llamada "A diez for life" (Una dieta para siempre).

¿A qué se debe el nombre?

Para su creador, más que de una dieta, se trata de un estilo de vida. El objetivo básico de esta etapa es mantener el peso alcanzado. Si se recuperan unos kilos, volver a empezar por la fase 1.

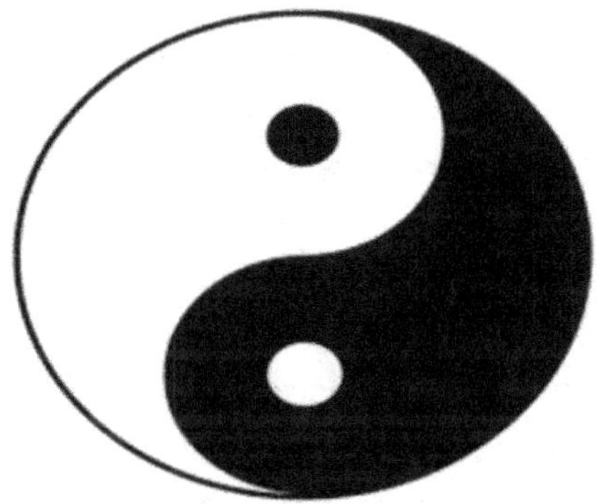

37-Dieta Macrobiótica o Zen

La dieta macrobiótica o Zen, tiene infinidad de seguidores entre los seguidores de los alimentos biológicos y naturales. La palabra macrobiótica apareció en el Tratado sobre la prolongación de la vida de Hufeland en el siglo XVIII.

Por el año 1930, Oshawa incorpora los conceptos dietéticos de la filosofía Zen, donde los alimentos se dividen en Yin y Yang. Los alimentos Yin son activos y los Yang pasivos. El equilibrio psíquico y la salud dependen de la proporción entre las dos clases de alimentos. Los cereales, hortalizas y verduras ofrecen el mayor equilibrio entre el Yin y el Yan y son la base de la alimentación macrobiótica.

La dieta macrobiótica, está basada en el consumo de cereales integrales (50%), vegetales y hortalizas (25%) y legumbres (15%) de la ingesta diaria. Osawa, no tuvo ningún pudor en afirmar "Ninguna enfermedad es más fácil de curar que el cáncer con la dieta macrobiótica". Murió en el año 1966 a los 72 años de un cáncer, fallándole su predicción de que con su dieta se alcanzaban los cien años en perfectas condiciones

Los alimentos Yin, se asocian con el frío, lo oscuro y la humedad, aunando en este grupo todo lo acuático como el pescado y las algas, así como lo que crece bajo tierra, como los champiñones y los tubérculos patatas, cebollas, nabos, remolacha además de la cebada, la avena, la berenjena, el cerdo, el conejo, el plátano, la sandía, etc.

En el grupo opuesto están los alimentos Yan, cálidos, secos y duros. Así, pertenecen a esta categoría aquellos que crecen en el campo, el suelo o lugares muy luminosos, tales como el ajo, los espárragos, el hinojo, algunos moluscos como los mejillones, el puerro, el pollo, el pavo, etc. La dieta macrobiótica debe contener:

50% de cereales (arroz, cebada, centeno, trigo, maíz, cus cus). 25% de vegetales y hortalizas. Sopas de miso o de tamari, acompañadas de verduras o algas. 15% de legumbres.

Los 3 tipos de alimentos prohibidos son: los lácteos; la harina blanca y el azúcar, Oshawa, afirmaba, que:

Los lácteos crean irritación en el estómago y mucosidad. Las harinas crean irritación, inflamación y mucosidad. Los azúcares producen inflamación, y mucosa.

El pescado blanco se permite una o dos veces por semana, la carne deberá ser de pollo y pavo exclusivamente, y sólo de forma ocasional, lo mismo que el huevo también ocasional, limitándose su consumo a uno cada diez días, y deberá ser un huevo fertilizado. En cuanto a la fruta, es preferible que esté cocida o seca, y sólo en ocasiones podrá comerse fresca.

Por último, las bebidas y los líquidos no pueden mezclarse con las comidas y deben beberse siempre después de éstas. Las más recomendadas son las infusiones y el té de tres años (té Bancha o kukicha). El agua es preferible beberla tibia.

En el año 1966, el Gran Jurado del Estado de Nueva Jersey, sentencio que la dieta macrobiótica constituía un peligro para la salud de la población.

38-Dieta Climatarian o Planetaria

Esta dieta aparece cada día con más frecuencia en los medios de comunicación, con el fin de captar consumidores responsables, que colaboren a la hora de combatir el carbono o lo que viene a ser lo mismo el cambio climático.

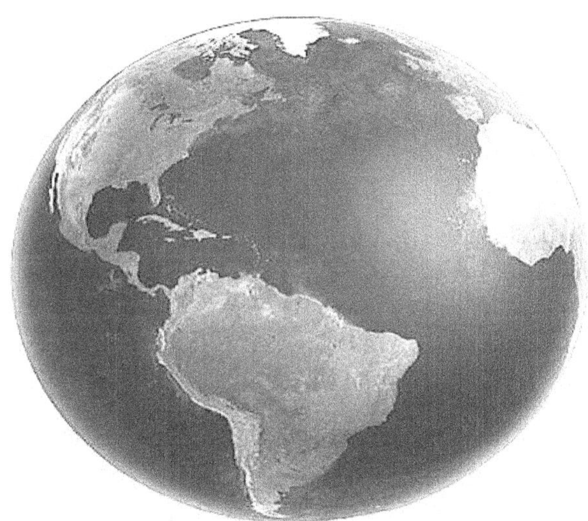

Con una cierta similitud a la dieta vegetariana y el veganismo la dieta climatarian no solo tiene en cuenta los alimentos que ingerimos, también indica donde comprar, como cocinar, aprovechar las sobras y gestionar los deshechos. Se da prioridad a la hora de comprar aquellos alimentos que causen un impacto menor en el medio ambiente, se pretende con ello, lograr una "dieta equilibrada" basada en alimentos de origen vegetal (como cereales, legumbres, frutas y verduras) y alimentos de origen animal producidos de forma sostenible en sistemas que generen pocas emisiones de gases de efecto invernadero. A fin de evitar en lo posible el calentamiento global y las emisiones de CO2.

En este tipo de dieta, más que el alimento en sí, lo que importa es como se obtiene, ya que el fin, es evitar en lo posible el efecto invernadero, que se reduciría a su entender notablemente, eliminando la carne de rumiantes ya que tanto la agricultura como la ganadería intensiva son un problema, pues la cría del ganado influye en el estado del suelo, en la emisión de gases con efecto invernadero y, en el malgasto de agua. El éxito reside en poder modificar los modelos de consumo, aumentando la ingesta de alimentos crudos a fin de ahorrar energía emitiendo menos carbono y comprando productos de cercanía, cultivados o criados en la zona, para disminuir el consumo energético del transporte. Teniendo siempre presente; reducir, reutilizar y reciclar, procurando, evitando los envases de plástico y de un solo uso, empleando bolsas de papel o reutilizables.

También es importante, reducir al máximo las sobras, comprando solo, lo realmente preciso y gestionando los deshechos. Está probado que entre el 25 y el 30% de la comida que se produce en el planeta termina en la basura.

39-Dieta Perricone o dieta anti-edad

La dieta Perricone fue creada por el Dr. Nicholas Perricone, dermatólogo clínico e investigador. Es una dieta que según su autor se caracteriza por sus propiedades anti-edad. Alcanzo gran notoriedad al conocerse que es la dieta que sigue la Reina Leticia. Está basada en la teoría de que la inflamación celular es la causa del envejecimiento ya que cuando en nuestras células se produce esta irritación microscópica aparecen estrías, pérdida de firmeza y arrugas. (Algo sin ningún fundamento científico) En la dieta Perricone tienen una gran importancia las proteínas y a los alimentos de bajo índice glucémico, es decir, aquellos que liberan el azúcar al torrente sanguíneo de forma progresiva. En su libro titulado '" La promesa Perricone", asegura que nos veremos más jóvenes en tan solo tres días.

Se organizan los alimentos en 10 grupos:

Todas las especies (canela, nuez moscada, laurel, clavo, alcaravea, orégano, etc.

Chiles

Semillas y nueces

Judías secas, lentejas, garbanzo, soja

Productos probióticos

Cereales enteros

Vegetales

Frutas ricas en fibra

Frutas ricas en grasa (Aguacate)

Alimentos ricos en ácido graso esencial Omega-3, y especialmente salmón salvaje fresco

Con esta dieta se deben realizar 5 comidas diarias repartidas del siguiente modo: desayuno, comida, merienda, cena y post-cena. Hace de salmón salvaje su alimento estrella.

Menú tipo:

Desayuno: beber un vaso de agua mineral en ayunas.

Tortilla de 1 huevo + Medio vaso de copos de avena + Una rodaja de melón o 125 grs. de frutas del bosque-

Comida:

Salmón a la parrilla o atún en lata bajo en sal + Ensalada de lechuga aliñada con una cucharada de aceite de oliva virgen extra y zumo de un limón exprimido + Una rodaja de melón

Merienda:

60 grs. fiambre de pechuga de pollo o pavo baja en sal + un puñado de avellanas, almendras o nueces + una manzana verde.

Cena:

115-170 grs. de salmón a la plancha + ensalada de lechuga aliñada con una cucharada de aceite de oliva virgen extra y zumo de limón exprimido + 250 grs. de espárragos, brócoli o espinacas y aceite de oliva + una rodaja de melón o 75 grs. de frutas del bosque.

Post-cena: 60 grs. De pavo poco graso bajo en sal o pechuga de pollo + manzana o pera + puñado de aceitunas o avellanas, nueces o almendras.

Como complemento al "método Perricone" debemos adquirir un sinfín de cremas, tónicos, y complementos alimenticios (como omega-3 o antioxidantes), que, como sucede en estos casos, están a la venta en su página web. Se afirma que el verdadero interés de Perricone no es, en suma, la mejora de la salud pública, sino la mejora de su lucrativo negocio.

40-Dieta de Antoine

La dieta de Antoine es una dieta disociada más, sin base científica que la apoye, es una de la más cuestionada por la clase médica, se basa en la teoría del equilibrio entre ácidos y bases en el estómago. Esta dieta prevé la ingestión diaria de un sólo tipo de alimento, sin límite de cantidad, para cada día de la semana.

Según Antoine, la monotonía del alimento y una dieta exclusivamente seca, dado que no prevé el aporte de líquidos en las comidas, acaban por dar una sensación de saciedad.

La crítica que puede hacerse a esta dieta es que resulta rigurosa. No muy aconsejable por ser una dieta no balanceada nutricionalmente. Las bases de esta dieta son el evitar comer los tres principales grupos de alimentos al mismo tiempo y en el mismo día.

Glúcidos (pan, trigo, patata, cebolla, zanahoria, batata, mandioca, semillas, habas, dulces, chocolate, caramelos, pastas, arroz, azúcar)

Proteínas (pescado, carne, pollo, cerdo, vaca cordero, caza, lácteos Light, frutos secos)

Alimentos neutros (verduras, leche, quesos con más de 45% de grasa, mantequilla, carne o pescado crudo y/o ahumado, y los aceites vegetales)

Está prohibida el agua en las comidas. Tiempo de duración: una semana (y no repetirla).

La dieta se distribuye así:

Lunes: Solo verduras; de todo tipo, col, lombarda, acelgas, espinacas, apio, zanahorias, judías verdes, brócoli, etc.

Martes: Solo carnes, vaca, ternera, cerdo, cordero, pavo, conejo, pollo

Miércoles: Solo huevos: pasados por agua, duros, a la plancha, cocidos, revueltos.

Jueves: Solo lácteos, leche: descremada con agregado de café, té, cacao, edulcorante. Yogur descremado, queso blando sin sal

Viernes: Solo pescados: todos los pescados y mariscos, atún, merluza, lenguado, sardinas, bacalaítos, salmón, chicharro, caballa, mejillones, langostinos, etc.

Sábado: Solo frutas: plátanos, manzanas, peras, mandarinas, naranjas, melón, toronjas, ciruelas, duraznos, fresas, cerezas, kiwis, etc. Pueden comerse naturales, ensalada, macedonia, compota, asadas, cocidas, zumos y licuados. Se puede añadir edulcorante.

Domingo: Se puede repetir la dieta de cualquier día de la semana

No existe limitación de cantidad, se puede comer de lo indicado, lo que apetezca, ajustándose al menú del día. Beber agua solo en ayunas y entre comidas.

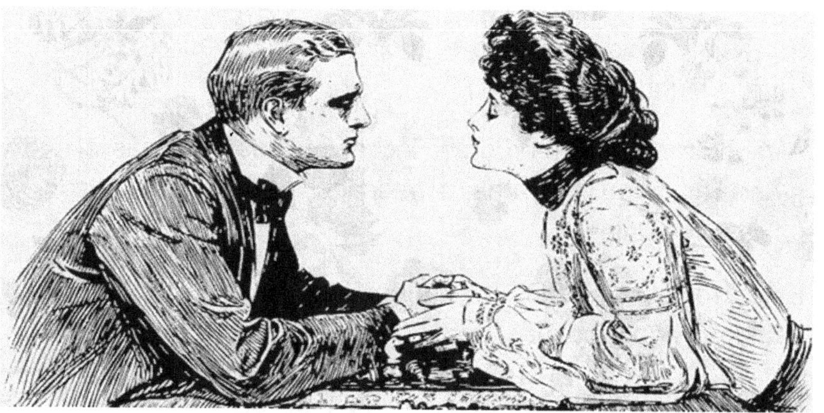

41-Dieta afrodisíaca

Durante siglos, a ciertos alimentos y bebidas se les han reconocido propiedades afrodisíacas. Egipcios, griegos y romanos, ya reconocían que el buen sexo, comienza en la cocina.

Por definición, la palabra afrodisíaco (proviene de Afrodita = Venus, diosa de la fecundidad y la sexualidad en la mitología griega.) es un alimento, bebida o sustancia que aumenta el deseo sexual.

La dieta afrodisíaca, se basa en las propiedades de una serie de alimentos a los que tradicionalmente se les ha atribuido capacidades estimulantes de la libido. Los afrodisíacos pueden ser clasificados en dos grupos principales: uno de tipo psicológico: visual, táctil, olfativo, auditivo, el otro, provocado por la ingestión de comida, bebidas alcohólicas, drogas o medicamentos.

En el caso de la dieta afrodisíaca, la estimulación de la libido se logra a través de la ingestión de determinados alimentos y bebidas.

Tipo de menú afrodisíaco

Desayuno: una taza de chocolate con unas galletas de canela, o una taza de café o té rojo con un poco de canela o nuez moscada, y una rebanada de pan de semillas untado con aguacate.

Media mañana: dos rodajas de piña natural, una infusión de Gin Seng y un chupito de anís.

Almuerzo: Un plato de ostras con una copita de vino tipo Rioja o de champaña. Solomillo de res a la pimienta acompañado de una ensalada con espárragos, tomates, pimiento rojo, rábanos y unas virutas finas de jengibre, aceite de oliva y vinagre de Jerez. De postre, una macedonia de frutas con piña, plátano, fresas y aguacate.

Merienda: unas almendras tostadas o unos pistachos con una copita de Jerez seco frío

Cena: Salmón con 6 langostinos pelados y una guarnición de espárragos verdes, pimiento y cebolla, todo a la plancha. De postre, copa de fresas, frambuesas y arándanos. Una copa vino aromática de Rueda frío o de champán.

Después de la comida y cena, una Infusión a elegir entre: anis estrellado canela, gin seng, maca andina, y guaraná, plantas que siempre se han considerado afrodisíacas en muchas culturas.

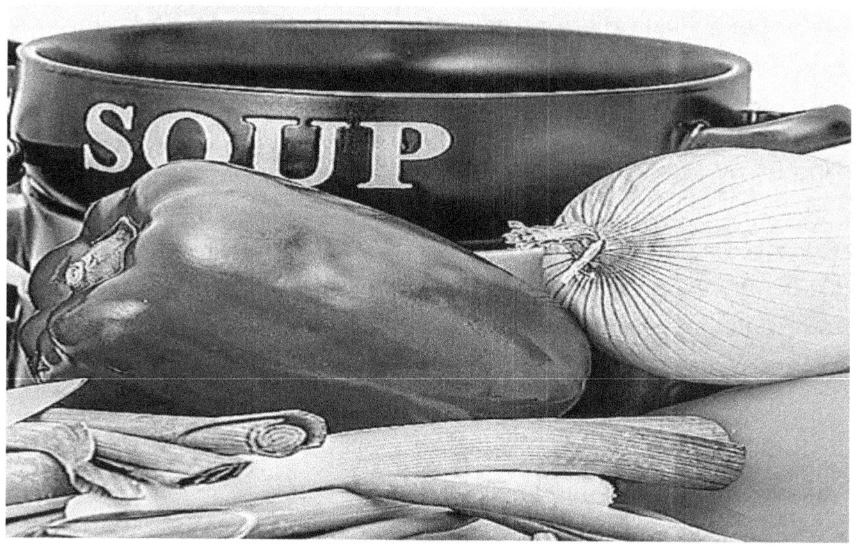

42-Dieta de la Sopa Quema-grasas

Esta sopa adelgazante o sopa quema grasas no es una dieta propiamente dicha. ya que en realidad es un ayuno Es conocida desde hace muchos años en diversos hospitales y se utilizaba como remedio urgente para bajar el peso excesivo de pacientes antes de ciertas operaciones delicadas sin correr riesgos y eliminando toxinas, líquidos retenidos y de paso, bastante volumen y grasa.

Se aconseja mantener tres días, no siendo aconsejable prolongar la dieta más de siete días. La Sopa quema grasa ayuda a gastar más calorías que las que asimilamos, es decir que cuando más consumimos la sopa quema grasa, más kilos vamos a perder.

Se debe tomar al menos 6 tazas de caldo de 200 Cl. pudiendo aumentar la cantidad de sopa que uno come durante el día porque las calorías son mínimas. Esto sólo funcionará si se come solo la sopa. No debe tomar nada más que la sopa quema grasa.

Éstos son los ingredientes con los que se elabora la sopa quema grasa: 1/4 repollo pequeño troceado, 1 pimiento verde. 2 tomates pelados y troceados, 1 manojo de apio, 1 puerro, 2 cebollas grandes, 1 nabo, 4 zanahorias, 2 pastillas de caldo vegetal.

Todos los ingredientes, limpios y troceados se añaden a 2 litros de agua, y se deja hervir durante dos horas y media, añadiendo agua caliente si fuera preciso. Se cuela exprimiendo, calculando recoger al final 1,.2. litro de caldo suficiente para un día.

Las verduras del hervido se pasarán por la batidora y servirán para preparar una excelente crema de verduras, añadiendo un poco de sal, un chorrito de aceite de oliva virgen, y media cucharadita de jengibre en polvo que pueden aprovechar todos los miembros de la familia.

43-Dieta del Ayuno Alterno 3X2

La dieta del ayuno alterno o intermitente, en la actualidad está tomando un protagonismo como dieta antiaging seguida por conocidas estrella. Es en cierta manera una variante de la dieta de verduras quema grasa, consiste en comer tres días de menú ideal seguidos de dos de semiayuno en el que se tomaran exclusivamente caldo de la sopa de verduras, zumos recién exprimidos e infusiones a elegir incluidas té verde y te, para retornar al día siguiente otros tres días de menú normal seguidos de otros dos de semiayuno.

El caldo se puede preparar igual que el de sopa quema grasa.

El día anterior y el posterior de la semidieta se tomarán de primeros en la comida el pure de las verduras de las que se extrajo el caldo.

44-Dieta del Semáforo

Se la conoce como la Dieta del Semáforo porque para seguirla se deben tomar los alimentos que están clasificados en 3 grupos y según los colores: Verde, Naranja y Rojo, al igual que los colores de un semáforo y que se pueden considerar los colores más adecuados para mantener la salud. A cada alimento se le asocia un color.

Se clasifican en los que se pueden tomar de forma libre (Color Verde), los que deben controlarse la cantidad que ingerimos (Naranja) y los que están prohibidos y solo se deben ingerir de forma excepciona (Color Rojo). Es una dieta relativamente fácil de seguir ya que sólo se precisa tener un poco de memoria para asociar ciertos alimentos con los colores.

Los alimentos están seleccionados según el aporte calórico que tienen, es decir que los alimentos de color verde son alimentos que nos aportan pocas calorías y nos ayudarán a perder peso.

Alimentos verdes: **Permitidos**

- Vegetales. Todas las verduras y hortalizas, a excepción de las patatas.

- Frutas. La mayoría de las frutas, a excepción de los plátanos y aguacates

- Agua natural. Infusiones. Zumos y bebidas sin azúcar ni alcohol.

- Especias aromáticas. Vinagre de manzana

- Pescados blancos: Merluza, pescadilla, bacalao fresco,

- Carne de pollo o pavo.

- Lácteos desnatados.

Alimentos naranjas: **Permitidos con prudencia**

Frutas como el plátano y el aguacate, sólo con moderación.

Cereales, incluye pan, pasta, arroz, harinas, consúmelos con moderación

Frutos secos. Son saludables, pero también contienen demasiadas calorías por lo que deberás consumirlo en forma muy medida.

Legumbres. Lo mismo se aplica a las legumbres.

Lácteos semidesnatados.

Pescado azul. Son saludables pero muy ricos en grasas por lo que no debes abusar.

Aceites vegetales.

Huevos. No más de 2 o 3 a la semana.

Carnes de ternera, conejo, vaca o cordero. Jamón serrano y York.

Patatas hervidas o asadas,

Alimentos rojos: **-Prohibidos**, no consumir nunca o sólo muy ocasionalmente

Se deben eliminar de la dieta. los fritos, dulces. Todo tipo de bollería. Lácteos enteros, elegir los desnatados.

Todas las carnes grasas, como la de cerdo, cordero, pato y ganso, consumir sólo ocasionalmente.

Nada de embutidos. Refrescos azucarados y Bebidas alcohólicas. Salsas, sólo ocasionalmente.

Se recomienda: hacer un mínimo de 5 comidas al día. Beber no menos 2 litros de agua diarios. Practicar algo de ejercicio y andar al menos una hora

45-Dieta de los Días Alternos

Avalada por el Instituto Médico Europeo de la Obesidad, la Dieta de los Días Alternos, no es muy restrictiva y lo mejor de todo es un plan alimenticio compatible con la vida social. Ésta dieta recibe el nombre de la Dieta Días Alternos, por que divide los días de la semana en tres sistemas diferentes a la hora de comer, lo que nos hará conseguir la pérdida de peso al combinar tres días temáticos diferentes a lo largo de la semana

Es una dieta que está teniendo bastante aceptación por que no es muy estricta y permite "pecar" algún día. Durante los días sociales se permite algún capricho como un postre, un trozo de chocolate, un plato de macarrones o arroz caldoso o paella, acompañados de una copa de vino. Se recomienda que la cena sea ligera y no excedas mucho la cantidad de calorías que ingieres.

Días depurativos, son días de Semi-ayuno para depurar el organismo y eliminar toxinas en los cuales solo es posible tomar hasta 500 Kcal. Nos ayudarán a mejorar los niveles de retención de líquidos.

Días de régimen, son los días en los que se puede optar por frutas, verduras, carnes magras y pescado blanco.

Días sociales, son aquellos en los que está permitido concederse pequeños caprichos o tomar comida más calórica, pero sin excederse. Se pretende suavizar la sensación de estar a dieta, y poder disfrutar de platos considerados "menos dietéticos" durante el fin de semana.

- LUNES Día 1 Fase Fast – Día Depurativo

- MARTES Día 2 Fase Fast – Día Régimen

- MIÉRCOLES Día 3 Fase Fast – Día Depurativo

- JUEVES Día 4 Fase Fast – Día Régimen

- VIERNES Día 5 Fase Fast – Día Depurativo

- SÁBADO Día 6 Fase Fast – Día Social

- DOMINGO Día 7 Fase Fast – Día Social

Menús para los siete días de la semana:

LUNES: Día 1 FASE FAST (DIA DEPURATIVO)

- DESAYUNO: Café descafeinado. Zumo de dos naranjas. Yogur 0% de menos de 60 Kcal. con una cucharadita de salvado de avena.

- MEDIA MAÑANA: Una manzana. Dos nueces.

- COMIDA: Un tazón de caldo de verduras depurativas. 150 gr. de queso fresco 0%. 1 vaso de zumo de zanahoria.

- MERIENDA: 1 manzana. 2 nueces.

- CENA: Un tazón de caldo de verduras depurativas. 2 lonchas de jamón York o pavo. 1 copa de vino tinto. (100 Cl.)

MARTES: DÍA 2, FASE FAST (DÍA RÉGIMEN)

- DESAYUNO: Café descafeinado.

- Dos bizcotes de pan tostado integral con tomate triturado y dos lonchas de jamón serrano o ibérico.

- MEDIA MAÑANA: Dos mandarinas. Una nuez. Un yogur 0% de menos de 60 Kcal.

- COMIDA: Ensalada mixta completa: Incluye dos buenos puñados de canónigos, 1 tomate, 1 lata de atún en aceite bien escurrida, 1 huevo duro, ¼ de cebolla, 2 espárragos blancos y 5 aceitunas. Para el aliño utilizamos una cucharada sopera de aceite de oliva virgen extra, vinagre balsámico y una pizca de sal.

- MERIENDA: Dos mandarinas. Una nuez. Un yogur 0% de menos de 60 Kcal.

· CENA: 150 gr. de sepia a la plancha con ajo y perejil. Una onza de chocolate negro.

MIÉRCOLES: DÍA 3, FASE FAST (DÍA DEPURATIVO)

· DESAYUNO: Café descafeinado. Zumo de dos naranjas. 100 gr. de kéfir.

· MEDIA MAÑANA: Un kiwi. Dos nueces.

· COMIDA: Un tazón de caldo de verduras depurativas. 50 gr. de queso fresco 0%. 1 vaso de zumo de zanahoria.

· MERIENDA: Un kiwi. Dos nueces.

· CENA: Un tazón de caldo de verduras depurativas. 2 lonchas de jamón curado. 1 copa de vino tinto.

JUEVES: DÍA 4, FASE FAST (DÍA RÉGIMEN)

· DESAYUNO: Café descafeinado. Dos biscotes de pan tostado integral con tomate triturado y dos lonchas de jamón serrano o ibérico.

· MEDIA MAÑANA: 150 gr. de queso de Burgos 0% con una cucharada de postre de miel de Manuka. Dos nueces.

· COMIDA: Escalivada de pimientos y atún: Incluye 200 gr. de pimientos rojos asados condimentados con una lata de atún en aceite de oliva escurrida y ¼ de cebolla picada. Para aliñar utilizamos una cucharada sopera de aceite de oliva virgen extra y una pizca de sal y/o pimienta. 1 vaso zumo zanahorias.

· MERIENDA: Un melocotón. Una nuez. Un yogur 0% de menos de 60 Kcal.

- Mezclarlo todo para tener una merienda sabrosa. Además, el yogur puede ser con sabor a melocotón o a macedonia.

- CENA: 150 gr. de lacón con pimentón y ½ cucharada sopera de aceite de oliva. Una onza de chocolate negro. 1 copa de 100 cc de vino tinto.

VIERNES: DÍA 5, FASE FAST (DÍA RÉGIMEN)

- DESAYUNO: Café descafeinado. Zumo de dos naranjas. Yogur 0% de menos de 60 Kcal. con una cucharadita de salvado de avena.

- MEDIA MAÑANA: Dos mandarinas. Dos nueces.

- COMIDA: Un tazón de caldo de verduras depurativas. 150 gr. de queso fresco 0%. 1 vaso de zumo de zanahoria.

- MERIENDA: Dos mandarinas. Dos nueces.

- CENA: Un tazón de caldo de verduras depurativas. No añadiremos sal. 75 gr. de hummus de garbanzos con zanahoria preparada en forma de palitos.

SÁBADO: DÍA 6, FASE FAST (DÍA SOCIAL)

- DESAYUNO: Café descafeinado edulcorado. Tortilla con un huevo entero, y una clara de otro huevo, una loncha de jamón York, una loncha de queso, un tomate y ¼ de cebolla. Una rebanada de pan integral de centeno.

- MEDIA MAÑANA: Dos mandarinas. Dos nueces. Un yogur 0% de menos de 60 Kcal. con una cucharadita de salvado de avena.

- COMIDA: Lentejas con chorizo: Para prepararlas utilizamos 100 grs de lentejas secas, con dos dedos de chorizo, una zanahoria y ½ patata, una hoja de laurel y media cabeza de ajos sin pelar. Es importante ir retirando la grasa mientras se va realizando la cocción de la legumbre. 150 gr. de queso fresco 0%. 1 copa de vino tinto.

- MERIENDA: Un melocotón. Una nuez. Yogur 0% de menos de 60 Kcal. Mezclarlo todo para tener una merienda sabrosa. Además, el yogur puede ser con sabor a melocotón o a macedonia.

- CENA: 200 gr. de emperador a la plancha con ajo y perejil acompañado de 150 gr. de salteado de setas. 1 copa de vino tinto. 1 onza de chocolate negro.

DOMINGO: DÍA 7, FASE FAST (DÍA SOCIAL)

- DESAYUNO: Café descafeinado. Una tortilla compuesta por un huevo entero, una clara de otro huevo, una loncha de jamón York, una loncha de queso, un tomate y ¼ de cebolla. Una rebanada de pan integral de centeno.

- MEDIA MAÑANA: Un kiwi. Un yogur 0% de menos de 60 Kcal. con una cucharadita de salvado de avena. Dos nueces.

- COMIDA: Solomillo de ternera o buey de 200 gr. a la parrilla o plancha, acompañado de 250 gr. de parrillada de verduras compuesta por berenjena, cebolla, pimiento rojo y espárragos verdes. 1 copa de vino tinto.

- MERIENDA: Una onza de chocolate negro. Dos galletas estilo María.

- CENA: 200 gr. de pulpo a la gallega sin la patata. 1 copa de vino tinto. 1 onza de chocolate negro.

El caldo de verduras depurativo se prepara con 4 ramas de apio, 1 ramillete de perejil, 1 Kg. de cebolla, un puerro, una cucharadita de diete de león, un puñado de col y 2,5 litros de agua. No se debe añadir sal

Fases del plan de los Días Alternos

PRIMERA FASE Fast de la Dieta Días Alternos: Tiene una duración total de 3 semanas, si se sigue correctamente la pérdida de peso va desde los 4,5 Kg. a los 6 Kg. debe distribuirse siempre de manera alterna: en 3 días depurativos, 2 días de dieta y 2 días sociales.

SEGUNDA FASE Evolución de la Dieta Días Alternos: Con una duración de 9 semanas, el ritmo de pérdida de peso es de 1 Kg. a 1,5 Kg a la semana, pudiendo perder entre 9 Kg y 13,5Kg. Durante esta fase, los días se distribuyen: 3 días de dieta, 2 días depurativos y 2 días sociales.

TERCERA FASE Control de la Dieta Días Alternos: Estamos en el último mes de la dieta. Éste último enfoque puede prolongarse hasta conseguir el peso ideal, o bien para trabajar en el mantenimiento del peso. En esta fase la semana incluirá 4 días de dieta, 1 día depurativo y 2 días sociales.

Una de las cosas que llaman más la atención de esta dieta es la de acompañar algunas comidas con una copa de vino de 100-125 Cl. diarios. (Una botella de buen vino tinto repartida para una semana) Un consumo moderado de vino tinto aporta beneficios para la salud, siendo un potente protector cardiovascular, además de ayudar a reducir el colesterol malo LDL y aumentar el colesterol bueno HDL. En cualquiera de las tres fases hay que sumar una buena hidratación y beber al menos ocho vasos de agua al día.

46-Dieta de la horchata de Alpiste

El alpiste o comida de los pájaros, es una gramínea que contiene almidón, Omegas 3, y 6, resinas, ácido salicílico y oxálico y sustancias nitrogenadas. Además, de proteínas y aminoácidos como el triptófano. Aporta enzimas, como la lipasa y otras, además de vitaminas del grupo B, minerales y, antioxidantes. La enzima lipasa ayuda a eliminar rápidamente la grasa del organismo ya sea de las arterias o depósitos de grasa y lo convierte en el gran aliado para perder peso, a la vez que hace que disminuyan los niveles de colesterol en sangre.

La dieta del alpiste es una dieta consistente en tomar alpiste a diario en forma de dos vasos de horchata de alpiste al día, uno por la mañana en ayunas justo después de levantarnos 15 minutos antes del desayuno y otro vaso también 15 minutos antes de la comida o la cena.

Para preparar la horchata, se deberá dejar cuatro cucharadas de alpiste en remojo durante la noche, por la mañana lavar las semillas con un colador y en una batidora o licuadora añadir las semillas a dos o tres vasos de agua y batir hasta lograr una mezcla homogénea. Guardar en la nevera y tomar tibia.

La dieta tipo debe proporcionar de 1000 a 1200 calorías:

- En ayunas: Un vaso de horchata.

- Desayuno: una pieza de fruta fresca, un vaso de infusión o té y una rebanada de pan integral con jamón York o similares.

- A media mañana: Una pera o una manzana

- Comida: 150 gr. de pechuga de pollo con abundante ensalada verde.

- A media tarde: Una fruta con un yogur descremado 0/0.

- Antes de la cena: Vaso de horchata de alpiste.

- Cena: una tortilla a la francesa de dos huevos y verduras hervidas. Una rebanada de pan.

Se deben evitar: fritos, embutidos, alimentos procesados, carnes rojas y grasas, bollería ni nada que contenga azúcar refinado. También bebidas alcohólicas y refrescos azucarados.

La duración de la dieta no debe sobrepasar los siete días, en caso de diarrea, detenerla. Beber dos litros de agua a lo largo del día.

47-Dieta Scardale

Esta dieta, una de las más famosas del mundo, fue realizada por el Dr. Herman Tarnower (cardiólogo). Aporta aproximadamente mil calorías y con ella se consigue perder de 2,5 a 3 kilos de peso a la semana. Propone tomar más proteínas menos azúcares y menos grasas, para que el cuerpo tenga que aprovechar sus reservas La limitación de calorías garantiza la perdida de medio kilo diario como promedio si se sigue tal como es, sin modificaciones. Scardale se dio cuenta de que, con una alimentación limitada en calorías y balanceada, se adelgaza y se logra además mejor rendimiento y estado físico.

Por supuesto que la dieta Scarsdale está diseñada para personas adultas sanas sin necesidades nutricionales. Se aplica durante dos semanas y se debe comer exactamente lo indicado.

Entre comida y comida, solamente está permitido comer zanahorias y apio. Estas dos verduras se pueden comer en las cantidades deseadas. No se debe ingerir ningún tipo de alcohol. Las únicas bebidas permitidas son el café, el té, la soda y las gaseosas dietéticas. Las ensaladas se aderezarán únicamente con limón o vinagre. No se utilizará aceite ni mayonesa. Las verduras se deben comer sin grasas ni aceites   Las carnes han de ser carnes magras y el pollo o el pavo, deben ser sin piel, a la plancha o cocidas.

Se basa en una restricción calórica mediante una alimentación que no supere las 1000 calorías por día. Cuenta con dos fases muy diferenciadas, una primera fase de shock que dura 14 días y otra indefinida de mantenimiento

En la primera fase. Únicamente se comerá tres veces al día

Está completamente prohibido el alcohol

Se deberán beber 2 litros de agua al día. Se pueden tomar bebidas como café, té o infusiones sin azúcar y sin leche.

Únicamente se puede cocinar aderezando con limón y vinagre. No está permitido utilizar aceite de oliva ni mantequilla.

La carne debe ser magra de pollo o pavo y tomarse sin piel

No se debe añadir a la comida ningún tipo de condimento

Menús tipo para siete días:

Los desayunos serán lo mismo todos los días de la semana Medio pomelo o una pieza de fruta, Una rebanada de pan e infusión de té o café. Entre comidas se pueden comer zanahorias, nabos y rábanos.

Lunes

- Comida: Surtido de fiambres magros (pavo, pollo, jamón cocido). 2 tomates asados. Té o café

- Cena: Pescado o marisco. Ensalada verde. 1 rebanada de pan integral tostado. 1 pieza de fruta

Martes

- Comida: Macedonia de frutas. Té o café

- Cena: Hamburguesa magra a la parrilla. Lechuga, tomate o pepino en abundancia

Miércoles

- Comida: Atún o salmón a la plancha. 1 pieza de fruta. Té o café

- Cena: Cordero magro a la plancha. Lechuga, tomate, pepino y apio.

Jueves

- Comida: 2 huevos. Requesón bajo en grasa. Calabacín. 1 rebanada de pan tostado. Té o café

- Cena: Pollo asado sin piel. Espinacas en abundancia

Viernes

- Comida: Surtido de rebanadas de queso. Espinacas. 1 tostada de pan. Té o café

  Cena: Pescado o marisco. Ensalada verde. 1 rebanada de pan   tostado

Sábado

- Comida: Macedonia de frutas. Café o té

- Cena: Pavo asado sin piel. Ensalada de tomates y lechuga. 1 pieza de fruta

Domingo

- Comida: Ensalada de frutas en abundancia. Té o café

- Cena: Carne de pavo o pollo a la parrilla. Ensalada de lechuga, tomate, pepino y apio. Café o Te

La segunda fase de la dieta Scarsdale es un programa de mantenimiento "el plan de mantenimiento Scarsdale" Se lleva a cabo una vez acabada la primera fase de 14 días. La lista de alimentos permitidos es mucho más amplia y se van sumando calorías, muchas de las personas, siguen perdiendo peso durante esta fase, si no sobrepasan las 1600-1700 calorías.

La dieta debe ser tal cual. No se pueden sustituir los alimentos, ni agregar nada. Es preciso tener en cuenta la fase de control de peso de la dieta posterior a la dieta Scarsdale, que consiste en un plan de mantenimiento bajo en calorías a fin de no ganar peso como efecto rebote.

48-Dieta de la clínica Mayo

La clínica Mayo es uno de los hospitales privados más prestigiosos de EE.UU. se hizo muy conocido, al hacer público en los años 80, un sistema de pérdida de peso. La razón que les impulsa está motivada por la necesidad de crear una dieta 'oficial' que estuviera fundamentada en el conocimiento científico para adelgazar, diseñado por los nutricionistas de la institución.

El sistema está divido en dos fases: Lose Ti (piérdalo) y Live Ti (vívelo). La primera está diseñada para bajar de peso rápidamente, la segunda es el mantenimiento del peso correcto de por vida La cantidad de la pérdida de peso inicial en la fase "Piérdalo" es segura y proporciona el impulso que la mayoría de las personas necesitan para continuar en el camino hacia un peso saludable. En la fase "Vívelo", se recomienda una menor bajada, de medio a un kilo por semana.

Según afirma uno de los responsables de la Clínica *"Es fácil quedarse en resultados rápidos, pero si no cambias de hábitos ni te preocupas de mantener lo que habías logrado rápidamente volverás a lo mismo y ganarás el peso perdido. Por eso nuestro objetivo es fomentar los cambios graduales, pero que sean para toda la vida. Algunas de las cosas que recomendamos parecen demasiado básicas, pero son las medidas más seguras para que el cambio sea para toda la vida".*

La Clínica Mayo recomienda poner atención tanto a la calidad como a la cantidad de los alimentos. Comer una gran cantidad de comida que tenga mucho volumen, pero que sea baja en calorías. La base de la Pirámide de Peso Saludable de Mayo Clinic son los vegetales y las frutas, de las cuales usted puede comer todo lo que quiera. La pirámide anima a consumir carbohidratos de granos enteros, fuentes de proteínas magras como las legumbres y pescados y grasas no saturadas, saludables para el corazón".

Se basa como todas las dietas, en la necesidad de controlar los aportes calóricos diarios, en este caso, potenciando la cantidad de proteínas y reduciendo los hidratos de carbono, es muy restrictiva, por lo tanto carente de la suficiente cantidad de vitaminas y minerales. Está considerada como desequilibrada por numerosos nutricionistas, se consumen entre 4 y 6 huevos al día, es por ello por lo que las personas con el colesterol alto o con tendencia a subidas no deben realizar este tipo de dieta.

Debemos dejar constancia que la Clínica no ha querido nunca responsabilizarse de esta dieta ya que apuestan por un trato personalizado a los pacientes y de acuerdo con sus necesidades.

Con esta dieta, que no tiene nada de original, y siguiendo al pie de la letra los menús de 1.000 calorías diarias y manteniéndola durante las dos semanas, que propone la Clínica de forma estandarizada, y dirigida a los pacientes con sobrepeso, se pueden perder de 8 a 10 kilos. Si la queremos repetir es aconsejable dejar pasar al menos un mes. Lo importante es que una dieta balanceada debe incluir por lo menos cinco tazas de frutas y vegetales todos los días. Los carbohidratos que consuma deben ser carbohidratos complejos como la avena y los cereales integrales. Las fuentes de proteína, carne o pescado y las de origen vegetal frijoles, soya, lentejas y otros granos deben estar libres de grasa.

Menú semanal (atribuido) la Clínica Mayo

Lunes

- Desayuno: Infusión con edulcorante, 1 naranja o pomelo, 2 huevos duros.

- Almuerzo: 2 huevos duros, ensalada de lechuga, pepino y tomate sin aceite y con vinagre de manzana, 1 taza de infusión.

- Cena: 2 huevos duros, 1 tomate sin aceite, 1 taza de infusión.

- Martes

- Desayuno: Infusión con edulcorante, 1 naranja o pomelo, 2 huevos duros.

- Almuerzo: 150 grs. de carne de ternera sin grasa, ensalada de pepino, apio, lechuga, 1 taza de infusión.

- Cena: 2 huevos duros, 1 naranja, 1 taza de infusión.

Miércoles

- Desayuno: Infusión con edulcorante, 1 naranja o pomelo, 2 huevos duros.

- Almuerzo: 2 pechugas de pollo a la plancha, ensalada de apio y pepino, 1 taza de infusión.

- Cena: 2 huevos duros, ensalada de espinaca y tomate sin aceite.

Jueves

- Desayuno: Infusión con edulcorante, 1 naranja o pomelo, 2 huevos duros.

- Almuerzo: 2 huevos duros, coliflor hervida sin aceite, 1 porción de queso descremado de pasta firme, 1 rebanada de pan.

- Cena: 2 huevos duros, ensalada de espinaca y tomate sin aceite.

Viernes

- Desayuno: Infusión con edulcorante, 1 naranja o pomelo, 2 huevos duros.

- Almuerzo: Porción de pescado a la plancha, condimentado con sal, 1 rebanada de pan tostado.

- Cena: 2 huevos duros, ensalada de espinaca y tomate sin aceite.

Sábado

- Desayuno: Infusión con edulcorante, 1 naranja o pomelo, 2 huevos duros.

- Almuerzo: Una pechuga de pollo a la plancha, ensalada de tomate, 1 naranja.

- Cena: Ensalada variada a gusto, todo lo que se desee.

Domingo

- Desayuno: Infusión con edulcorante, 1 naranja o pomelo, 2 huevos duros.

- Almuerzo: Pollo asado sin piel, ensalada de zanahoria rallada.

- Cena: Pechuga pollo asada sin piel, ensalada de tomate sin aceite, 1 naranja.

Vegetales y frutas pueden comerse a voluntad, lo mismo que alimentos a base de granos enteros y también proteínas magras como pescados, carne magra de pollo, pavo o vaca, que deben cocinarse con un poco de mantequilla, pero no con aceite de oliva.

Están prohibidos los productos lácteos, el alcohol, el azúcar, las pastas, pan, algunas verduras y los hidratos No se pueden tomar ningún alimento entre las comidas, salvo café e infusiones con edulcorante. Se recomienda beber al menos dos litros de agua al día.

Limitar el uso de la sal, y el de alimentos procesados. Mayo Clinic recomienda a las personas que hacen su dieta "anoten todo lo que comen a lo largo del día" en un diario o cuaderno. Esta costumbre permite registrar alimentos y cantidad, y, por lo tanto, hacerse responsable de lo que se come.

49-Dieta Flash

Es de las ultimas en llegar, y una más entre las dietas preoteinadas. No difiere mucho de otras dietas famosas, puestas de moda por diversas empresas que venden productos y batidos, ricos en proteínas para adelgazar. La Diet Flash Medical, cuenta con una amplia gama de productos, alimenticios elaborados con proteínas de alto valor biológico.

Otro negocio más, que se sustenta en la venta de sus productos (batidos, snacks, similar al de PronoKal), que se basa en aumentar el consumo de proteínas reduciendo drásticamente el aporte de hidratos de carbono

En este sentido, la Dieta Flash, es un método de adelgazamiento que, según sus promotores, permite perder un buen número de kilos, sin recuperarlos después (siempre que se siga la dieta y se sigan tomando sus preparados), a la vez de reeducar en el comer, en Pro de una alimentación sana y equilibrada en nuestro día a día.

La dieta consiste en la toma de preparados de proteína sin nada de grasa, que son suplementados con vitaminas, minerales y aminoácidos esenciales

Básicamente la idea general de la Dieta Flash es la reducción de los carbohidratos, permitiéndose sin embargo (al contrario que en algunas dietas similares) el consumo de verduras, legumbres, frutas y cereales integrales. La dieta flas se realiza en tres fases:

a) Fase de iniciación: Dura dos semanas y, en esta fase, se produce la mayor pérdida de kilos. Su secreto es combinar los batidos y zumos hiperproteicos, preparados con proteínas de suero de leche y albúmina de huevo, con el consumo de proteínas vegetales, frutas y verduras y hortalizas. Durante esta fase, además, se prohíben completamente todo tipo de alimentos procesados, carne, leche, pan o huevos, y se recomienda realizar seis comidas diarias para mantener el metabolismo constantemente en funcionamiento

b) Fase de reeducación: Durante esta segunda fase, se incluyen algunos de los alimentos prohibidos mientras se continúa priorizando el consumo de los grandes protagonistas (verduras, frutas y proteínas vegetales) y se siguen perdiendo kilos.

c) Fase de mantenimiento: Se sigue una dieta aplicando lo aprendido en las dos fases anteriores y controlando siempre los alimentos consumidos y sus cantidades, lo que se pretende durante esta tercera fase es equilibrar el metabolismo.

Para evitar el temido -efecto rebote-, se debe prestar mucha atención a las últimas fases, manteniendo las indicaciones de la dieta a rajatabla.

La Dieta Flash es una dieta desaconsejada por la Asociación Española de Dietistas-Nutricionistas (GREP-AEDN) que afirma en su informe "que la dieta Flash, cumple las características que definen a las dietas o los métodos fraudulentos para perder peso".

Del mismo parecer, son la Sociedad Española de Endocrinología y Nutrición (SEEN), y el Instituto Médico Europeo de la Obesidad (IMEO).

50-Dieta de los Astronautas o de la NASA

Esta dieta, fue diseñada por los médicos de la NASA para ser utilizada por los astronautas "hombres del espacio" ajustando su peso en tan solo 7 días. Lleva su nombre desde finales de los años 60, al tratarse de un plan nutricional para eliminar sobrepeso, de los tripulantes de las misiones espaciales y del personal de la NASA.

Se hizo famosa porque no sólo permite perder peso de forma muy rápida, sino también controlar mejor, el estrés y los problemas gástricos. Se acompañaba de complementos multinutricionales y de inhibidores de apetito.

Es una dieta que se basa en el consumo mínimo de alimentos, muy estricta en la que no puedes consumir ningún alimento que no esté aconsejado en el menú. Su peligro es que es muy restrictiva, tanto en calorías como en principios nutritivos, y provoca los problemas de adelgazar muy rápido. La dieta del astronauta no aporta más de 700 calorías al día y promete una pérdida de peso imperante en poco tiempo: hasta 3 kilos en 3 días. Es por lo que se precisa equilibrar con complementos nutricionales que aporten los minerales las vitaminas y los aminoácidos, que necesitamos ingerir diariamente, de los que tienen carencias y es deficitaria.

El método se basa en una serie de reglas sencillas: Beber como mínimo 2 litros de agua diarios (en forma de café o de infusiones si se quiere). No utilizar aceites, ni mantequilla ni margarina.

Nada de azúcar, en cualquiera de sus formas. Ocasionalmente se permiten edulcorantes artificiales. No comer ni más ni menos de lo indicado. No remplazar un alimento por otro.

La duración del régimen es de 7 días. Dejar pasar un mes antes de repetirlo.

Un ejemplo de los menús de la semana con el Régimen de los Astronautas:

LUNES:

Desayuno: café o té.

Comida: 3 huevos duros y un tomate.

Cena: 1 filete carne a la plancha (200 g. cocinado) y una lechuga.

MARTES
Desayuno: café o té.

Comida: 1 filete de carne a la plancha (200 g) y una lechuga

Cena: jamón cocido sin grasa (150 g) y 1 yogur desnatado.

MIERCOLES
Desayuno: café o té y 1 tostada.

Comida: ensalada de tomate y apio y 1 mandarina o naranja.

Cena: 2 huevos duros, jamón cocido sin grasa (100 g) y lechuga.

JUEVES
Desayuno: café o té y 1 tostada

Comida: 1 huevo duro, 3 zanahorias ralladas y jamón cocido sin grasa (150 g).

Cena: macedonia de frutas y 1 yogur desnatado.

VIERNES
Desayuno: café o té y 1 tostada.

Comida: pescado al vapor o plancha (200 g) y 1 tomate.

Cena: 1 filete de carne magra a la plancha (250 g).

SABADO
Desayuno: café o té y 1 tostada.

Comida: ¼ de pollo (cocido sin la piel y con limón) y lechuga.

Cena: 2 huevos duros y un bol de zanahorias ralladas.

DOMINGO
Desayuno: café o té.

· Comida: 1 filete de carne a la plancha (250 g) y 1 naranja.

· Cena: a elegir entre una de las cenas ya propuestas.

51-Dieta por puntos (Wright Watchers)

Desde que Jean Nidetch, ideó el método Weight Watchers en 1961 creando los primeros clubs "vigilantes del peso", en New York, más de 20 millones de personas se inscribieron en las reuniones y consiguieron perder peso en todo el mundo. El término "weight watchers" significa literalmente "vigilantes del peso".

La dieta de los puntos, básicamente, consiste en otorgar a cada tipo de alimento un valor numérico, dependiendo de si hace engordar más o menos. De este modo, se evitar el tener que estar sumando calorías controlando más fácilmente la alimentación.

¿En qué se diferencia la dieta por puntos de la Weiht Waechers?

En teoría son prácticamente lo mismo, en la dieta por puntos se evitan las reuniones y se simplifica el método, unificando el valor de personas y alimentos, mediante tablas establecidas que son mundialmente aceptadas, lo que permite el seguimiento de forma individual y con un coste más económico.

En la dieta por puntos, los alimentos con más calorías aparecen con un número mayor, mientras que los que menos calorías aportan al organismo, tienen un número menor. La dieta de los números permite fácilmente calcular el límite diario de alimentos a tomar, una vez que conoces los puntos atribuidos a cada alimento.

Cada alimento tiene un número, al igual que a cada persona se le asigna un valor, según su sexo, edad, estatura, complexión y actividad, le corresponden un número de puntos. Para calcular de cuantos puntos disponemos al día lo haremos a través de los siguientes parámetros.

Sexo: Mujer: 7, Hombre: 15

Edad: 18 a 20 años, 5. / de 21 a 35 años, 4. / de 36 a 50, 3 puntos. / de 51 en adelante 2 puntos.

Peso. Menos de 65 kilos 2 puntos. Mas de 65 kilos 1 punto.

Pésate y apunta la decena. Si pesas 65 Kl., la puntuación será 6. Si el peso es de 95 Kl. Será 9.

Altura: Menos de 1.60 m. apuntar 1 punto. Mas de 1.60. 2 puntos

Actividad física: 100% sedentaria 0, Principalmente de pie 2, Andar frecuentemente 4. Esfuerzo físico 6.

Objetivo: Perder peso: 0. Mantenimiento: 4

El resumen del cálculo de los puntos de los que se dispone cada día., lo realizaríamos:

En primer lugar, si eres mujer, anota 7 puntos. Si eres un hombre, anota 15. A estos puntos, súmale 5 si tienes entre 18 y 20 años, 4 si tienes entre 21 y 35, 3 si tienes entre 36 y 50, 2 si estás ente los 50 y los 65 años, y 1 si tienes más de 65. A continuación pésate y apunta la decena de tu peso, por ejemplo, si pesas 65 kilos, apuntas 6,

Además, mide tu altura, y si mides más de 160 centímetros, súmale 2 puntos. En caso contrario, suma solo 1, determina su actividad física. Si es una vida sedentaria al 100%, no sumes ningún punto, si sueles estar de pie (por ejemplo, en el trabajo), súmale 2 puntos. Si andas con frecuencia, súmale 4, y si tienes un esfuerzo físico diario significativo (por ejemplo, en el gimnasio), súmale 6. Por último, si lo que quieres es mantener tu peso suma 4, si lo que quieres es bajarlo no sumar ninguno.

Así, una mujer de 20 años que no realiza apenas esfuerzo físico y que quiera bajar de peso, mida menos de 160 cm y pese 55 kilos, dispondrá de 18 puntos para gastar cada día. Un menú reductor para una mujer entre 61 y 70 kilos y de 162 cm. de estatura, que aporte 1.400 calorías, la permitiría bajar medio kilo a la semana y estaría entre los 17 y los 19 puntos al día. Si tiene 71 y 80 kilos debe sumar los 20 puntos, y si está entre 81 y 90 kilos los 22 puntos, y así sucesivamente.

Lista de alimentos que tienen entre 0 a dos puntos.

Toda la verdura: O puntos.

- Espárragos, Naranja, Pomelo, Manzana: Fresas, Piña, Melón. Pera, Sandia, Kiwi, 0 puntos

La miel: 0,50 puntos.
Un racimo de uvas: 1 punto
50 gr. de jamón cocido: 1 punto
Una galleta: 1 punto
Cucharadita mantequilla: 1 punto
Unos guisantes: 1 punto
Cucharada mayonesa ligera: 1 punto
Una taza de cola cao con leche descremada: 1 punto
Un vaso de yogur desnatado: 1,5 puntos
Una lata de mejillones 1,5 puntos
Una empanadilla: 1,5 puntos
Queso de Burgos: 1,5 puntos

Alimentos que tienen entre 2 y 4 puntos:

Un huevo: 2 puntos.
Pollo o pavo sin piel 2 puntos
Almendras: 2 puntos.
Un vaso de leche semidesnatada: 2 puntos.
Paté de alguna ave: 2 puntos.
Una copa de vino: 2 puntos.
Patatas asadas o cocidas: 2 puntos.
Un plato de pasta: 2 puntos
Un plato de merluza: 2 puntos.
Un vaso de flan de vainilla: 2 puntos
Un plátano: 2 puntos
Poción de queso fresco 2 puntos
4 croquetas de pollo: 2 puntos.
Un plato de lentejas 2,5 puntos.

Una lata de atún: 2,5 puntos.
Tres lonchas de jamón: 3 puntos.
Bocadillo fiambre de pavo: 3 puntos.
Bocadillo 50 gr. chorizo ibérico: 3,5 puntos.
Alimentos que tienen más de 4 puntos:
Arroz tres delicias congelado: 4 puntos.
Un helado: 4 puntos
Una ración de pizza: 4,5 puntos.
Tortilla de patatas: 5,5 puntos.
Un plato de puré de patatas 6 puntos.
Una ración de ensaladilla rusa: 7 puntos.
Un plato con carne de ternera 8 puntos.
Bebidas

Cerveza 250 ml: 2 puntos
Cerveza Sin alcohol: 1,5 puntos
Coca cola o Pepsi, 1 lata: 33 ml. 2,5 puntos
Coca cola o Pepsi Light, o Zero: 0 puntos
Fanta naranja o limón, 1 el 33 ml: 2,5 puntos
Gaseosa la Casera o agua con gas: 0 puntos
Chocolate una taza: 4,5 puntos
Leche entera 200 ml. 2 puntos
Leche desnatada, 200 ml. 1 punto
Batido de chocolate 200 ml. 3,5 puntos
Batido vainilla o fresa 200 ml. 2,5 puntos
Café. 0 puntos
Infusiones 0 puntos
Copa vino blanco o tinto 125 ml. 2 puntos
Ejemplo de menú de 19 puntos

- Desayuno (4 puntos) Rebanada de pan integral (1 punto). Mermelada (2 puntos). Vaso de leche desnatada (1 punto)

- Media mañana (2puntos) Yogur con pasas (2 puntos)

- Comida (5 puntos) Plato de judías verdes con una cucharadita de aceite de oliva virgen extra (1 punto) Muslo de pollo sin piel (2,5 puntos) Copa de vino 100 ml. (1,5 puntos)

- Merienda (3 puntos) 50 gramos de Jamón York (1 punto). 1 porción de queso fresco (2 puntos)

- Cena (5 puntos) Ensalada de verduras con nueces (2,5 puntos). Cereales con leche (2,5 puntos)

Es aconsejable comer diariamente 4 o 5 piezas de fruta a excepción de plátanos, higos y uvas, preferiblemente entre comidas o cuando se tenga hambre.

Beber unos 8 vasos de agua a lo largo del día (de 1,5 a 2 litros)

Esta dieta es para adultos, sanos, está contraindicada en mujeres embarazadas y niños.

52-Dieta de la Fuerza Aérea Rusa

Esta dieta se asegura fue utilizada por los soldados de la fuerza aérea de la Unión Soviética, para mantener el peso ideal de los pilotos y su buen estado físico. Se hizo pública hace años en la revista Pravda, la más importante de Rusia, como una manera rápida de bajar peso a un mínimo coste, se basa en la práctica eliminación de los hidratos de carbono.

El objetivo principal de esta dieta que es muy restrictiva es el de perder más de 5 kilos en una semana y 10 en el ámbito de dos semanas.

INDICACIONES DIETA 7 DIAS

El primer día sólo se podrá desayunar un solo café. Para comer, tendremos 2 huevos duros y un tomate, y de cena un poco de carne y ensalada de lechuga, pepino, cebolla y rábanos.

La tostada siempre integral. El resto de las comidas y cenas serán una combinación en su mayoría de pequeñas porciones de carne roja, preferiblemente vacuno magro con vegetales y huevos. Las ensaladas se condimentan con una cucharadita de aceite, limón o vinagre de manzana y sal. El pescado asado o a la plancha puede sustituir algún día a la carne.

LUNES

Desayuno: Café solo con sacarina

Comida: 2 huevos duros con 1 tomate.

Cena: 200 gr. de carne roja con ensalada verde.

MARTES

Desayuno: Café con sacarina y una tostada integral

Comida: 200 gr. de carne roja con ensalada verde.

Cena: 150 gr. de jamón cocido. 1 yogur dietético.

MIERCOLES

Desayuno: Café con sacarina y una tostada integral

Comida: 1 ensalada de lechuga, apio, tomate y judías verdes. 1 naranja

Cena: 2 huevos duros. 100 gr. de jamón cocido.

JUEVES

Desayuno: Café con sacarina y una tostada integral

Comida: 1 huevo duro. 1 taza de zanahoria cruda. 150 gr. de queso gruyere.

Cena: 1 fruta. 1 yogur dietético.

VIERNES

Desayuno: Té y una tostada

Comida: 1 taza de zanahoria cocida. 150 gr. de jamón cocido

Cena: 200 gr. de pescado asado, hervido o a la plancha con lechuga.

SÁBADO

Desayuno: Café con sacarina y una tostada de pan integral

Comida: 250 gr. de pollo hervido. 1 fruta cítrica.

Cena: 2 huevos. 1 taza de zanahoria rallada.

DOMINGO

Desayuno: Café con sacarina y una tostada de pan integral.

Comida: 200 gr. de carne roja. Unas fresas

Cena: Libre, pero con moderación.

Beber dos litros de agua a lo largo del día. No ingerir ninguna bebida durante las comidas. Utilizar sacarina o edulcorante Stevia. Si deseas comer fruta después de las comidas debes esperar como mínimo 2 horas.

La dieta de la fuerza aérea es un modelo alimenticio exageradamente bajo en calorías que puede provocar un terrible efecto rebote, Es importante ser consciente del peligro que puede conllevar su realización, pues la disminución energética que aportan los alimentos de la dieta hace que disminuyan la liberación de endorfinas en el cerebro, que son las que generan una sensación de bienestar a vías motoras y energéticas

53-Dieta de los Trece Días (compañías aéreas)

La dieta de las Compañías Aéreas es un régimen alimenticio que fue diseñado originalmente para los pilotos, tripulantes y azafatas, basado en la dieta de los astronautas, y que no tardo en convertirse en una dieta muy popular para bajar de peso. La dieta de las compañías aéreas se la conoce también con el nombre de la dieta de los 13 días, ya que ese es el tiempo indicado para ponerla en práctica. Con esta dieta es posible eliminar hasta 10 kilos, esto dependerá del metabolismo y de si se realiza alguna actividad física

Las características que distinguen a la dieta de los trece días son…

Prescindir de los azucares y las grasas en las comidas

Se bebe mucha agua durante el día

Es una dieta que solo se puede aplicar una vez por mes

Se realizan sólo tres comidas al día, sin tentempiés entre desayuno comida y cena.

Su aporte de hidratos de carbono es muy bajo, siendo deficiente en vitaminas y minerales

No se consumen frutas, solo verduras

Dieta ejemplo de Menú Original de la dieta para adelgazar con la correspondiente distribución diaria de alimentos.

Lunes

Desayuno: 1 taza de café solo.

Comida: Abundante ensalada de verduras de hojas, canónigos, repollo rizado, tomate y 3 huevos duros.

Cena: 150 grs. de carne magra de res o pollo a la plancha, con ración de verduras variadas de hojas, acelgas, espinacas y col, hervidas o al vapor...

Martes

Desayuno: 1 taza de café o té solo.

Comida: 1 pechuga de pollo a la plancha, una porción de ensalada de. lechuga, canónigos, escarola, cebolla, tomate y pepino.

Cena: 3 lonchas de jamón cocido (100 grs.) sin grasa ni azúcar. Un yogur descremado.

Miércoles

Desayuno: 1 taza de café o té, 1 tostada de pan integral.

Comida: una porción de ensalada de espárragos, lechuga, apio y tomate. 1 naranja.

Cena: 2 huevos duros, 2 lonchas de jamón cocido, una porción de ensalada de verduras de hoja: lechuga, col, escarola, berros, lombarda.

Jueves

Desayuno: 1 taza de café o té, 1 tostada de pan integral.

Comida: una ensalada de zanahoria rallada (3 unidades), 1 huevo duro, 3 lonchas de jamón cocido.

Cena: una porción abundante de verduras variadas. 1 yogur descremado.

Viernes

Desayuno: 1 taza de café o té. 3 lonchas de jamón tipo York, 1 taza de zanahorias hervidas.

Comida: 200 grs. de pescado cocido a la plancha, 1 tomate, 1 taza de zanahorias hervidas.

Cena: una porción de carne magra a la plancha, con guarnición de brócoli.

Sábado

Desayuno: 1 taza de café o té.

Comida: un cuarto de pollo asado sin piel y limón, una porción de ensalada de hojas verdes.

Cena: 2 huevos duros, una taza de zanahoria rallada.

Domingo

Desayuno: 1 taza de café o té.

Comida: una porción de carne de ternera a la plancha, 1 naranja.

Cena: 2 huevos duros o 3 lonchas de jamón cocido magro. 1 yogur descremado.

Estas dietas están distribuidas a lo largo de la semana. Si se decide ampliar la dieta de 7 a 13 días, se debe repetir por 6 días más hasta completar los 13 días.

Es una dieta restrictiva tanto en calorías unas 800 o 900 por día, como en principios nutritivos, por cuanto no debe ser realizada por más tiempo de los 13 días estipulados.

54-Dieta de la Pizza

Es una dieta original del Dr. Grasinsky, que afirma que la pizza puede contener los grupos de alimentos indicados para favorecer al organismo: carbohidratos, proteínas, vitaminas y minerales de manera natural si se realizan con una fina masa especial y como cobertura las infinitas posibilidades de verduras y de proteínas como las carnes magras, pechuga de pavo o pollo, jamón York o el atún sin aceite.

Como la mayoría de las dietas adelgazantes, tiene truco, ya que consiste en fabricar una pizza muy delgada con verduras y trozos de pechuga de pollo o jamón York que no sobrepase las 100 calorías por porción, mientras que la mayoría de las pizzas tienen entre 350 y 500 calorías por porción. De esta forma, consigue que, tomando cuatro porciones de la pizza descafeinada, sumen 400 calorías y el resto de los alimentos, frutas, verduras, leche descremada y algo de queso blando sin grasa, redondeen las 900 calorías que se toman al día.

55-Dieta Militar o del Helado

También llamada "dieta del helado de vainilla" o "dieta de los tres días", pues propone realizar un plan con un valor energético para los tres días que va desde 900 calorías el primer día a 1200 el tercero. Los cuatro días restantes componen la segunda fase; en ellos, se debe comer de forma saludable y mantener baja la cantidad de calorías consumidas. Hay muy pocas restricciones pero que complementarán la pérdida de peso, está prohibido cualquier alimento que contenga azúcar, como refrescos, bebidas o infusiones con azúcar, tortas, galletas, todo tipo de bollería.

Esta aceptado el pan integral y el de semillas, en cantidad moderada. Lo original de esta dieta, es la inclusión diaria de una bola de helado de vainilla en la cena de postre. Suponemos que surtiría el mismo efecto el que el helado fuera de nata, fresa o chocolate.

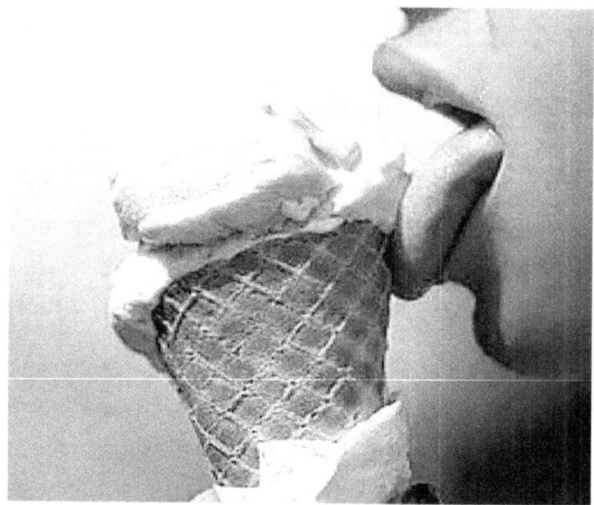

Se deben comer carbohidratos saludables ricos en fibra como el brócoli, la cebolla, zanahoria, espinacas y manzanas. Se recomienda aderezar la comida con pimienta, orégano ajo o perejil y nunca con sal ya que esta muchas veces retiene el líquido. El agua es lo mejor que se puede beber en la dieta militar se deben beber al menos dos litros al día.

Como en todas las dietas restrictivas, la dieta militar ayuda a perder hasta 3,5 kilos en menos de una semana al ingerir un número bajo de calorías comparado con lo que debe consumir un adulto diariamente y, por eso mismo, resulta efectiva.

La dieta se realiza con alimentos que puedes conseguir fácilmente en el supermercado no precisa de complementos dietéticos, pastillas o medicamentos. Los defensores de esta dieta aseguran que se puede repetir dos veces al mes hasta alcanzar el peso adecuado.

El menú de comidas corresponde a los primeros tres días.

Primer día

- Desayuno: Una rebanada de melón de 125 grs. Una tostada con una cucharadita de mantequilla. Infusión con edulcorante, te o café.

- Comida: 250 gramos de pechuga de pollo a la plancha. Una taza de brócoli hervido. Una taza de té o café.

- Cena: 250 gramos de atún sin aceite. Medio plátano. Una bola de helado de vainilla

Segundo día

- Desayuno: Una tostada. Un huevo duro. Medio plátano. Una   taza de té o café o infusión con edulcorante

- Comida: 250 gramos de carne magra a la plancha. Dos tostadas integrales. Te o café o infusión.

- Cena: 250 gramos de pescado a la plancha. 2 rebanadas pan tostado

- Una taza de té o café o infusión. Una ración de helado de vainilla

Tercer día

- Desayuno: Infusión con edulcorante, 1 naranja o pomelo, 2 huevos duros.

- Comida: 250 gramos de pescado a la plancha. 3 rebanadas pan tostado. 200 gr. de espinacas hervidas. Una taza de té o café o infusión

- Cena: 250 gramos de carne magra a la plancha.100 gramos de queso ricota. Media taza de zanahorias. Una bola de helado de vainilla.

A media mañana y a media tarde se puede tomar medio plátano o una manzana pequeña. También una infusión con Stevia.

Abstenerse las personas sin exceso de peso, los diabéticos tipo 1 o 2, las mujeres embarazadas o lactantes, los menores y los mayores de 65 años, ya que este tipo de dieta limita o prohíbe la ingesta de alimentos básicos para las funciones cognitivas y si se prolonga en el tiempo pueden provocar una carencia de nutrientes y una desnutrición severa.

56-Dieta del Ejército Israelí

La dieta del ejército israelí es una dieta muy estricta, que no permite que pueda ser seguida por un periodo de tiempo prolongado ya que la disminución de calorías puede producir que se experimente una gran sensación de hambre, mareos y nauseas. Es una dieta disociada, basada en la falsa teoría de que los alimentos no engordan por sí mismos, sino que engordan al consumirse con determinadas combinaciones entre ellos, por lo que se puede comer de todo abundantemente, pero no durante el mismo día o en la misma comida.

El objetivo de la dieta ejército israelí es eliminar varios kilos en poco tiempo, reduciendo en gran medida el número de ingesta de calorías.

Se divide en siete periodos de un día cada uno, en el cual se permite un solo tipo de alimento por día, así como el café y el té ilimitado, Por ejemplo:

· Lunes: Manzanas, café o té verde.

· Martes: Queso y café o té verde.

· Miércoles, Fresas y café o té verde.

· Jueves: Pollo a la plancha, asado o cocido sin piel y café y té verde.

· Viernes: Abundante ensalada variada y vafe o té verde.

- Sábado: Queso fresco descremado y café o té verde.

- Domingo: Pechuga de pavo a la plancha y café o té verde.

Cada día se consume la cantidad que se desee de un grupo de alimentos, pero sin mezclarlos. Debe realizarse sólo una vez al mes durante una semana y repetirse cada mes. Se toman de 1,5 l. a 2l. de agua al día.

Se estima una pérdida de 3-4 kilos. No tiene ningún fundamento científico, es desequilibrada y muy hipocalórica.

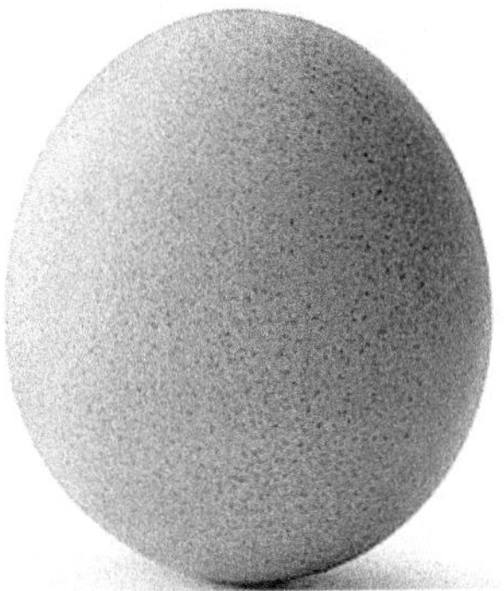

57-Dieta del Huevo duro

Los huevos cocidos o duros son relativamente bajos en calorías un huevo normal aporta 70-80 Kcal. Contiene, aminoácidos, grasas, hidratos de carbono, y vitaminas esenciales (A, E, K, D, H y PP del grupo B). Además, el huevo es rico en elementos minerales, como el hierro, calcio, zinc, potasio, fósforo, flúor y otros. Libera serotonina, ayuda a fortalecer los huesos y reduce el colesterol. Otra ventaja es su capacidad de promover la pérdida de peso debido a que ayuda a reducir el apetito. Activa el metabolismo y quema grasa

La Dieta semanal del huevo duro, aporta unas 1000 calorías y en lo que cabe es bastante completa y efectiva, si bien, no aporta carbohidratos, por lo que no debe seguirse más de siete días, retornando a un menú sano y equilibrado. Beber dos litros de agua a lo largo del día.

Lunes

Desayuno: 2 huevos cocidos y 1naranja.

Comida: Ensalada verde y pollo asado sin piel.

Cena: 1 pomelo, ensalada y 2 huevos cocidos.

Martes

Desayuno: 2 huevos cocidos y 2 kiwis

Comida: 2 huevos y vegetales cocidos al vapor.

Cena: Ensalada verde y merluza o bacalao fresco a la plancha.

Miercoles

Desayuno: 2 huevos cocidos y 1naranja

Comida: Ensalada y pechuga de pavo a la plancha

Cena: 1 naranja, ensalada de verduras al vapor y 2 huevos cocidos.

Jueves

Desayuno: 2 huevos cocidos y 1 manzana

Comida: Vegetales cocidos al vapor, 50 gr. de queso fresco bajo en grasa y 2 huevos cocidos.

Cena: Ensalada y pollo cocido o a la plancha.

Viernes

Desayuno: 2 huevos y 1 una raja de sandia

Comida: Ensalada variada con una lata de atún en escabeche. Unas fresas.

Cena: Ensalada y 2 huevos cocidos

Sabado

Desayuno: 2 huevos y 1 pomelo

Comida: Ensalada variada y pechuga de pavo a la plancha.

Cena: Verduras hervidas y 2 huevos cocidos.

Domingo

Desayuno: 2 huevos cocidos y 1 2 kiwis.

Comida: Verduras al vapor y pollo asado o plancha sin piel.

Cena: Vegetales al vapor (Alcachofas, espárragos, judías verdes, col, acelgas, zanahoria, etc.). Caballa o lubina a la plancha.

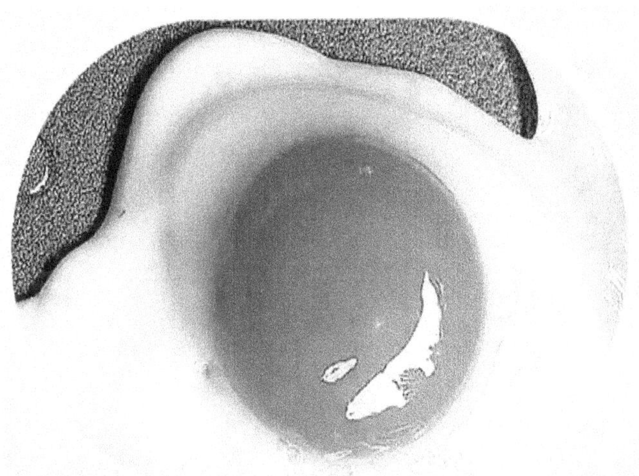

58-Dieta del Huevo frito en agua

Lo conocido por **Dieta del Huevo frito en agua,** es la misma que la del huevo duro ya que en realidad no deja de ser un huevo escalfado. Se sustituyen los huevos cocidos por huevos que se preparan en una sartén antiadherente con un centímetro de agua hirviendo, cuajando el huevo al gusto, se le puede agregar un poquito sal, pimienta, nuez moscada, jengibre, etc.

Se complementa la dieta, añadiendo a los dos huevos en el desayuno, una pieza de fruta o unas fresas. En la **comida,** se pude variar entre pechuga de pollo o pavo, verdura variada y de postre fruta. Alternado con el pescado y ensalada verde para la cena, todo cocinado preferentemente a la plancha, al horno o al vapor.

La pérdida de peso, con la que se puede bajar de 3 a 4 kilos a la samana, se debe como en todas dietas a su bajo aporte calórico que no sobrepasa las 1000 Kcal diarias, cargando la mano en las proteínas, reduciendo los hidratos y con muy bajo contenido de grasas.

Los huevos son muy eficaces en las dietas de pérdida de peso ya que une a su efecto saciante, el disminuir el apetito a la vez de ser bajo en calorías

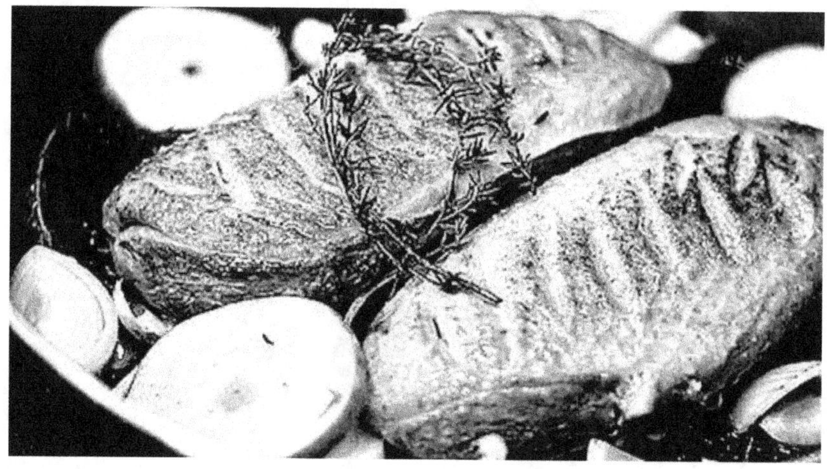

59-Dieta de la Pechuga de Pavo o Pollo

La dieta de la pechuga de pavo o pollo es una dieta que se basa en el consumo de carnes de aves que tienen un alto valor en proteínas. Tiene grandes ventajas la pechuga de pavo o pollo, es jugosa, tierna, de agradable sabor, tiene un 20% de proteínas, es baja en grasas alrededor de un 9%, y no contiene apenas carbohidratos, es económica y de fácil digestión.

100 gramos de pechuga nos aportan aproximadamente:

Calorías: 105 kilocalorías. Grasas: 1 gramo. Proteínas: 24 gramos.

Hidratos de carbono: 0 gramos. Fibra: 0 gramos. Agua: 74.9%

La dieta de la pechuga de pavo o pollo se suele administrar en días alternos cuatro días a la semana.

Dieta para los días: lunes, miércoles, viernes y domingos. El resto de los días se come de todo de forma variada y comedida

Desayuno:

Una rebanada de pan integral con una loncha de fiambre de pechuga baja en sal. Una rodaja de piña y un té verde o café con leche desnatada y sacarina

Media mañana:

Un trozo de queso fresco y una infusión.

Comida

Una ensalada verde variada (lechuga, escarola, tomate, pepino, cebolla). 200 gr. de pechuga a la plancha, unas fresas.

Merienda:

50 gramos de pavo sin sal, un yogur desnatado y una manzana, pera, naranja o kiwi.

Cena:

200 gr. de pechuga de pavo o pollo a la plancha con acelgas, brócoli o espinacas hervidas o al vapor y una manzanilla.

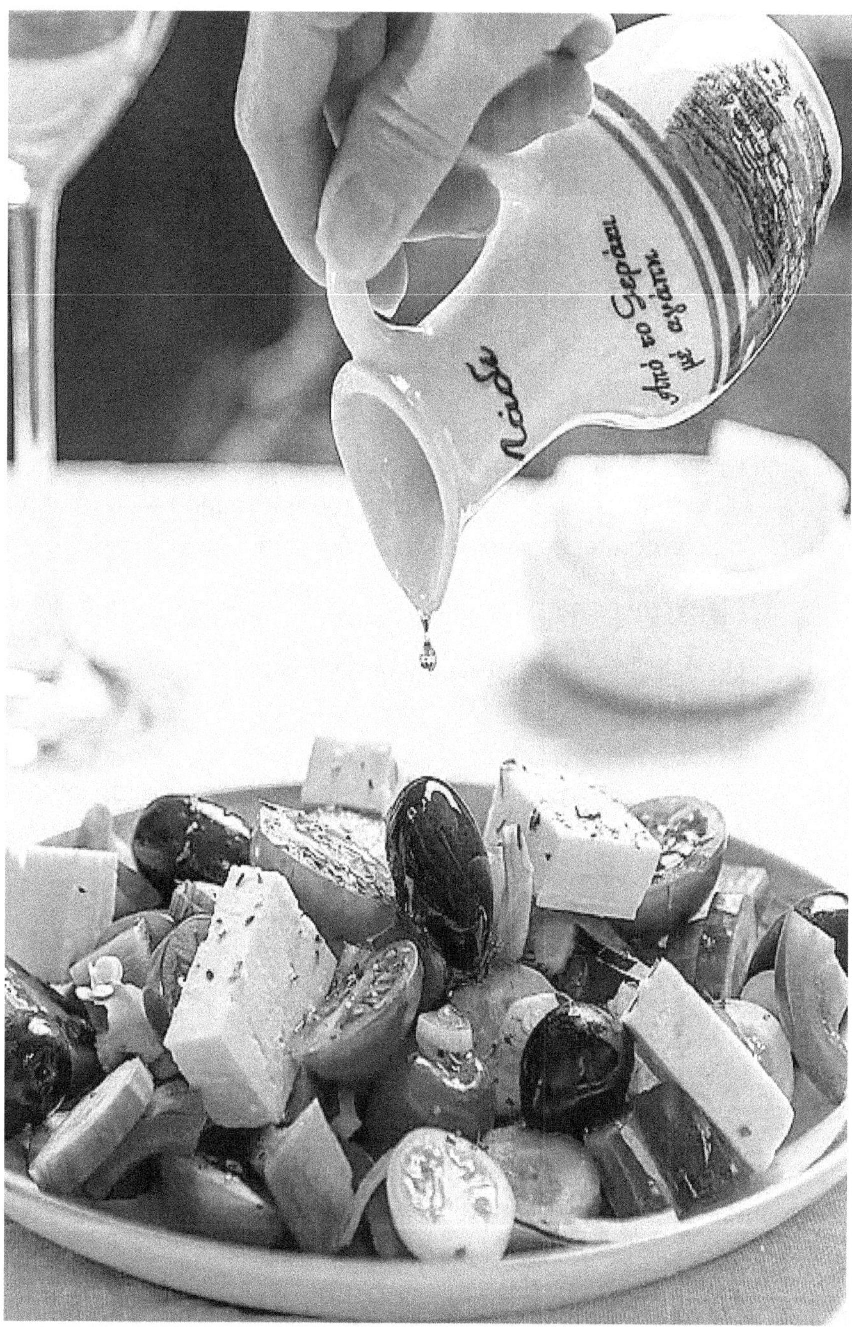

XI- Dietas de Frutas y Verduras

Las verduras son uno de los más destacados componentes de una dieta de adelgazamiento. Contiene proteínas combinadas de alto valor, con hidratos de carbono complejos. Tienen un gran porcentaje de fibra, que ayuda a elimina el estreñimiento a la vez de inhibir la absorción de las grasas a través de las mucosas intestinales. Las verduras son ricas en minerales como hierro, zinc, fósforo, potasio, calcio, magnesio o cobre, micronutrientes imprescindibles Sus nutrientes, contienen la totalidad de las vitaminas (salvo la B12, que sólo está presente en los alimentos de origen animal) y minerales.

Los vegetales y hortalizas son alimentos que carecen de grasas y son pobres en calorías, por lo que ayudan a mantener el peso y combatir la obesidad, a excepción de las ricas en aceites, como son aguacates y aceitunas. Los frutos secos, por su alto contenido en calorías y grasas se deben tomar con moderación.

Existen una gran variedad de verduras y hortalizas que pueden consumirse crudas, cocidas, en puré, en sopa, rehogadas, a la plancha, al vapor, salteadas o fritas. Las dietas con abundantes frutas y verduras pueden reducir el riesgo de algunos tipos de cáncer y otras enfermedades crónicas.

El menor valor calórico, y la alta cantidad de agua y fibra, de frutas y verduras, permiten añadir más volumen a los platos, permitiendo comer más cantidad con menos calorías. Es importante no abusar de las frutas ricas en azucares con un índice glucémico alto, como son higos, plátanos, uvas, papaya, mango o piña y sustituirlas por pomelo, melocotón, pera, fresa, cerezas, melón, sandía, arándanos o ciruelas.

En las distintas combinaciones que se pueden escoger, a la hora de crear una dieta de pérdida de peso, no deben faltar verduras y hortalizas tales como alcachofa, guisantes, apio, espárragos, calabacines, berenjenas, tomates, escarola, lechuga, pepinos cebolla, col rizada, puerros, champiñón y setas, salsifí, brócoli, coliflor, lombarda, acelgas, espinacas, berros, rábanos, etc.

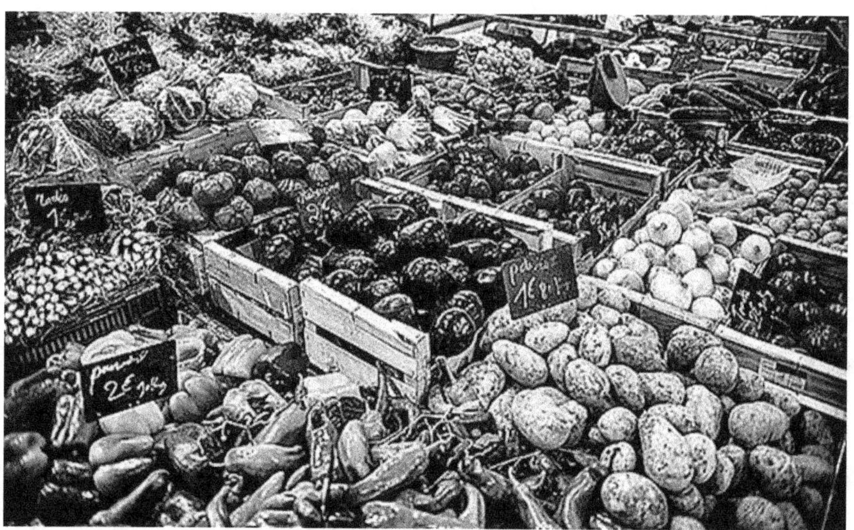

60-Dieta Verde de los Siete Días

La pérdida de 3 a 4 kilos en tan solo 7 días implica una dieta hipocalórica junto a la práctica de ejercicio físico diario de al menos durante media una hora o al menos caminar una hora.

En la dieta de siete días, a las verduras le acompañan una serie de frutas y se da gran importancia al consomé o caldo de cocer las verduras.

El desayuno será el mismo para todos los días de la semana: Al levantarte: Una taza de agua tibia con el jugo de un limón recién exprimido

Desayuno para todos los días:

Una rebanada de pan integral con una loncha de pechuga de pavo o 50 grs. de queso fresco bajo en grasa o un yogur 0/0.

Una infusión, te o café con edulcorante. Entre comidas se pueden tomar una manzana o una pera o zanahorias crudas o fresas.

Lunes:

Comida: Una taza de caldo de verduras y una macedonia de frutas, melón, fresas y un kiwi. Infusión de Té verde edulcorado.

Cena: Caldo de verduras y hervido de brócoli. Un huevo cocido. Una infusión de manzanilla edulcorada.

Martes:

Comida: Taza de caldo de verduras, verduras hervidas, acelgas, calabacín y un puerro, con una cucharadita de aceite de oliva virgen y vinagre de sidra. Dos rodajas de piña natural

Cena: Taza de caldo de verduras. Ensalada de tomate, pepino y pimiento verde, aderezada lo mismo que el hervido de la comida. Infusión de poleo edulcorada.

Miércoles:

Comida: Taza de caldo de verduras, macedonia de piña, sandia, y manzana. Con un yogur natural edulcorado 0/0.

Cena: Taza de caldo de verduras, Hervido de coliflor con una patata. Se pude tomar una manzanilla, poleo o tila con edulcorante.

Jueves:

Comida: Caldo de verduras, 150 grs. de lenguado o merluza a la plancha, con lechuga y tomate. Unas fresas

Cena: Taza de caldo de verduras, Berenjenas asadas rellenas de arroz integral, infusión

Viernes:

Comida: Caldo de verduras. Filete de 150 grs. de carne magra de vaca a la plancha. Con un pepino y una cebolleta pequeña. Una porción de melón

Sábado:

Comida: Caldo de verduras, Lombarda rehogada con ajo, pimentón y vinagre de manzana, Filete de pechuga de pollo a la plancha. Infusión.

Cena: Caldo de verduras, Filete de bacalao fresco a la plancha con espárragos verdes. Infusión.

Domingo:

Comida: Caldo de verduras, Una taza de arroz integral, ensalada variada de escarola, peino, rábanos, tomate y 50 grs. de queso fresco bajo en grasa. Infusión

Cena: Caldo de verduras, Berenjena, calabacín y cebolla a la plancha. Dos huevos cocidos o pasados por agua. Infusión

Preparación del caldo depurativo de verduras: ¼ Repollo, dos nabos, una cebolla, una rama de apio con hoja, un puerro, hojas de lechuga verdes, un puñado de espinacas, un pimiento verde, un manojo de perejil fresco, agua, un poco de sal y una cucharada de aceité de oliva virgen. Se puede añadir una pastilla de caldo de verduras. Hervir a fuego lento durante dos horas. Dejar enfriar, colar y desgrasar. Tomar al inicio de comida y cena una taza todos los días. Las verduras se pueden pasar por el pasapurés y servir en las comidas.

61-Dieta Verde Express de los 3 Días

Conocida como "la dieta verde de los 3 días", es una de las dietas para adelgazar más efectivas que existen. Es una dieta de urgencia que elimina toxinas y con la que es posible bajar hasta 5 kilos en tan solo 3 días. Es, por tanto, de la familia de las llamadas "dietas Express", que sin necesidad de ejercicio físico y en muy poco tiempo se logra una pérdida de peso significativa. Están indicadas de forma excepcional en ocasiones puntuales. Los kilos perdidos con estas dietas agresivas se recuperan rápidamente,

- Desayuno: 200 grs. de fruta con un alto contenido en agua: Melón, piña, sandía, fresquilla, paraguaya.

- A media mañana; Un zumo de fruta natural

- Comida: Puré de verduras, col, zanahoria, puerro, apio, cebolla espinacas. La cantidad es ilimitada, no comer nada más que la crema de verduras.

- A media tarde: Un vaso de leche desnatada o un té verde edulcorado con Stevia.

- Cena: Licuado de melón, fresas, piña y aguacate.

A lo largo del día tomar dos tazas de caldo de cocer las verduras. Beber al menos dos litros de líquidos al día.

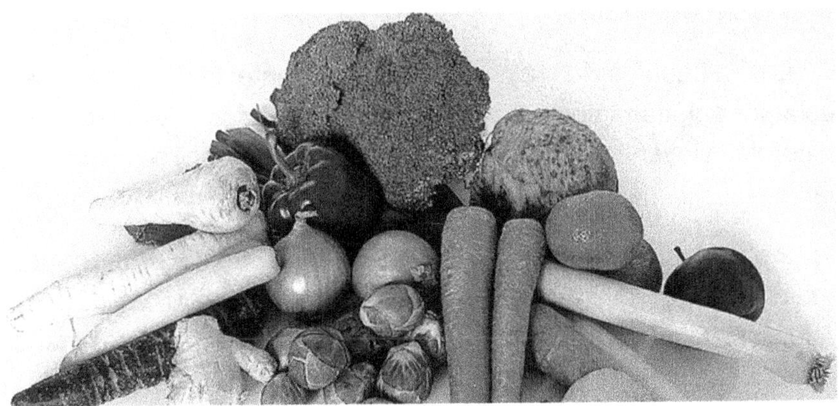

62-Dieta de los 7 colores

La Dieta consistía al principio, en incluir cinco veces (en las tres comidas y los dos tentempiés y todos los días), verduras, frutas y hortalizas frescas acompañando una dieta variada y saludable. Mediante la diferenciación de los colores de las frutas y verduras se pretendía atraer la atención de los niños, favoreciendo una dieta rica en nutrientes esenciales, lo que permite un equilibrado aporte calórico.

Con los años, la dieta se fue modificando, hasta llegar a lo que es hoy. El programa se divide en cinco grupos de colores: morado o azul, rojo, blanco, verde y amarillo, relacionados y complementados con distintos alimentos básicos de la dieta, que se pueden encontrar en cualquier supermercado o frutería

A) Alimentos color morado o azul: Son los que contienen mayor número de antioxidantes, remolacha, berenjena, mora, uva negra, ciruela, arándano, higo, maracuyá. Protegen las células de los ataques de los radicales libres, ayudan a que el sistema circulatorio funcione mejor.

B) Alimentos rojos: Son aquellos alimentos que contienen el mayor número de betacaroteno, tomate, manzana, fresa, cereza, granada, frambuesa, rábano, zanahoria, sandia, pimiento rojo. Son necesarios para mantener la salud y color de la piel, con un alto poder depurativo, a la vez que permiten eliminar los residuos o toxinas del organismo.

C) Los alimentos verdes con un alto contenido de fibra, son lechuga, col, canónigos, acelga, brócoli, espinaca, kiwi, espárrago, escarola, pimiento verde. Capaces de mejorar la circulación de la sangre

D) Los alimentos blancos, ajo, nabo, coliflor, cebolla, puerro, pera, endibia, patata, champiñón. Que ayudan a aumentar las defensas potenciando el sistema inmunológico, aumentando la resistencia frente a cualquier infección externa como virus o bacterias.

E) Alimentos de color amarillo-naranja, zanahoria, naranja, pomelo, limón, plátano, mango, mandarina, calabaza, melocotón, durazno, níspero, piña, albaricoque, papaya, nísperos. Son los que ayudan a mantener huesos y dientes fuertes, buena visión y una piel saludable.

Cada uno de los días de la semana está dedicado a un color. El día uno es blanco, el dos es rojo, el tres verde, el cuatro anaranjado, el cinco violeta, el seis amarillo y el siete está dedicado a un arco iris de colores. De tal modo, cada día consumirás alimentos vegetales de un sólo color, de acuerdo con la siguiente distribución, día a día:

Lunes:

Sólo podrás consumir alimentos de color blanco, como, por ejemplo: plátanos, champiñones, puerro, coliflor, patata, cebolla, ajo, etc.

Martes:

Es el día de los vegetales de color rojo como remolacha, fresas, pimiento, cerezas, granada, uvas rojas, manzanas rojas, tomate, sandía, rábano, etc.

Miércoles:

Día de alimentos de color verde. Por ejemplo: alcachofas, espárragos, brócoli, manzanas verdes, kiwi, espinaca, lechuga, acelgas, pepinos, entre otros.

Jueves:

Los colores naranja y amarillo son los que corresponden a este día, por lo que se podrá consumir alimentos como mango, naranja, ciruelas, toronja, pimiento amarillo, zanahoria, pera, calabaza, durazno, papaya, mandarina, uvas y níspero...

Viernes:

Día del color violeta o morado en el que podrás ingerir alimentos como arándanos, moras, ciruelas, pasas, berenjenas y todos los de dicho color.

Sábado:

Se consume alimentos de color amarillo o naranja, al igual que el jueves.

Domingo:

Es el día del arco Iris, se pueden comer frutas y verduras de todos los colores.

La dieta se puede complementar con una ración diaria de 150 grs. de pescado limpio, o 150 grs. de pechuga de pollo o pavo, a la plancha. Y pequeñas raciones de cereales integrales, pan integral y de salvado. En pequeñas cantidades frutos secos, arroces integrales y legumbres. Se pueden tomar café, té o infusiones sin azúcar, edulcoradas

63-Dieta de los colores de la Dra. Montse Folch:

La dieta anterior de los colores no tiene nada que ver con la publicada en el libro LA DIETA DE LOS COLORES de la Dra. MONTSE FOLCH de Editorial Grijalbo, donde aparece una clasificación de los colores un tanto original y que nada tiene que ver con la dieta original americana de los Colores, centrada en una alimentación a base de frutas y verdura.

La Sra. Folch, divide los menús en cuatro colores: rojo para las proteínas vegetales y animales; verde para los vegetales; amarillo para el azúcar y los hidratos de carbono (carbohidratos); y marrón para las grasas. En el color azul agrupa los líquidos y los condimentos.

Para seguir las dietas, las mujeres seguirán la pauta 3 + 3 + 3 (tres alimentos del grupo rojo, tres del amarillo y tres del marrón) y los hombres la de 4 + 4 + 4 (cuatro de cada grupo) Todo de una manera genérica sin especificar a que alimentos corresponden.

64-Dieta Détox

"Détox" es una popular abreviatura del término "desintoxicación". Se afirma, que la dieta Détox, es un plan de depurativo que ayuda a liberar toxinas y limpiar el organismo de todos los radicales libres. Se centra principalmente, en el consumo de verduras y frutas, licuados, como único alimento durante el periodo de tiempo que dura la dieta, que no debe sobrepasar los 3 días de duración.

Es una variante de la Dieta del Sirope de Savia y que consiste en tomar únicamente 5 o 6 licuados elaborados a base de frutas, verduras y proteínas vegetales a lo largo del día, con los beneficios de hacer una cura de desintoxicación en forma de semiayuno, con la que es obvio, se va a perder peso.

La dieta detox es ideal, para elimina malos hábitos y liberarse de la adicción a la comida salada, a las grasas y a los azúcares, siendo puente de transición a una dieta saludable

Dado por supuesto, que lo más popular en la actualidad, son las dietas estrictas de licuados y las desintoxicaciones radicales, los nutricionistas comprueban cada día, que la mayoría de la gente tolera mejor una "'Dieta Détox tipo" donde se incluyen algunas proteínas animales carnes magras, pollo, pavo y frutas y verduras crudas que puedan masticar Es una dieta más racional que si solo se alimentan de zumos.

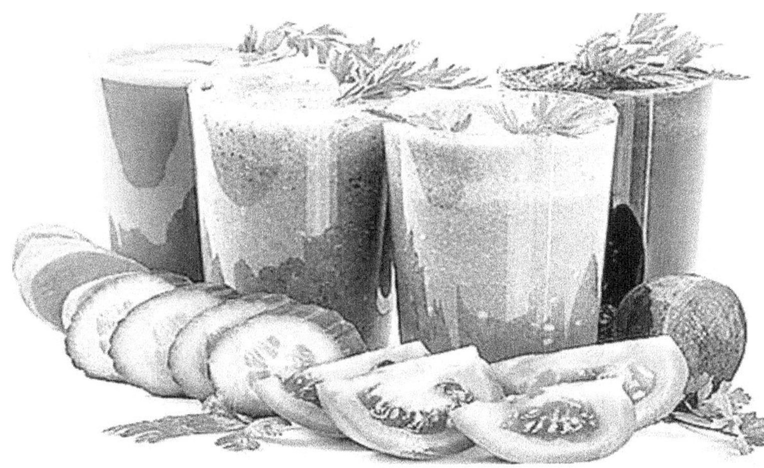

Se aconseja iniciar la dieta Détox con un día de ayuno tomando grandes cantidades agua e infusiones de hierbas durante el día. Para desayunar, almorzar y cenar, el menú es exactamente el mismo: un jugo de verduras sin sal o un vaso de jugo de frutas

Tipos de menús:

Menú 1

Desayuno:

Un batido de verduras variadas.

Media mañana:

1 manzana con 10 almendras

Comida:

Sopa desgrasada con trozos de pavo o pollo y verduras variadas.

Cena:

Ensalada mediterránea de Quinua (guarda lo suficiente para la comida del día siguiente). Un batido de frutas.

Menú 2

Desayuno:

Batido de verduras.

Media Mañana: 1 kiwi y seis nueces.

Comida:

Ensalada mediterránea de Quinua (sobras de la cena de la noche anterior).

Cena:

Pollo asado o a la plancha, (guardar lo suficiente para el almuerzo de mañana). Un batido de frutas

Menú 3

Desayuno:

Batido de vegetales verdes.

Media mañana:

Fresas y seis anacardos.

Comida:

Pollo sobrante de la cena de la noche anterior con dos endivias.

Cena:

Sopa de vegetales con judías verdes, col, apio y zanahoria, (guardar lo suficiente para la comida del día siguiente) Un batido de verduras.

Beber al menos 2 litros de líquidos al día entre los que se cuentan las tes y las infusiones. Limitar al máximo el aporte de sal.

Los batidos en la dieta adelgazante y depurativa para que puedan considerarse sustitutivos de una comida deberían ser lo más completos posible, aportando todos los nutrientes necesarios.

Deben contener más verduras que frutas (para evitar el exceso de fructosa) pudiéndole añadir, frutos secos, cereales, semillas, leche de vaca o de almendras, etc. que aporten carbohidratos y grasas saludables, ya que se pretende que sustituyan la comida principal del día, respetando el desayuno y la cenar habitual, sin excesos de calorías lógicamente. Las proporciones más indicadas para este tipo de batidos son de tres a uno, tres partes de verduras por una de fruta.

Los batidos o licuados de vegetales son tan fáciles de hacer como los licuados de frutas. Es precisa una buena licuadora que separe la fibra del zumo. Frutas y verduras bien lavados se cortarán en pequeños trozos y se introducen con un poco de líquido, zumo, agua. etc.

Ejemplo de batidos:

Preparado del batido de frutas:

100 grs. de fresas

1 manzana

1 rodaja de piña natural

1 mango maduro

Una porción de sandía (200 grs.)

Otro de frutas

1 una porción de melón (200 grs.)

2 rodajas de piña fresca

2 melocotones

1 tazón de fresas.

1 vaso de zumo de piña natural.

Preparado del batido de verduras

1 pepino mediano sin pelar

Una taza de col rizada

Medio calabacín mediano

Una rama de apio

4 rabanitos.

Otro depurativo de verduras

Un puñado de espinacas

200 grs. de acelgas

150 grs. de col roja (Lombarda)

1 pepino sin pelar.

Un puñado de lechuga.

Para evitar que los batidos queden demasiado espesos, se puede agregar un poco de zumo de naranja.

No mezclar en los batidos, las verduras con lácteos (leche, quesitos, yogures o nata), ya que el calcio de los lácteos interfiere en la asimilación del hierro de las verduras. Este grupo de vegetales reúne entre sus nutrientes hierro, magnesio, potasio, clorofila y numerosas vitaminas, siendo la mejor forma de tomar, para que el cuerpo tome todos los nutrientes ya que al estar en forma líquida es más fácil de absorber y al estar recién extraídos se mantienen todas las propiedades.

Es preciso tener en cuenta que "un batido no debe sustituir a una pieza de fruta". Las frutas, al ser exprimidas, pierden vitaminas, antioxidantes y fibra que quedan como residuos en la licuadora. Una fruta entera tiene todos los nutrientes necesarios y la sacarosa se asimila de forma más lenta y saludable.

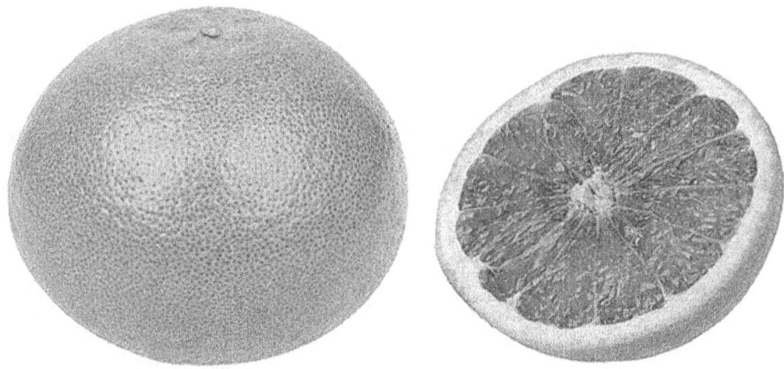

65-Dieta del Pomelo

El pomelo o toronja es un cítrico con propiedades diuréticas y depurativas. Es un antioxidante natural que combate los radicales libres. El 90% del contenido del pomelo es agua, con sólo 27 calorías por cada 100 gramos, especialmente rico en vitamina C, (un pomelo supera los 30 MG.), Contiene flavonoides y provitamina A en forma de betacarotenos y vitaminas B1, B3 y B6.

Un estudio realizado en la Universidad de Ontario, Canadá demostró que la toronja contiene un flavonoide que quema la grasa al ser un tipo de antioxidante natural. Un zumo recién exprimido, ayuda a combatir infecciones como los constipados y la gripe

Comer la mitad de un pomelo con cada comida, puede ser beneficioso para la dieta de una persona sana, siempre y cuando no sea alérgico al pomelo o esté tomando medicamentos que interactúen con las frutas cítricas.

Hay varias versiones de la dieta del pomelo, todas, son dietas restrictivas, con carencias a nivel nutricional. Apareció en Hollywood por los años 1930, y se la conocía por la "dieta de las estrellas", a pesar de los años transcurridos, sigue aun de actualidad. Se basa en la propiedad del pomelo para reducir los niveles de insulina, estimulando la pérdida de peso, haciéndolo actuar como quemas grasas.

Dieta de pomelo ligera

La dieta del pomelo ligera aporta unas 1.000 a 1.200 calorías, consiste básicamente, en acompañar todas las comidas con un vaso de zumo de pomelo. Es importante beber líquidos en abundancia, seguirla no más de siete días y evitar grasas y azúcares.

· Desayuno:

· Vaso de zumo de pomelo (sin azúcar) Dos huevos (cocidos, pasados por agua, a la plancha, etc.) Dos lonchas de jamón York.

· Comida:

· Vaso de jugo de pomelo. Filete de pechuga de pollo a la plancha. Ensalada de tomate, pimiento, pepino y cebolla roja.

· Cena:

· El zumo de pomelo, una ensalada de brotes verdes (recula, canónigos, espinacas, escarola), 200 gramos de salmón o pechuga de pollo a la plancha

· Antes de dormir:

· 1 vaso de leche desnatada o una infusión edulcorada.

Verduras permitidas: Cebolla roja y morada, pimientos, rábanos, pepinos, brócoli, espinacas, lechuga, repollo, zanahoria, guisantes

A media mañana y a media tarde puedes optar por incluir una pieza de fruta, por ejemplo, una manzana o unas fresas o medio pomelo, junto a un puñado de nueces o almendras.

Dieta de pomelo más restrictiva

Es una dieta de semiayuno de unas 800 a 900 calorías, por lo que no se debe prolongar más allá de una semana. Se trata de consumir, durante tres días de la semana, sólo pomelo, en piezas o zumo. Los cuatro días restantes ha de realizarse una alimentación variada que incluya carne, pescado, frutas, verduras y lácteos descremados, similar a la de la dieta ligera.

Estos días el pomelo se tomará como postre. Están prohibidos el alcohol, el azúcar y las bebidas carbónicas. Beber al menos dos litros de líquidos al día.

66-Dieta de la Alcachofa

Rocío Carrasco, Lolita, María José Campanario, Rosario Mohedano o Jessica Bueno y algunas celebrites más, has sido imagen de la pintoresca dieta de la alcachofa que no tiene nada que ver con la Dieta Depurativa de Alcachofa que consiste en comer durante tres días sólo alcachofas hervidas con un poco de aceite de oliva virgen y limón, acompañadas de alguna porción de arroz integral, frutas y algún lácteo descremado.

La dieta de la alcachofa que publicitaban estas famosillas, consiste en incluir distintas cápsulas y ampollitas a base de alcachofa y otras maravillas verde-eco-Fito-dietéticas, en una dieta particular baja en calorías que, junto a un aumento de la actividad física, aconseja el laboratorio que fabrica, publicita y vende los "supuestos productos adelgazantes".

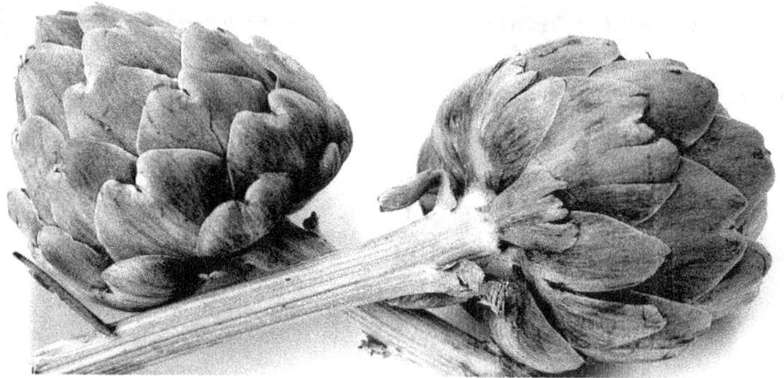

Es cierto que la dieta de la alcachofa natural, la que se compra en las fruterías, nos brinda la oportunidad de depurar nuestro organismo y concretamente el hígado. La alcachofa tiene un aporte calórico de 49 cal. por cada 100 gramos. Ayuda a degradar y quemar las grasas acelerando el metabolismo de los lípidos.

Mejora el funcionamiento hepático y de la vesícula biliar. Ayuda a disminuir la sensación de hambre. Contiene la enzima cinacina, una sustancia que mejora la digestión de las grasas permitiendo su eliminación por la orina; por tanto, actúa como una quema grasas natural

En cuanto a capacidad para adelgazar, igual Daria que las sustituyéramos por zanahorias, rábanos, col, brócoli, acelgas, espinacas o cualquier otra verdura, siempre que tomemos las mismas calorías.

Durante la dieta depurativa alcachofas al vapor o cocidas, debes eliminar el consumo de leche de vaca, azúcar y harina refinada, dulces, embutidos, fritos, pan y carnes a excepción de pechuga de pollo o pavo a la plancha. También bebidas alcohólicas y gaseosas, a excepción de zumos y agua mineral con gas.

Si nos limitamos a una dieta exclusivamente de alcachofas, como sucede con todas las dietas basadas en el consumo de un sólo alimento (monodieta) no aporta los nutrientes suficientes y hacen perder peso en proporción a las calorías que se ingieren con la dieta, que como sucede siempre, se recupera cuando se vuelve a la alimentación normal.

Menú para la dieta de la alcachofa.

Media hora antes del desayuno un vaso zumo de alcachofa.

Día 1

- Desayuno.

- Infusión + 1 tostada de pan integral con pavo

- Media mañana:

- Fruta del tiempo

- Comida:

- Verdura hervida (Brócoli, Col, Acelgas, judías verdes) + Pollo con alcachofas al horno

- Merienda:

- Yogur desnatado

- Cena:

- Caldo de verduras + Alcachofas salteadas con huevo. Una tajada mediana de melón

· Día 2

- Desayuno:

- Café con leche desnatada + 3 galletas integrales

- Media mañana:

- Taza de fresas

- Comida:

- Alcachofas hervidas o asadas con arroz integral) + 2 rodajas piña natural.

- Merienda:

- Fruta del tiempo

- Cena:

- Pescado al horno con alcachofas. Yogur 0/0

- Día 3

- Desayuno:

  - Zumo de pomelo+ 1 tostada integral con queso 0%

  - Media mañana:

  - Fruta del tiempo

  - Almuerzo:

  - Puré de alcachofas con pechuga de pollo

  - Merienda: Yogur 0%

  - Cena:

  - Ensalada de col roja, canónigos y pepino + Media dorada de ración con alcachofas al vapor. Unas fresas.

Como preparar el zumo natural de alcachofa:

Coge 4 corazones de alcachofas sin hojas (facilita mucho utilizar congeladas, previamente descongeladas) añadir a la a licuadora y reducir a líquido. Agregar agua hasta completar un vaso.

Tomar media hora antes de desayunar. Puede que el sabor parezca algo amargo y fuerte. Se puede hacer trampa, endulzando con medio mango o dos rodajas de piña natural.

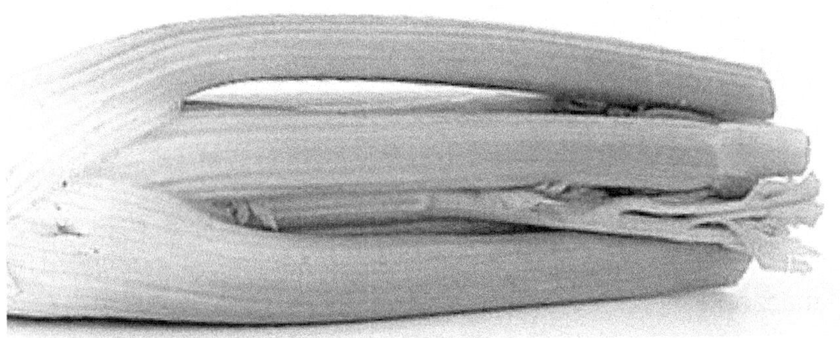

67-Dieta del Apio

El apio es una de las hortalizas que aporta menos valor calórico por lo que es un vegetal adecuado en las dietas adelgazantes, por sus propiedades diuréticas, depurativas y vaciantes. Aporta buena cantidad de líquidos, fibra, vitaminas del tipo A, C y E, también folato, zinc, sodio diversos flavonoides y debido a su alto contenido de potasio, es muy adecuado para el sistema nervioso central.

No aporta casi calorías, es bajo en hidratos de carbono y se puede comer cuanto apio apetezca, siendo un buen regulador de la función intestinal, muy adecuada para quienes sufren de estreñimiento Un alimento perfecto para cualquier que quiera perder peso.

Menú tipo

· Antes del desayuno:

· Un vaso de horchata de apio edulcorada con Stevia

· Desayuno:

· Una manzana. Un vaso de leche descremada con dos cucharadas de copos de avena naturales.

· Media Mañana:

- Consumir palitos de apio en la cantidad que se desee, acompañar con vinagreta o limón.

- Comida:

- Filete de pavo o pollo de 150 gr. a la plancha o al vapor. Ensalada de apio con zanahorias, rabanitos, 4 nueces. Una manzana.

- Merienda:

- Rebanada de pan con mermelada dietética, y un vaso de horchata de apio aproximadamente.

- Cena:

- 150 gr. de filete de pavo a la plancha o al horno. Un vaso de horchata de apio. Una taza de fresas o dos rodajas de piña natural

- Preparación de la horchata de apio:

- 250 grs. de ramas de apio

- 1 litro de agua

- Una pizca de canela.

- El zumo de un limón.

- Edulcorante a voluntad. (opcional)

Trocear el apio y añadirlo a la batidora con la canela y el zumo de limón, añadiendo poco a poco agua hasta obtener una pasta homogénea. Dejar reposar, Edulcorar el resto de agua con sacarina o Stevia previamente, que deberá estar fría al mezclarlo con la pulpa, agitar bien. Finalmente, se cuela la mezcla.

Tomar 3 o 4 vasos de horchata al día, agitar antes de tomar, ya que los restos sólidos tienden a depositarse en el fondo. Se puede mantener en la nevera un máximo de 12 horas.

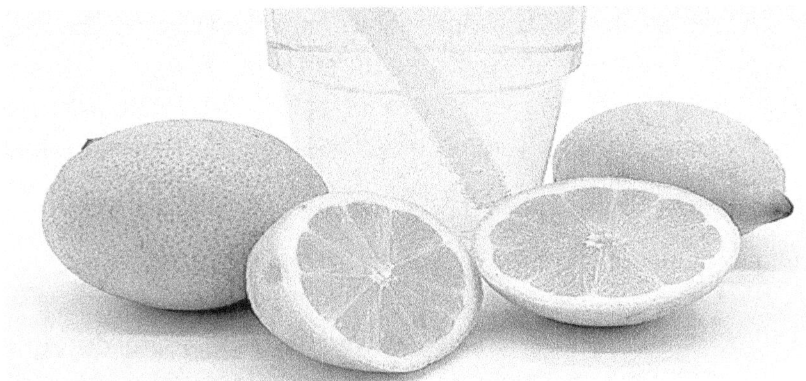

68-Dieta del Limón

El limón es una fruta con pocas calorías, 40 por cada cien gramos, con bastante agua y algo de fibra, lo que le convierte en adecuado para dietas de adelgazamiento. Contiene vitaminas del complejo B (B1, B2, B3, B5, B6, PP), la vitamina C en gran cantidad y la vitamina P, además de minerales como el potasio, magnesio, calcio, fósforo, sodio, hierro y flúor. Este compuesto de vitaminas y minerales refuerzan el sistema inmunológico, potenciando la actividad de los glóbulos blancos.

Es otra dieta basada en el semiayuno, aprovechando los efectos depurativos y desintoxicantes del limón. Se asegura que se eliminan de entre 3 a 4 kilos cada semana.

Es una variante de la dieta del sirope de alce, aprovechando que el zumo de limón es, digestivo y depurativo del hígado y que contribuye a la regulación del metabolismo, facilitando la disolución de grasas. Como todas las dietas restrictivas no se aconsejan seguir más de siete días, ya que no aporta los nutrientes necesarios y las calorías precisas para el organismo, por lo que podría ocasionarnos daños de salud.

Se prepara con el zumo de uno a cinco limones al que se añaden algo de miel y agua suficiente.

La "dieta del limón" se puede hacer dos veces al año, con el propósito de adelgazar o simplemente para limpiar el organismo. Consiste en la toma todos los días durante una semana, y media hora antes del desayuno y de las principales comidas restrictivas, tomar un vaso de zumo de uno o varios limones, preparado de la forma siguiente:

- Día 1: zumo de un limón diluido en un vaso de agua fresca.

- Día 2: zumo de dos limones diluido en medio litro de agua, añadir ¼ de cuchara de miel.

- Día 3: zumo de tres limones diluidos en un litro de agua con ½ cucharada de miel.

- Día 4: zumo de cuatro limones diluidos en un litro de agua y una 1 cucharada de miel.

- Día 5: zumo de cinco limones diluidos en un litro de agua y 1 cucharada de miel.

- Día 6: zumo de cuatro limones diluidos en un litro de agua con 1 cucharada de miel.

- Día 7: zumo de tres limones diluidos en un litro de agua con ½ cuchara de miel.

La dieta no debe superar las 1.000 calorias. Durante los siete días de la dieta se deben evitar: bebidas alcohólicas, alimentos procesados, bebidas, zumos y refrescos con azúcar, azucares, harinas, pasta, carnes rojas y grasas, embutidos, bollería, pastelería, pan, rebozados, bebidas gaseosas, hamburguesas, patatas fritas y la práctica totalidad de la comida rápida, limitando la misma a frutas, verduras, algo de carne sin grasa, y pescado a la brasa o plancha.

Evitar el exceso de sal. Limitar los frutos secos y aguacate. Se recomienda beber al menos dos litros de líquidos al día, incluidos los zumos.

Es importante llevar una vida activa, andar y hacer algún deporte con regularidad y mantener una dieta equilibrada. La dieta del limón no está recomendada para embarazadas ni para niños, y tampoco es recomendable para personas que tengan dolencias cardíacas, del estómago o del intestino.

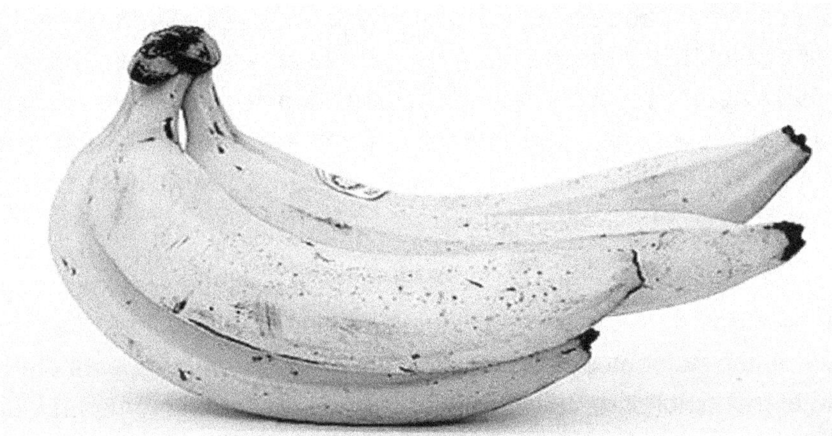

69-Dieta del Plátano

La dieta del plátano se hizo muy popular en Japón a raíz de que Hiroshi Watanabe publicara su libro en el que había excluido la leche: "El régimen de la dieta del plátano". Se trataba de consumir uno o dos plátanos cada mañana para bajar hasta 4 kilos en una semana.

Se inicia con la toma de un vaso de agua tibia por la mañana temprano para estimular el metabolismo. Se deja pasar una hora, y se come un plátano. Si todavía tienes hambre después de 20 minutos, se come un segundo plátano. Se deben consumir plátanos crudos, el desayuno regular con plátanos aumenta el metabolismo e impide comer en exceso durante el día.

En la comida y en la cena se puede consumir cualquier cosa que te apetezca, cargando la mano en verduras y granos integrales evitando en lo posible alimentos procesados, azúcar, fritos, grasas y dulces, se debe parar de comer cuando se esté lleno a un 80% teniendo siempre cuidado que después de las 8 de la noche, no se ingiera ningún alimento más. No se pueden comer postres con las comidas, sólo se puede beber agua. Es necesario llevar un riguroso registro diario de los alimentos ingeridos.

70-Dieta de Plátanos y Leche

El primero que dio a conocer la dieta del plátano, y la leche en este caso acompañado de leche descremada, fue el Dr. George Harrop, por el año 1934. Estaba plenamente convencido de que el plátano y la leche juntos, eran muy eficaces para perder peso de manera saludable y rápida, para lograrlo se debía consumir durante una semana, 3 plátanos junto con tres vasos de leche descremada cada día.

La dieta actual de plátanos y leche es fácil de seguir, es muy baja en calorías, por ello, no se debe prolongar más de tres días, ya que faltan nutrientes importantes. Está basada en la ingesta diaria de al menos un litro de leche (cinco vasos leche descremada) y de cinco plátanos), se fundamenta en que la asociación de estos dos alimentos mejora la función tiroidea. Algo que no tiene ninguna base científica.

Se pueden tomar los plátanos y la leche separados, o en forma de batidos con los dos ingredientes. Es una dieta muy baja en calorías ya que no alcanza las 1.000 calorías.

Menús para dieta de tres días base a leche descremada y plátanos Es una dieta realmente rápida que puedes efectuar ante un evento importante, como una boda o algún otro tipo de fiesta y no repetir.

Esta dieta drástica, consiste en alimentarse durante tres días de la siguiente forma:

Desayuno

Un vaso de leche desnatada y un plátano.

Media mañana:

Un vaso de leche descremada y un plátano

Comida:

leche desnatada y un plátano.

Merienda:

un vaso leche descremada y un plátano

Cena:

un vaso leche desnatada y un plátano Desayuno: té verde o infusión con edulcorante, un vaso de leche

Menú restrictivo para dieta de siete días

Primer Día 1:

Desayuno: 1 vaso de licuado de un plátano con leche descremada, sin azúcar, y 1 café o té o infusión edulcorados.

A media mañana: 1 plátano e infusión de té verde o manzanilla

Comida: ½ tazón de arroz integral con una patata hervida o asada, Una ensalada pequeña de tomate y pepino. 1 plátano de postre.

Merienda: 1 plátano y una infusión a elegir

Para Cenar: 1 pechuga de pollo a la plancha o al horno, 1 ensalada chica de lechuga y cebolla. 1 plátano.

Segundo Día:

Desayuno: 1platano y 1 vaso leche descremada con café o té

Media mañana 1platano, y una infusión

Comida: 150 gramos de pechuga de pavo a la plancha con guarnición de brócoli cocido o al vapor. 1 plátano de postre.

Merienda: 1platano y una infusión de manzanilla o poleo.

Cenar: 1 caballa de 250 grs. al horno con 2 patatas asadas y 1 plátano de postre.

Tercer Día:

Desayuno: 1 vaso de licuado de plátano con leche descremada, sin azúcar, y un te verte o una infusión.

A media mañana: 1platano, e infusión.

Comida: 150 grs. de pechuga de pollo, Una ensalada pequeña de tomate y cebolla, más 1 plátano de postre

Merienda: 1platano, e infusión

Para Cenar: ½ taza de arroz integral con zanahorias hervidas, 1 ensalada de tiras de col y cebolla sin sal. 1 plátano de postre

Cuarto Día:

Desayuno: 1 batido de un plátano y un vaso de leche descremada

A media mañana: 1 plátano, e infusión

Comida: 1 porción de pollo al homo, 1 porción de vegetales verdes cocidos al vapor y 1 banana de postre

Merienda: 1 vaso de licuado de 1 plátano con leche

Para Cenar: 1 pechuga de pollo, 1 ensalada pequeña de tomate y cebolla, y 1 banana de postre.

Quinto Día:

Desayuno: 1 vaso de licuado de plátano con leche, y 1 café o té con leche descremada.

A media mañana: 1platano e infusión al gusto

Comida: 150 grs. de merluza a la plancha con ensalada de canónigos y rábanos sal y 1 plátano de postre

Merienda: 1 plátano, e infusión

Cenar: 150 grs. de chuletas de pavo asadas o a la plancha. Un tomate. 1 plátano de postre.

Sexto Día:

Desayuno: 1 batido de un plátano y un vaso de leche descremada

Merienda: ½ vaso de licuado de banana con leche

A media mañana: 1 plátano, e infusión

Comida: 150 grs. de pollo asado o a la plancha. Acelgas y espinacas hervidas o al vapor. vapor 1 plátano de postre

Merienda: Un plátano e infusión

Para Cenar: 1 rodaja de salmón con espárragos verdees a la plancha, 1 plátano de postre.

Séptimo Día, Domingo

Escoger un menú del día de la semana que más apetezca.

La última comida debe ser a las 21:00 horas (9:00 PM). Las ensaladas y hervidos de verduras se pueden aderezar con una cucharadita de aceite de oliva virgen y vinagre de sidra o limón. Beber al menos seis o siete vasos de agua al día. Se pueden utilizar indistintamente plátanos o bananas.

La dieta del plátano no resulta equilibrada ni útil a largo plazo

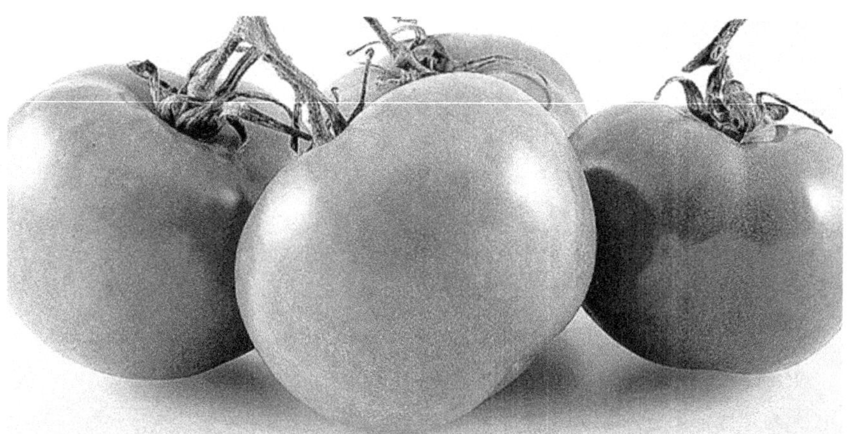

71-Dieta Détox de Sopa de Tomate

Es una dieta diseñada para desintoxicar y librar de residuos el organismo. Se utilizaba en el hospital de EE. UU. "Secreto Memorial Hospital" antes de realizar operaciones de importancia.

Se popularizo como dieta adelgazante, gracias a su famosa sopa "quemas grasas". que se toma varias veces al día sin límite, siendo el elemento principal de un plan de una semana, que limpia impurezas y quema grasas muy rápido

La sopa depurativa de tomate se prepara

Poniendo a hervir durante tres horas, 6 cebollas, 2 pimientos verdes, unas ramas de apio con hojas, medio repollo mediano, y dos botes de tomate pelado con su jugo. Se puede añadir sal y pimienta. Finalizada, pasar por la batidora. Debe quedar fluida como una sopa, agregar el agua que se estime conveniente y dar un hervor de 5 minutos. Repartir en cuatro o cinco tomas a lo largo del día.

Además, se puede consumir frutas, verduras, arroz integral, 150 gr. de carne de vacuno magra o de pollo sin piel a la plancha, leche desnatada, zumos, té sin azúcar y café. Todo lo demás está terminantemente prohibido.

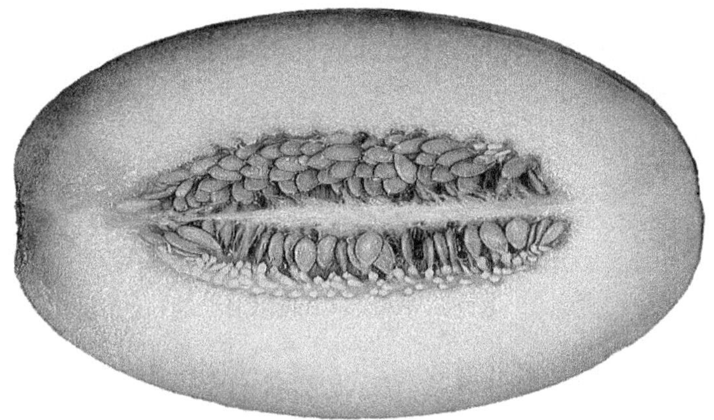

72-Dieta del Melón

La dieta del melón es una dieta restrictiva y fácil de seguir, ya que esta fruta tiene un sabor agradable y proporciona energía, controla la grasa, el colesterol, las toxinas y el exceso de líquidos.

El melón es una fruta refrescante, propia de los meses de verano y en la actualidad fruta que se puede comprar en todas las épocas. Es bajo en calorías, 100 gramos nos aportan 34 calorías, es una fruta que tiene un 90% de agua en su composición. Contiene abundantes flavonoides que protegen a las células de los radicales libres, además de potasio y vitaminas A y C, pectina, caroteno, niacina, magnesio, hierro, fósforo.

Durante el día se come melón en la cantidad indicada y además también se consumn otras frutas y vegetales, todo crudo y sin condimentos como sal o azúcar. Se puede seguir durante cinco días seguidos y luego descansar.

Dieta tipo de melón

Por la mañana en el desayuno:

Comer medio kilo de melón, limpio sin piel, acompañado de 100g de queso fresco bajo en grasa o yogur 0/0. Café o infusión edulcorada con Stevia.

A media mañana:

 Otro medio kilo de melón limpio, acompañado de un té verde con Stevia.

Comida:

Medio kilo de melón, más una ensalada de berros o canónigos, escarola, pepino, caballa y tomate, a la que se añade 200 gr. de queso fresco desnatado o descremado.

Media tarde o merienda:

Té verde con limón y una manzana

Cena

Una tortilla de 2 huevos y 50 gr. de queso desnatado. La misma cantidad de melón.

Medio kilo de melón limpio equivale a tres tajadas limpias de un melón mediano de 4 kilos.

Se puede preparar un delicioso y refrescante batido de melón, preparándolo de la siguiente manera:

Dos tazas de carne de melón cortado, Una manzana verde picada. Medio mango mediano picado. Un kiwi pelado y picado. Una cucharada de zumo de limón

Pasar por la batidora. Se puede añadir hielo **picado**.

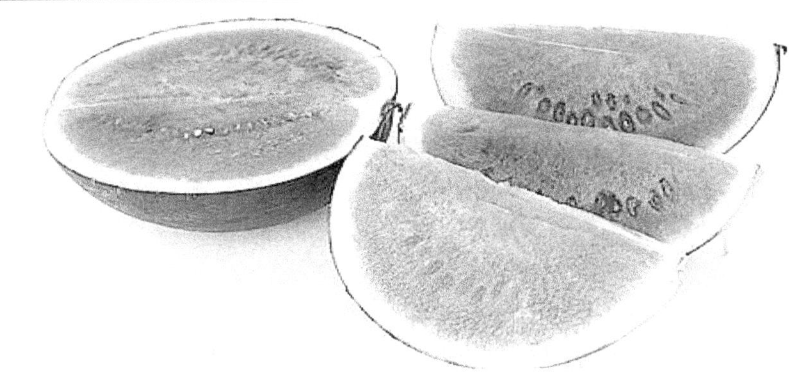

73-Dieta de la Sandia

Es la cura una dieta de desintoxicación que adelgaza, ya que disminuye calorías y es ideal para esos días antes, de la primera visita a la playa o la piscina. La sandía es un alimento que se caracteriza por su alto contenido de agua y baja cantidad de calorías, ya que contiene 30 calorías, con aproximadamente 91 % agua, y solamente 6 % de azúcar. También tienen algunos nutrientes esenciales para ofrecer como, el licopeno, un poderoso antioxidante, vitamina C, betacaroteno, vitaminas B1 y B6, tiene propiedades depurativas que favorecen la eliminación de toxinas,

La dieta de la sandía, esta aconsejada para un máximo de siete días, estando desaconsejada en mujeres embarazadas, niños o personas con problemas hepáticos.

LUNES

Desayuno: una taza de café o té, 2 galletas integrales, un yogurt natural y 1 porción de sandía.

Comida. un plato de brócoli hervido, 2 muslos de pollo al horno y 1 yogurt natural 0/0

Cena: verduras hervidas o al vapor, 1 tortilla de espinaca, 1 rebanada de sandía.

MARTES

Desayuno: una taza de café con leche desnatado, 1 tostada de pan integral untada de queso desnatado. 1 porción de sandía.

Comida: un filete de ternera a la plancha, 1 plato de brécol u otra verdura, 1 cucharada de aceite de oliva y 1 yogurt natural 0/0.

Cena: puré de puerros con un poco de queso rallado, 1 filete de merluza a la plancha, 1 rebanada de sandía.

MIERCOLES

Desayuno: una taza de café o té, 1 tostada de pan integral o 2 galletas, 2 lonchas de jamón o pechuga de pavo, 1 porción de sandía.

Comida: 150 grs. de pescado blanco a la plancha, o un plato de verduras hervidas o al vapor, y un yogurt natural.

Cena: merluza a la plancha, 1 plato de Lombarda rehogada con ajo y pimentón, 1 rebanada de sandía.

JUEVES:

Desayuno: una taza de té, 2 galletas integrales, un yogur natural y 1 porción de sandía.

Comida: 150 grs. de pechuga de pollo o pavo, con ensalada variada de lechuga, canónigos, rábanos y cebolleta. Fresas naturales.

Cena: sopa de verduras variadas desgrasada, 1 rodaja de pescado al horno con limón, 1 rebanada de sandía.

VIERNES

Desayuno: una taza de café con leche desnatada y sin azúcar, 2 galletas integrales, 1 rebana de sandía

Comida: Puré de calabacín o zanahorias, 1 tortilla francesa de 2 huevos, yogur natural.

Cena: Un filete de pechuga a la plancha, una ensalada de col roja champiñones y pimiento verde, 1 cucharadita de aceite de oliva, 1 rebanada de sandía.

SABADO:

Desayuno: Taza de café o infusión, tostada de pan integral con tomate y unas gotas de aceite de oliva virgen y una porción de sandía.

Comida: 150 grs. de gallo o lenguado a la plancha, espárragos, y calabacín a la plancha, dos rodajas de piña natural.

Cena: Merluza a la plancha, 1 plato de acelgas rehogadas con ajo, 1 rebanada de sandía.

DOMINGO:

Desayuno: Taza de Té verde, Tostada de pan integral y 50 grs. de queso tipo Burgos desnatado. Rebanada de sandia

Comida: Filete de ternera magro a la plancha, porción de arroz integral. Fresas naturales

Cena: Puré de verduras, 1 tortilla rellena de espárragos, rebanada de sandía.

Durante los 7 días de la dieta, se debe comer a media mañana y a media tarde, 2 porciones de sandía., También es conveniente preparar un zumo de sandía y beberlo 10 minutos antes del almuerzo. Beber 8 vasos de agua y 1 de zumo de sandía a lo largo del día.

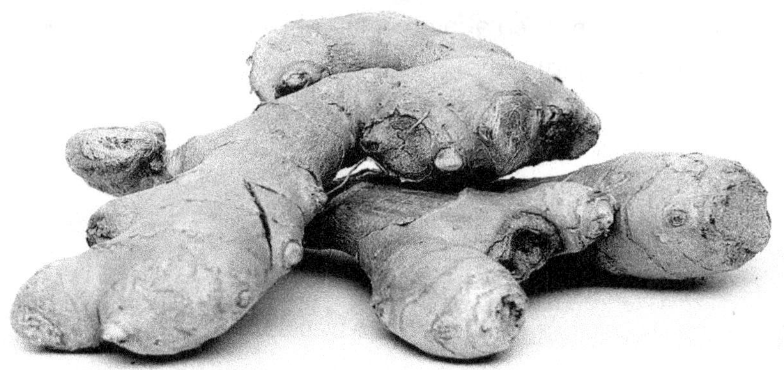

74-Dieta de Raíz de Jengibre

El té de jengibre acelera el metabolismo y mejora la digestión, a la vez que favorece la absorción de nutrientes y elimina de toxinas del organismo, lo que evita el aumento de peso favoreciendo su pérdida.

Algunas investigaciones, demuestran que el jengibre interviene en el aumento de los niveles de serotonina, un neurotransmisor que, entre otras funciones, interviene en el control del apetito, por lo que el consumo de jengibre nos causa una sensación de saciedad ante la comida, estimula la limpieza del organismo y combate la retención de líquidos.

Un estudio publicado por la Universidad de Columbia en Nueva York sobre el suministro de jengibre en forma de té, a sujetos sanos, pero con sobrepeso siguiendo ciertos protocolos y como soporte en las dietas para bajar de peso. El estudio, arrojó resultados significativos acerca de la sensación de saciedad después de comer, incluso con una sola dosis de jengibre.

Con la dieta del jengibre se combinar alimentos bajos en calorías, depurativos, livianos y naturales, formando dietas en las que están permitidos: carnes de pollo o pavo sin grasa, pescados blancos y azules, frutas frescas y verduras, algunos hidratos de carbono en los que no falta el pan, lácteos desgrasados y grasas saludables.

Están prohibidos: Azucares, carnes rojas y grasas, embutidos, bollería, pastelería, fritos, rebozados, grasas trans, mantequilla, bebidas gaseosas y alcohólicas, hamburguesas, patatas fritas y la práctica totalidad de la comida rápida.

Todas las propiedades del jengibre complementan los menús de las dietas, tomando una taza de té en desayuno, comida y cena, combinando menús adelgazantes de 1000 a 1200 calorías.

Esto unido a una actividad física diaria, ayuda a acelerar el metabolismo y perder peso.

Preparación del té de jengibre

Todo lo que se precisa es raíz de jengibre y agua hirviendo. Puedes comprar el jengibre natural en la frutería o en el súper. Lávalo bien para quitarle toda la tierra y pélalo si lo deseas (si está bien lavado puedes dejarlo sin pelar) Una vez que esté limpio se puede cortar, picar o rallar.

Poner a hervir el agua y agrega poco a poco el jengibre rallado pelado o picado. Bajar el fuego para que se mantenga lento durante 5 minutos. Apagar y dejar reposar durante 15 minutos.

Otra preparación, es: Poner a hervir tres tazas de agua, añadir 90 gramos de raíz de jengibre en trozos pequeños, Colocar el jengibre en un recipiente con tapa, agregar el agua hirviendo y dejar reposar la mezcla, tapada, durante aproximadamente 10 minutos. Colar el té y servir.

Se puede añadir el zumo de un limón y un poco de canela. Otra variante se prepara con jengibre, zumo de limón y cúrcuma. Se pueden endulzar con Stevia.

El té se puede tomar caliente o frío y se puede guardar en el refrigerador. También se puede espolvorear jengibre rallado sobre la ensalada, las verduras hervidas o purés.

El agua de jengibre, que se prepara remojando unas rodajas gruesas de jengibre en un litro de agua caliente. Se deja reposar por unos 30 minutos y colar. El agua se puede beber fría o caliente a lo largo del dia.

Está prohibido el jengibre durante los procesos de gestación y lactancia, y en personas con problemas de coagulación sanguínea.

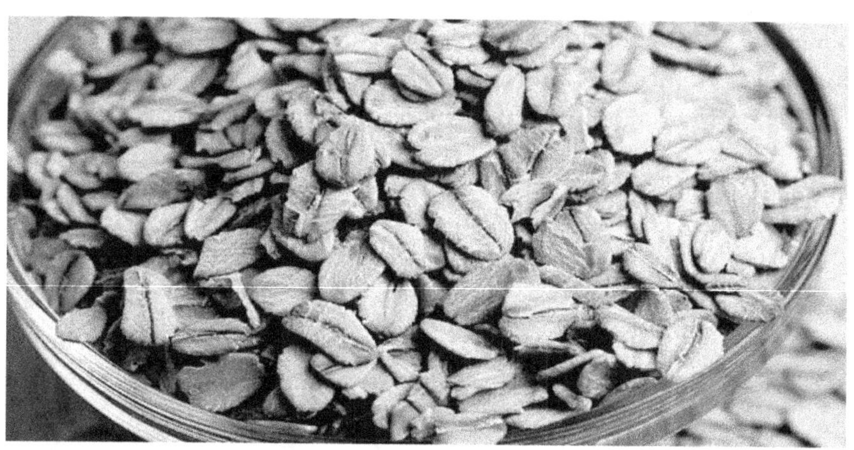

75-Dieta de la Avena

La dieta de la avena es una dieta basada en el consumo del salvado de avena, un cereal que, en su forma integral, tiene la ventaja de ser muy saciarte para el apetito además de aportar un alto nivel de fibra tanto soluble como insoluble. Se atribuye su popularidad al médico nutricionista español, Dr. Prost,

El principal ingrediente de la dieta son los copos de salvado de avena, muy ricos en nutrientes, los copos de avena cuentan con hidratos de carbono, proteínas, grasas y fibra en una proporción casi perfecta. Contienen, vitaminas y minerales: son ricos en hierro, fósforo, zinc, calcio, yodo y sílice. Contando con importantes aminoácidos como la leucina, isoleucina y treonina. Otra de sus propiedades, es que provoca saciedad, disminuyendo las ganas de comer.

Es importante diferenciar los copos de avena, del salvado de avena. Los copos de avena se obtienen descascarillando, moliendo y prensando los granos de avena y tienen mayor cantidad de carbohidratos, proteína y grasa. Se asimilan mejor que el salvado. Una taza de copos de avena cocidos ofrece 6 g de proteína, 29 g de carbohidratos y 3,5 g de grasa. Se vende como copos de avena enteros, y copos de avena finos. Ambas variedades son una buena fuente de magnesio y también contienen potasio, hierro, zinc, ácido pantoténico y cobre. Son bajas en grasa y no contienen colesterol.

Es aconsejable el grano o copo de avena integral al salvado, ya que al refinarlo se pierden las capas superficiales y el germen, fuente importante de vitamina E y ácidos grasos esenciales como son el omega 6 y el Omega 3.

El salvado de avena se produce al refinar las capas externas de los granos de avena y está formada principalmente por la cascarilla y algunos trozos del grano (se comercializa molido grueso y fino). Contiene mayor cantidad de fibras y menor cantidad de carbohidratos y por tanto de calorías. Tiene efecto elimina grasa y disminuye el apetito, ya que se mantiene durante más tiempo en el aparato digestivo, al transformase la fibra soluble en contacto con los líquidos digestivos en una especie de gel, aumentando también el efecto de saciedad, facilitando y mejorando el tránsito intestinal. (Tiene 3 veces más fibra que los copos). Contribuye a reducir el colesterol y la diabetes.

Debemos tener presente que, si se consume el salvado de avena en exceso, puede producir: exceso de gases, hinchazón y diarrea a la vez de interferir en la absorción del calcio. Se recomienda no tomar más de 3 cucharadas al día. Cada taza de salvado de avena también aporta: 7 g de proteína, 25 g de carbohidratos y menos de 2 g de grasa. Facilita mucho la toma del salvado, si se añade a los yogures descremados, gachas o corrige, cremas de verduras, sopas, hervidos de verduras, guisos, etc.

El salvado y los copos de avena se preparan de la misma manera. Tanto el salvado como los copos pueden agregarse fácilmente a los alimentos horneados. El "PORRIDGE" para el desayuno, se prepara con 200 ml de leche desnatada, canela, edulcorante Stevia y, cuando está caliente, 40 g de copos. Se deja hervir de 6 a 8 minutos y se hace como un puré dulce. Evitar servir cualquier tipo de avena con mantequilla o con azúcar.

La avena se prepara mezclándola con una taza de agua o de leche descremada. Puede tomarse fría o caliente (si es caliente, poner 3 minutos en el horno microondas. (Edulcorar con Stevia). Facilita el uso de los copos de avena, el remojo previo de los mismos. Se pone la avena en un tazón de vidrio, utilizando aproximadamente ½ taza de avena sin cocinar por porción. Vierta en el recipiente la avena, y agregue dos veces la cantidad de líquido agua o leche descremada. Coloque el recipiente en el refrigerador y dejar en remojo durante 12 a 24 horas.

Es una dieta prácticamente vegetariana, con la avena, también, se pueden comer otros alimentos, como son las verduras (espinacas, brócoli, col, lombarda, cebollas, espárragos, lechuga, tomates, zanahorias, berenjenas, apio, puerros, calabacín, champiñones, setas, guisantes), y frutas, (manzana, pera, fresa, piña, kiwi, melón, frambuesa, naranja, pomelo), queso fresco y nueces.

Están prohibidos: Alimentos procesados, carnes, embutidos, fritos, azúcar, fructosa, dulces, chocolates, tortas, pastas, pan, mantequilla, quesos cremosos, bebidas alcohólicas y refrescos con azúcar.

La duración de la dieta se estima en cinco días, descansando un par de días, antes de continuar otros 5 días. Por ejemplo, hacer de lunes y el viernes, y descansar el fin de semana, continuando el lunes siguiente

Primer día

Desayuno: 4 cucharadas soperas de avena con leche, o un plato de corrige, y 1 plátano

A media mañana: Una pieza de fruta o un té verde.

Comida: 3 cucharadas de avena con agua o leche desnatada; ensalada mixta con tomate, brócoli, espárrago, aceite de oliva y una pizca de sal. Una manzana con 2 cucharadas de queso fresco.

Merienda: Una fruta o té o infusión.

Cena: 3 cucharadas de avena con agua o leche desnatada; 2 zanahorias peladas y aderezadas con aceite de oliva. Una manzana cocinada al horno con canela y 2 cucharadas de queso fresco.

Segundo día

Desayuno: 4 cucharadas de avena con leche desnatada, una manzana, 6 almendras

A media mañana: 6 fresas o una taza de caldo de verduras.

Comida: 3 cucharadas de avena con agua o leche desnatada; ensalada de tomate, brócoli, lechuga, aceite de oliva y una pizca de sal. Una manzana asada con una cucharada de yogur.

Merienda: Una fruta o una taza de té.

Cena: 3 cucharadas de avena con agua o leche desnatada, una ensalada variada con espárragos verdes, aceite de oliva y una pizca de sal. Una manzana en compota con 2 cucharadas de queso fresco y un yogur desnatado.

Tercer día

Desayuno: 4 cucharadas de avena con leche desnatada, una rodaja de piña natural. 4 nueces.

A media mañana: Una taza de café o infusión edulcorado

Comida: 3 cucharadas de avena con agua o leche desnatada; ensalada con tomate, lechuga y espárragos. Cuatro nueces

Merienda: Una fruta o una taza de té.

Cena: 3 cucharadas de avena con agua o leche desnatada; ensalada con rábanos, canónigos y espinacas, aceite de oliva y una pizca de sal. Una manzana con 2 cucharadas de queso ligero.

Cuarto día

Desayuno: 4 cucharadas de avena con leche desnatada; ensalada de frutas con un plátano. 8 avellanas.

A media mañana: 6 fresas y una taza de caldo de verduras.

Comida: 3 cucharadas de avena en agua o leche desnatada; ensalada de verduras con judías verdes, cebolla. Una manzana y 12 avellanas.

Merienda: Una fruta y una taza de té.

Cena: 3 cucharadas de avena con agua o leche desnatada; ensalada de guisantes verdes, escarola y espinacas. Una manzana con 2 cucharadas de queso fresco descremado.

Quinto día

Desayuno: 4 cucharadas de avena con leche desnatada; 1 naranja, 6 fresas.

A media mañana: 6 fresas o una taza de caldo de verduras.

Comida: 3 cucharadas de avena con agua o leche desnatada; ensalada con guisantes, brócoli y lechuga. Una manzana.

Merienda: Una fruta o una taza de té.

Cena: 3 cucharadas de avena con agua o leche desnatada; ensalada con cebolleta, apio, lechuga, aceite de oliva y una pizca de sal. Manzana en compota con yogur.

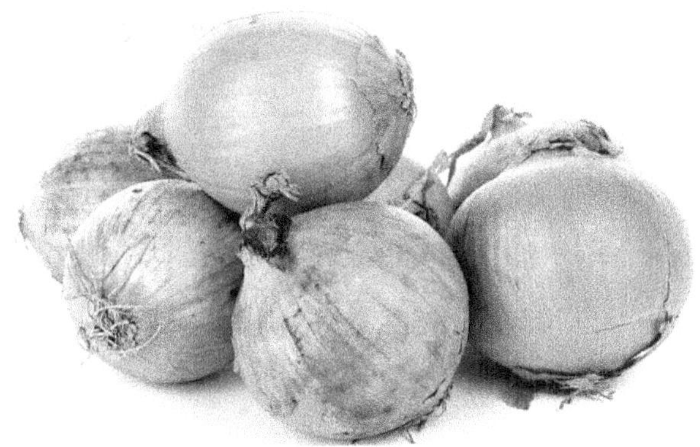

76-Dieta de la Sopa de Cebolla

La dieta de la sopa de cebolla, mal llamada "dieta quema grasas", es una dieta diurética, ilógica y desequilibrada que lo único que consigue es bajar de peso a costa del agua del cuerpo que toda persona sana tiene y que cuando la pierde por cualquier causa, dieta, sudor, etc. no se tarda en recuperar.

Es una variante de la antigua dieta de la cebolla, empleada en los hospitales, para hacer perder líquidos retenidos, antes de una operación quirúrgica de corazón. Al ser muy baja en calorías y restrictiva, no proporcionar suficientes aminoácidos y ácidos grasos esenciales y ser deficitaria en calcio, hierro y vitaminas A, D, E y K, se recomienda no hacer más de cinco días.

La cebolla es una hortaliza diurética, depurativa, saciarte y baja en calorías, solo 20 por cada 100 grs. Es muy rica en agua, en azufre, potasio y fósforo. La cebolla es alcalinizante y, por lo tanto, permite desintoxicar el organismo. Ayuda a equilibrar la cantidad de ácido úrico.

La dieta está basada en tomar un caldo que se elabora a base de verduras frescas y su consumo es sin límite. Se puede tomar todo lo que se quiera, tanto del caldo, como de las verduras con las que se ha realizado el caldo, que se toman en puré.

- Día 1: Tomar sopa de cebolla (solo el caldo) y fruta entera o en zumo natural exprimido.

- Día 2: Sopa de cebolla y verduras abundantes (crudas, hervidas, a la plancha o al vapor).

- Día 3: Sopa de cebolla, verduras, cereales (arroz integral) y fruta

- Día 4: Sopa de cebolla, tomates (3), pescado o carne (pollo, pavo) al horno o a la plancha.

- Día 5: Sopa de cebolla, verduras, pescado o carne.

Cómo preparar la sopa de cebolla

Para su elaboración necesitamos medio repollo que no sea grande, cinco cebollas medianas, dos puerros, seis tomates, un manojo de apio, y dos pimientos verdes, una pizca de sal. Hervir todos los ingredientes debidamente pelados y cortados en una cazuela con abundante agua. Entre comidas se puede tomar un plato de puré elaborado con las verduras de la sopa.

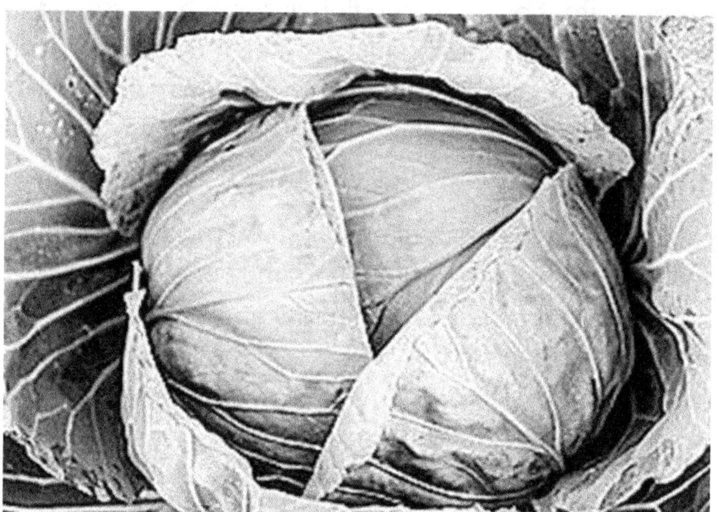

77-Dieta de la Sopa de Repollo

El repollo es una hortaliza conocida también por Col y Berza. La dieta del repollo se basa en el consumo de sopa de repollo elaborada junto con otros alimentos bajos en calorías. De efectos muy vaciantes a la vez, de aportar minerales y vitaminas.

Tiene el repollo, interesantes cantidades de provitamina A, vitamina C y K, y un elevado contenido de minerales como el potasio (necesario para la transmisión y generación del impulso nervioso y el magnesio que mejora la inmunidad y posee un efecto laxante suave).

Es una dieta restrictiva que está considerada una dieta de desintoxicación que ayudará a nuestro cuerpo a eliminar impurezas. Aporta 800 calorías diarias, por lo que no se debe prolongar más allá de una semana, debido a la baja cantidad de nutrientes imprescindibles que aporta. Con la sopa de repollo se puede perder de tres a cinco kilos en solo una semana.

Aparte de la col común, también se puede utilizar la célebre Col rizada KALE descubierta en América gracias a un libro sobre nutrición. De propiedades similares a toda la subfamilia de las coles Brásica, en la que se encuentra el brócoli, coles de Bruselas y todo tipo de coles. Hasta alcanzar esta inesperada fama, este tipo de col rizada se utilizaba en Galicia para alimentar animales.

El plan de la dieta tiene una duración de 7 días, y consiste en tomar toda la sopa de repollo que se quiera. (Un mínimo de tres tazas al día), pudiendo comer tanta fruta y verdura como apetezca. Al final de la semana, se agregarán de forma progresiva los alimentos habituales.

Te mostramos un menú para cada día de la semana:

Día 1: sopa de repollo y toda la fruta que desees, excepto plátanos. Beber té sin azúcar o café negro o infusiones variadas y agua.

Día 2: sopa de repollo y todas las verduras bajas en calorías que desees (excepto habas, guisantes o maíz) y una patata al horno o cocida con piel, con mantequilla.

Día 3: sopa de repollo y una mezcla de frutas y verduras mencionadas arriba.

Día 4: sopa de repollo, plátanos (hasta 8) y dos vasos de leche descremada.

Día 5: sopa de repollo, dos filetes de 200 grs. de pescado a la plancha, acompañados de 2 tomates frescos cada uno.

Día 6: sopa de repollo, 2 filetes de 150 grs. de carne magra de res y verduras sin límite.

Día 7: sopa de repollo, 2 tazas de arroz integral, zumo de melón, fresas y piña sin azúcar, verduras sin límite.

Se deben de tomar 3 tazas de sopa de repollo al día (preferible con el desayuno, media mañana media tarde) Tomar de 6 a 8 vasos de agua al día.

Receta de la sopa de repollo, hervir:

Ingredientes

Medio Repollo mediano, 2 puerros medianos, 5 tomates, 2 nabos, 1 pimiento verde, 1 ramo de apio, 2 cubitos de caldo de verduras.

Añadir un poco de pimienta y un chorrito de aceite de oliva (3 cucharadas) Cuando este frío y reposado el caldo se puede desgrasar.

Estas medidas son orientativas. Si deseas cocinar una sopa de menos cantidad solo debes restar los ingredientes proporcionalmente, por ejemplo, ¼ repollo, 1 puerro, 3 tomates y ½, pimiento verde, la ½ de apio y un cubito de verduras

Preparar, troceando todas las verduras y agregar a 2 litros de agua, añadir los cubitos, la pimienta y el aceite. Hervir tapado a fuego lento, durante una hora y media. Dejar enfriar, pasar las verduras por el pasapurés o batidora y añadir al caldo preparando una sopa de verduras fluida en forma de líquido. Guardar en frigorífico un máximo de 24 horas.

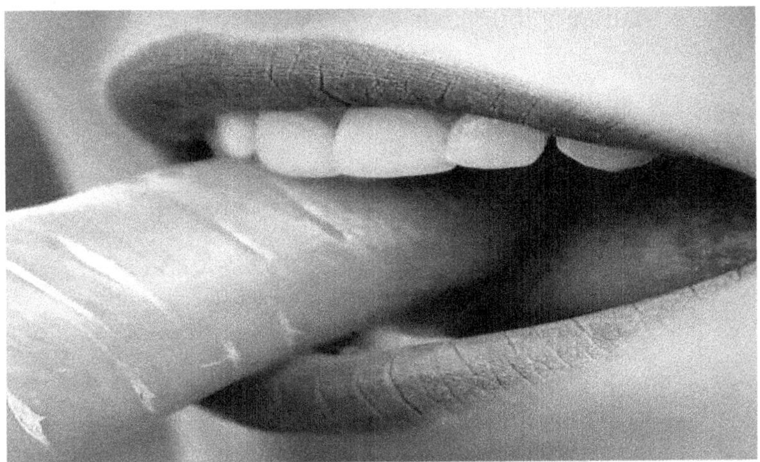

78-Dieta de la Zanahoria

La Dieta de la Zanahoria, es una dieta rápida, depurativa y desintoxicante, con la que es posible perder hasta 3 kilos en una semana y en la que predomina el consumo de zanahoria. Esto no supone el que podamos alimentarnos únicamente de zanahorias, ya que sería una dieta a todas luces desequilibrada y que pondría nuestro organismo en peligro, por lo que es de corta duración y no se debe prolongar más de quince días

La zanahoria es un vegetal astringente, rica en betacaroteno llamado provitamina A, que en el organismo se transforma en retinol, también contiene mucha vitamina C y Hierro que ayudan a combatir la anemia, además de fósforo, ácido fólico, calcio y con un alto contenido en enzimas digestivas y pectina, que tiene propiedades laxantes, pero evita la diarrea.

La zanahoria aporta muy pocas calorías, unas 25 por cada 100 grs. Es uno de los vegetales que, al ser hervido, mantiene sus propiedades.

Tipo de menú semanal con zanahorias

LUNES

Desayuno: 1 taza de leche. Una manzana.

Media mañana: 200 ml. de zumo de zanahoria

Comida: Espaguetis con atún junto con 150 gr. de zanahoria cruda. 2 kiwis

Cena: 150 grs. de pescado blanco a la plancha o hervido Acompañado de puerro y zanahoria hervidos.

MARTES

Desayuno: 1 taza de café edulcorado. Un kiwi

Media mañana: Dos yogures 0/0

Comida: 150 grs., de salmón a la plancha con espárragos y calabacín y 150 gr. de zanahorias cocidas. 6 fresas.

Merienda: 50 gr. de zanahorias crudas

Cena:

Zanahorias cocidas y 100 gr. de pechuga de pollo salteada con brócoli.

MIÉRCOLES

Desayuno: Un yogur desnatado y un té verde edulcorado con Stevia

Media mañana: Una taza de café o infusión

Comida:

100 gr. de carne magra a la plancha con cebolla, tomate y zanahorias. 1 naranja

Merienda: 1 batido de frutas naturales

Cena: Crema de zanahorias y calamares con vino blanco

JUEVES
Desayuno: Café con leche desnatada

Media mañana: Fresas

Comida: Pollo sin grasa asado con arroz integral y zanahorias hervidas.

Merienda: 1 plátano y una infusión de té verde

Cena: 100 gr. de queso blanco y alcachofas y zanahorias, hervidas o al vapor aliñadas.

VIERNES
Desayuno: Infusión de té verde. Una manzana asada. 1pepino.

Media mañana: 200 ml. de zumo de zanahoria

Comida: Pasta con calabacín y 150 gr. de pescado al horno con zanahorias marinadas.

Merienda: 1 yogur

Cena: Zanahorias hervidas o asadas junto a berenjenas, calabacín, y puerros.

SÁBADO
Desayuno: 1 batido de fruta natural y yogur desnatado

Media mañana: 1 taza de infusión de hinojo

Comida: 80 grs. de pasta con queso fresco, tomate crudo y una ensalada de lechuga y zanahoria

Merienda: 50 ml. de leche desnatada

Cena: Puré de zanahoria, 100 gr. de escalopines de pavo y zanahorias crudas 200 gr. de fresas.

DOMINGO
Desayuno: 1 yogur desnatado con fresas

Media mañana: taza de café

Comida: Arroz a las hierbas, 150 gr. chuletas de pavo a la plancha y zanahorias hervidas con vinagre de sidra y una cucharadita de aceite de oliva virgen

Merienda: Dos rodajas de piña natural

Cena: 60 gr. de jamón cocido, 150 gr. de zanahorias salteadas con cebolla y perejil. 2 kiwis

Están indicados en la dieta: los vegetales de hojas verdes, las hortalizas, las frutas, las legumbres, las carnes magras (vaca, pollo, pavo, conejo), los arroces y pastas (preferentemente integrales), los lácteos desnatados.

Se deben evitar grasas, azúcares y cualquier alimento híper calórico. Siendo una dieta baja en calorías, se pretende mantener un cierto equilibrio entre hidratos de carbono y proteínas.

Es preciso beber 2 litros de agua al día. Para las frutas y zumos, escoger entre: piña, fresas, manzana, pera, kiwi, mandarinas, naranja, pomelo, sandía y melón.

Batido de zanahoria, piña, naranja y kiwi

Se precisan los siguientes ingredientes: Un vaso de piña picada en trozos pequeños, un vaso de zanahoria rallada, jugo de una naranja y un kiwi, se le puede añadir medio vaso de agua. Preparación: Colocar todos los ingredientes al vaso de la batidora y procede a batir hasta que presente una mezcla homogénea.

Batido de zanahoria, naranja y melón

Preparar con los siguientes ingredientes: Dos zanahorias medianas, jugo de una naranja grande, dos rebanadas de melón en dados. En la batidora y batir hasta lograr un batido uniforme.

Zumo depurativo de zanahorias y limón.

Poner en la batidora tres zanahorias medianas troceadas, el zumo de un limón mediano y agua hasta conseguir la consistencia adecuada. Tomar un vaso media hora antes del desayuno.

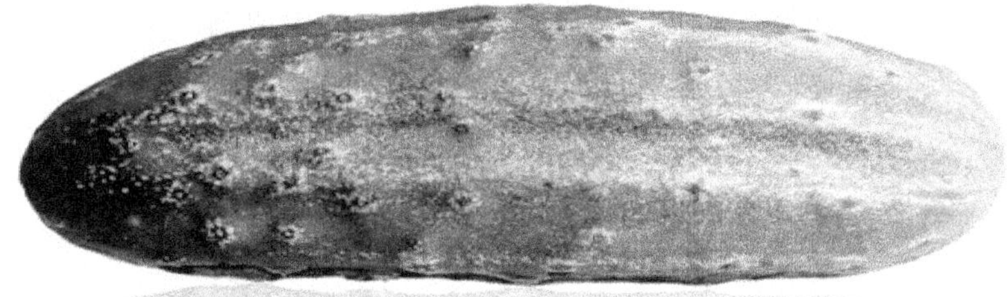

79-Dieta del Pepino

El pepino es una hortaliza baja en calorías unas 20 por 100grs. con un alto porcentaje de agua, que contiene flavonoides como quercetina, apigenina, luteolina, y kaempferol. Rico en fibra dietética y vitamina C.

Con la dieta de pepino se pretender eliminar de dos a tres kilos a la semana. Menús para 7 días.

Lunes

Desayuno

1 rebanada de pan integral. 1 vaso de batido de pepino

Comida

150 grs. de pescado asado o a la plancha. Ensalada de pepinos, cebolla, canónigos, pimiento verde y apio

Cena

2 patatas asadas gratinadas con queso rallado. 100 grs. de pechuga de pavo a la plancha. 1 vaso de leche descremada.

Martes

Desayuno

Yogur Light con 25 gramos de cereales. 1 vaso batido de Pepino

Comida:

Hervido de judías verdes y zanahoria. 2 filetes de pechuga de pollo a la plancha. 1 ensalada de pepino, lechuga y cebolla

Cena:

1 ensalada de tomate, pepino y apio con una lata de atún en escabeche bajo en sal

Miércoles

Desayuno:

1 rebanada de pan integral con queso ligero. 1 vaso batido pepino

Comida

Salmón a la plancha con una patata hervida o al vapor. Ensalada de pepinos y cebolla, ajo picado

Cena

Calabacín y berenjena asados. 2 rebanadas de pechuga de pavo

1 vaso de leche Light

Jueves

Desayuno

Macedonia de yogur Light. Vaso de batido pepino

Comida

Col o lombarda cocida y rehogada con ajo y pimentón. 2 filetes de pechuga de pollo a la plancha. 1 ensalada de pepino, lechuga y cebolla

Cena

1 ensalada de tomate, pepino y rábanos. Una tortilla francesa de dos huevos. Unas fresas

Viernes

Desayuno

1 rebanada de pan integral con jamón York. Vaso batido pepino

Comida

Salmón a la plancha. Ensalada de pepino, apio y escarola

Cena

Hervido de patata y acelgas. Chuletas de pavo a la plancha, 1 pepino

Sábado

Desayuno

Yogur Light con 25 gramos de cereales. 1 vaso batido pepino

Comida

Hervido de patata y zanahoria. 2 filetes de pechuga de pollo a la plancha. 1 ensalada de pepino, lechuga y cebolla

Cena

1 ensalada de tomate, pepino y lechuga con una lata de atún en escabeche. 1kiwi

Domingo

Repetir el menú de cualquier DIA de la semana.

Beber al menos dos vasos del batido de pepino al día, que ayudara a reducir la sensación de apetito, y a bajar de peso ya que es digestivo, depurativo y diurético. Se puede consumir en el desayuno y entre comidas o cualquier otro momento del día.

Preparación del batido de pepino:

Una taza de piña natural, Un pepino sin pelar. Una manzana pelada. Un vaso de agua-

Otra formula

Cuatro zanahorias. Una flor de brócoli pequeña. Un pepino grande. Un tallo de apio. El zumo de un limón. Un vaso de agua.

Cortar bien todos los ingredientes e introducir en la batidora hasta que los elementos se integren por completo.

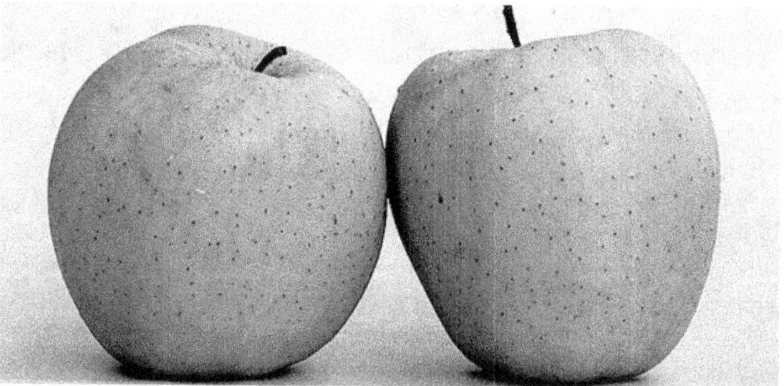

80-Dieta de la Manzana

Sin duda una de las dietas más económica, saludable y fácil de seguir, es la de la manzana, puede llevarse a cabo en cualquier lugar sin ningún tipo de problema y no precisa preparación. Aporta un promedio de 80 calorías y su piel contiene el ácido ursólico, que ayuda a evitar el aumento de peso, según un estudio de la Universidad de Iowa. USA

Se deben comer al menos cinco manzanas al día. Media hora antes de comenzar cualquier comida tiene que comer al menos una manzana entera; lavada sin pelar (la piel ayuda a disminuir el apetito, ya que tiene mucha fibra y regula el intestino), repartidas:

Una manzana 30 minutos antes de del desayuno, otra a media mañana, una manzana antes de la comida, una manzana en la merienda y la última antes de cenar. Si puede coma más de una manzana por comida. Para hacerlo más ameno, intercambie el tipo de manzana, reineta, Golden, etc.

Menú tipo para perder de 3 a 4 kilos en 7 días

Lunes

Desayuno: Manzana, rebanada de pan 20 grs. con fiambre de pechuga de pavo, infusión a elegir edulcorada.

Media mañana: Manzana

Comida: Manzana, hervido de verduras verdes, 150 grs. Pechuga a la plancha. 25 grs. de pan. Dos mandarinas

Merienda: Manzana

Cena: Manzana, ensalada variada con una tortilla francesa de 2 huevos. Fresas.

Martes

Desayuno: Manzana. Rebanada de 25 grs. de pan con tomate y aceite. Infusión para elegir.

Media mañana: Manzana

Comida: Mero o atún o salmón a la plancha con brócoli. Asado de pimiento rojo, berenjena y espárragos verdes. 25 grs. de pan. Un kiwi.

Merienda: Manzana

Cena: Manzana. Conejo a asado o a la plancha con ensalada de berros, espinacas y escarola. 25 grs. de pan. Medio mango.

Miércoles

Manzana, 25 grs. de pan con queso fresco. Infusión edulcorada

Media mañana: Manzana

Comida: Manzana. Alcachofas hervidas. Pechuga de pollo con brócoli. Yogur 0/0. 25 grs. de pan.

Merienda: Manzanas e infusión té verde

Cena: Desayuno Manzana: Lombarda rehogada con ajo, perejil y pimentón Dorada de ración a la plancha o asada. Piña natural.

Jueves

Desayuno: Manzana. 25 grs. de pan con jamón de York. Infusión té verde

Media mañana: manzana

Comida: Manzana, chuletas de pavo a la plancha con ensalada de escarola, cebolla, pepino y rábanos. Un Kiwi, 25 grs. de pan.

Merienda: Manzana, Té o Infusión

Cena: Manzana: Consomé de verduras descremado. Lomos de salmón con acelgas o espinacas, un yogur o/o. 25 grs. de pan.

Viernes

Desayuno: Manzana,

25 grs. de pan con tomate y aceite de oliva virgen, infusión.

Media mañana: Manzana, infusión té verde.

Comida: Manzana. Ensalada de col roja y rábanos con huevo cocido. Filete magro de vaca de 150 grs. a la plancha. Fresas. 25 grs. de pan.

Merienda: Manzana. Infusión.

Cena: Manzana, ensalada de endivias y piña natural, lubina de 250 grs. a la plancha con ajo y perejil. Un Kiwi. 25 grs. de pan.

Sábado

Desayuno: Manzana.

Pan con queso fresco bajo de grasa, infusión.

manzana y una cucharadita de aceite de oliva virgen. Tortilla francesa. 25 grs. de pan. Yogur Media mañana: Manzana.

Comida: Manzana, Consomé de verduras, pechuga de pollo con calabacín y espárragos verdes a la plancha. 25 grs. de pan. Rodaja de piña natural.

Merienda: Manzana. Infusión.

Cena: Manzana. Ensalada de lechuga, cebolla, col roja, pepino y tomate aderezada con vinagre de 0/0.

Domingo

Desayuno: Manzana. 25 grs. de pan con jamón de York, infusión

Media mañana: Manzana

Comida: Manzana, Sopa de verduras descremada. Emperador a la plancha con judías verdes cocidas. 25 grs. de pan. Medio mango

Merienda: Manzana. Infusión.

Cena: Manzana. Lomos de salmón a la plancha, con brócoli al vapor. Queso fresco bajo en grasa. 25 grs. de pan Infusión de tila.

Repartir para todas las comidas del día dos cucharadas de aceite de oliva virgen extra. Endulzar siempre con Stevia. Beber 8 vasos de agua al día. Se puede comer 75 grs. de pan normal o integral al día, repartido en dos o tres porciones.

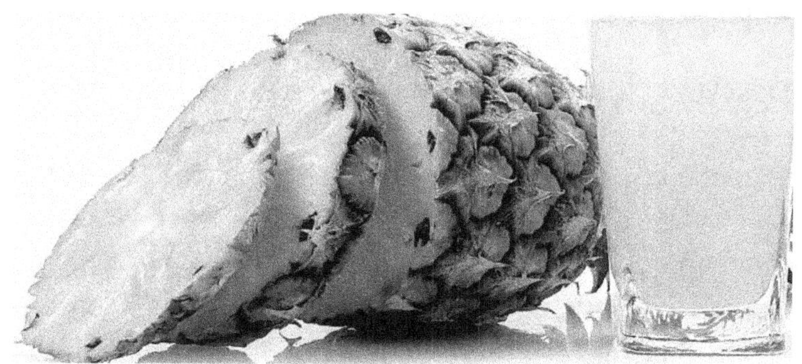

81-Dieta de la Piña

La dieta de la piña es una de las dietas de moda que más kilos permite rebajar, y, además, en tiempo récord. La piña es un alimento diurético y como tal, permite perder volumen, es decir, que funciona especialmente bien para eliminar el exceso de líquidos en el organismo. En la dieta de la piña esta fruta siempre está presente y se suele acompañar de pollo

La piña, contiene gran cantidad de bromelaína una enzima digestiva que se encuentra en el jugo de piña y en el tallo de la piña comparable a la pepsina y a la papaína, que actúa como proteolítico disgregando las proteínas de los alimentos y facilitando su digestión. El corazón o tallo, es comestible, siendo la parte más importante cuando se usa la piña para bajar de peso ya que contiene más fibra y, por tanto, la que tiene mayor poder saciarte. Es una fruta rica en hidratos de carbono de absorción lenta, proteínas vegetales en poca cantidad, y vitamina C y vitaminas del complejo B en alto grado. Con la piña se combinarán otros alimentos que proporcionen suficiente proteínas y nutrientes básicos

Con la dieta de la piña se pretende lograr un único objetivo adelgazar rápido para cierto evento, galas, representaciones o momento determinado del año, se sigue durante 3 días, y son numerosas las personas que afirman que han perdido hasta 4-5 kilos siguiéndola correctamente.

Menú a seguir tipo:

Desayuno:

Para el desayuno dos rodajas de piña natural y media tostada de pan integral.

A media mañana:

Un vaso de zumo de piña recién exprimido en la batidora sin colar.

Comida:

200 grs. de pechuga de pollo aderezada con especias a la plancha y de postre 2 o 3 rodajas de piña natural.

Merienda:

A la hora de la merienda tomaremos un yogur desnatado con trozos de piña.

Cena:

Ensalada con mezcla de lechuga, pepino, tomate, trozos de piña con trozos de pechuga de pollo asada. De postre 2 o 3 rodajas de piña.

Esta dieta al igual que sucede con otras que aportan pocas calorías, tiene un marcado efecto rebote, pudiendo recuperar el peso inicial inclusive con algunos kilos de más de los que se tenía antes de someterte a ésta.

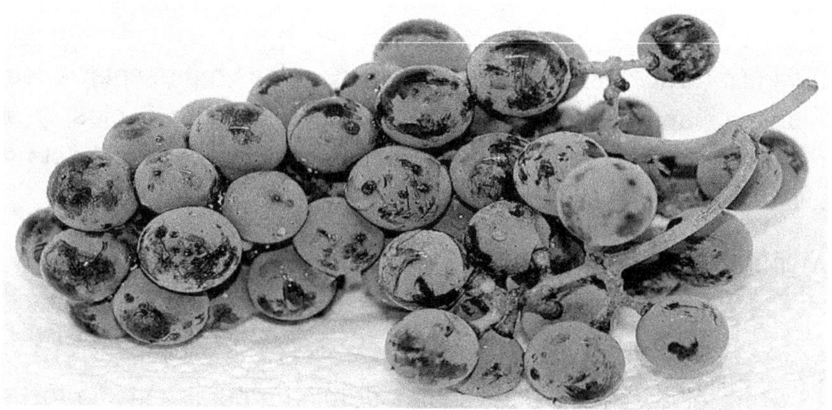

82-Dieta de las Uvas

Desde hace siglos, los médicos chinos aconsejaban una cura de uvas de 5 días con el objetivo de purificar el cuerpo. Esta dieta está programada para seguir durante 3 días a lo sumo, con un resultado de la pérdida de unos 800 grs. por día. No es apta para personas con diabetes, cuando existan cálculos renales o en el caso de personas con problemas de diarreas.

La monodieta a base de uvas, actúan depurando el organismo, ya que son diuréticas y laxantes, además de tener un efecto desintoxicante. Están compuestas en un 80% por agua y fibra, además son rica fuente de hidratos de carbono, taninos, proteína y fructosa, poseen carotenoides, vitamina A, vitaminas del complejo B, y otras más como la C, K, D y E. y contienen calcio y fósforo. Por su alto contenido en potasio, es una fruta que ayuda a eliminar el exceso de líquidos del organismo. En la piel se encuentran los flavonoides y polifenoles, el famoso resveratrol y la quercetina, poderosos antioxidantes que ayudan a combatir los radicales libres que son los principales causantes del envejecimiento.

Se pueden utilizar indistintamente la uva roja o la verde, la que sea más fácil de adquirir. Las uvas verdes tienen menos azúcar que las rojas, y aportan 63 calorías, son ricas en carbohidratos y disponen de un sabor un poco más ácido. La uva negra o tinta contiene alrededor de 68 calorías por cada cien gramos. Nos ayudan a prevenir el envejecimiento prematuro gracias a su alta concentración de antioxidantes que se encuentran principalmente en la piel. Es la razón de la importancia de incluir el fruto con la piel, la pulpa y las semillas en el batido.

Las calorías diarias que aportan las uvas a la dieta son de 900 a 1000 en total.

Para seguir la dieta, se precisa tomar 1.500 grs. de uvas bien lavadas con la piel y con pepitas (si no se soportan se pueden retirar), al día, repartido en tres partes de 500 grs. desayuno, comida y cena.

Aparte, hay que ir bebiendo zumo durante todo el día, que habremos preparado mezclando medio litro de zumo de la uva entera, sin azúcar, en un litro de agua. Las energías diarias que aportan las uvas son de unas 1.000 calorías.

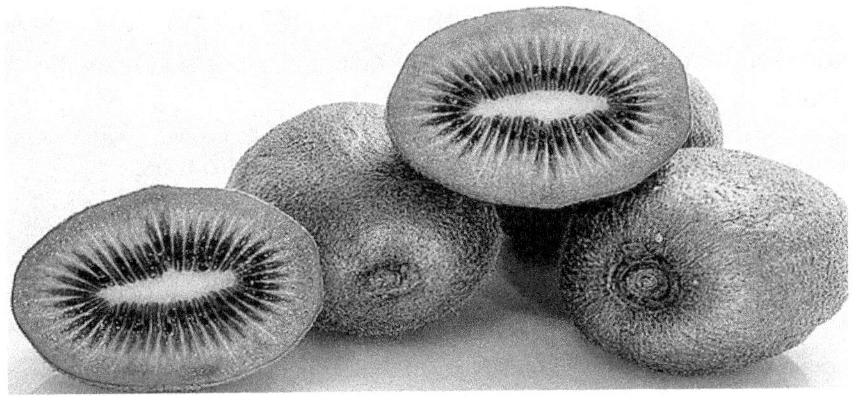

83-Dieta del Kiwi

La dieta del kiwi no deja de ser una dieta vegetariana muy estricta, al igual que sucede con otras aquí reseñadas. Hemos repetido, que, para satisfacer equilibradamente las necesidades nutritivas del hombre, la dieta debe contener alimentos de diferentes características. Por ejemplo, la indispensable vitamina B12 no existe en los vegetales y apenas aportan proteínas, hierro y grasas Esta es la razón del por qué, se limita su utilización a un máximo de cuatro días.

El Kiwi, es una fruta deliciosa y refrescante, muy efectiva para bajar de peso, ya que tiene propiedades depurativas, desintoxicantes, antioxidantes y combate el estreñimiento.

Cada 100 grs. de kiwi, tienen un 83% de agua, un 1,145% de proteínas, un 0,50% de grasas, un 14% de hidratos de carbono, un 3% de fibra y un 9% de azucares.

Aportan vitaminas y minerales, con tan solo 50 calorías Tiene un gran contenido en vitamina C, un (kiwi. cubre el 85% de las ingestas diarias recomendadas para este nutriente). También 24 MG. de magnesio (un 10% de la dosis requerida), 30 MG. de fósforo y cromo que juega un papel en la diabetes y obesidad, ácido fólico, potasio 280 MG. (más que un plátano), y 25 MG. de calcio, a la vez, de gran cantidad de enzimas digestivas alcalinas, las cuales ayudan a estimular la digestión; el kiwi posee fibra dietética que ayuda a combatir el estreñimiento, y contiene carnitina, la cual ayuda a reducir la hinchazón por acumulación de líquidos y quemar grasas del cuerpo.

Dieta tipo de Kiwi para seguir un máximo de cuatro días:

Desayuno: Dos kiwis y un yogur desnatado.

A media mañana: Un kiwi y una infusión endulzada con Stevia.

Comida: Un plato de acelgas hervidas, aliñadas con limón y una cucharadita de aceite de oliva virgen, una taza de caldo de cocer las verduras. 150 grs. de pechuga a la plancha. 2 kiwis.

Merienda: Un yogur desnatado edulcorado mezclado con kiwi

Cena: Brócoli hervido, aderezado con vinagre de sidra y una cucharadita de aceite de oliva virgen, una taza de caldo de la cocción, tortilla a la francesa de un huevo o pasado por agua, 2 kiwi.

Tres veces al día un vaso de zumo natural de kiwi y piña Después de cenar y un poco antes de acostarse, una infusión de poleo, manzanilla, tila, salvia, etc. con edulcorante. (Por la noche no tomar café ni Te). Calcular la toma de dos litros de líquido al día, caldo, infusiones, agua.

Batido de Kiwi, piña y melón

Preparar con dos kiwis medianos, dos rodajas de piña natural, dos tajadas de melón y el zumo de una naranja grande.

Trocea las rodajas de piña, la pulpa del kiwi y el melón, añadir el zumo de la naranja, mezclar bien con la batidora, se puede añadir algo de agua.

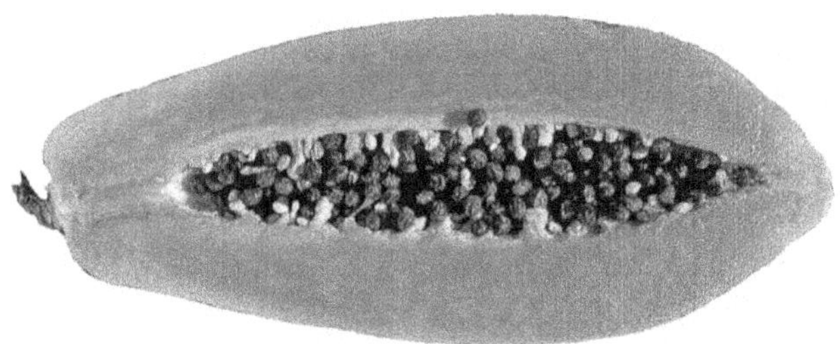

84-Dieta de la Papaya

La dieta de la papaya es muy efectiva para reducir el abdomen, perder grasa del vientre, desinflamar intestinos y reducir cintura. La papaya es la fruta por excelencia para eliminar toxinas ya que casi el 90% de su composición es agua, 100 gramos de esta fruta aportan sólo 30 calorías. La papaya posee alrededor de 80 MG de vitamina C por cada 100 gramos, siendo una gran fuente de vitamina C y E. Los antioxidantes betacaroteno y licopeno de la papaya pueden ayudan a reducir la oxidación del colesterol en nuestras arterias. La papaya contiene los carotenoides luteína y zeaxantina, que protegen de los daños causados a la piel y ojos por los radicales libres. Es una buena fuente de ácido fólico que ayuda a controlar nuestros niveles de homocisteína en la sangre.

Un estudio publicado por la revista European Healt Journal demuestra que sus propiedades se deben a la presencia de papaína, una enzima que mejora la digestión de las proteínas mantiene el metabolismo y favorece la combustión de las grasas.

Es especialmente útil para las personas que no producen suficientes enzimas pancreáticas, lo que provoca los síntomas de indigestión, tales como diarreas, estreñimiento, gastritis distensión abdominal y flatulencia.

El consumo de papaya en forma de fruta fresca o jugos estimula el movimiento o motilidad intestinal (combate el estreñimiento) por la papaína y su alto contenido de fibra. Para su preparación, se quitan las pepitas centrales de color negro. También se puede añadir la pulpa de la papaya a batidos y ensaladas o prepararla en zumo natural,

La dieta de la papaya es restrictiva, por lo que se hace por un tiempo limitado. Lo ideal es realizar dos días de dieta de papaya a la semana, para lograr a la vez de bajar de peso, desintoxicar el cuerpo, y cuidar de todo nuestro sistema digestivo. En este caso, se hace dos días seguidos, una vez a la semana. Manteniendo el plan reductor durante dos o tres meses.

Dieta primer día

Desayuno: Un vaso de leche descremada de vaca o de soja, con dos cucharaditas de germen de trigo u otro cereal. Una ensalada de papaya mediana, la pelamos y la cortamos en cuadraditos.

Comida Ensalada de arroz integral con un tomate, canónigos, cebolleta y espinacas, aceitunas, un diente de ajo y el jugo de medio limón. Un vaso de zumo de papaya.

Merienda: Preparar en la batidora media papaya con dos rodajas de piña, y obtener una mezcla bien homogénea.

Cena: Una taza de caldo de verduras. Para ello podemos utilizar cebolla, apio, puerro, nabo, repollo, y zumo de limón. De postre, prepararemos una papaya a trocitos.

Dieta segundo día

Desayuno: Un vaso de leche descremada con dos cucharaditas germen de trigo u otro cereal. Después, media papaya mediana.

Comida: Una berenjena al horno, y una ensalada pequeña de espinacas, canónigos y tomate, aderezada con aceite de oliva y limón con unos trocitos de remolacha. Después, se tomará el jugo de papaya.

Merienda: Preparar el jugo de media papaya con dos rebanadas de piña. Las limpiamos bien y las llevamos a la batidora para obtener una mezcla bien homogénea.

Cena: Una taza de caldo de verduras desgrasado. Cuatro alcachofas congeladas hervidas y aliñadas

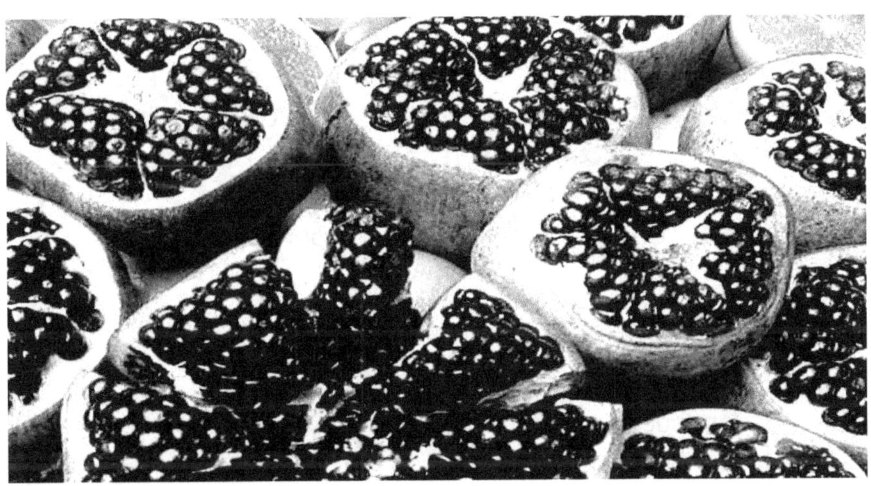

85-Dieta de la granada

Los granos o simientes de la granada aportan 32 calorías por cada 100 gramos, tienen propiedades purificantes, antioxidantes y antiinflamatorias, contienen Ácido Linoleico Conjugado (ALC), antioxidantes y polifenoles, mejora la circulación, controla los niveles de colesterol y favorece la oxigenación de los tejidos.

Las granadas son un complemento que potencia las dietas hipocalóricas de 800 a 1200 calorías. Se toman agregando dos granadas diarias a la dieta, comiendo todas las semillas de la fruta una a primera hora de la mañana, en el desayuno y la segunda granada a media tarde.

En un trabajo publicado por Té Journal o Agricultura and Food Chemistry se asegura que" *el alto nivel de polifenoles y antioxidantes contenidos en las granadas ayudan a aumentar el metabolismo, por consiguiente, ayudan a perder esos kilos no deseados el, evitando la acumulación de grasa"*.

Dieta tipo

Desayuno: Una granada. Infusión, dos galletas integrales con queso descremado.

Media mañana: Una tajada de melón

Comida: Ensalada de escarola, tomate, pepino, cebolla, pimiento y, pechuga de pavo o pollo con unos espárragos verdes a la plancha, unas fresas.

Merienda: Una granada. Infusión y yogur desnatado.

Cena: Caldo de verduras, Arroz blanco con bistec ternera blanca a la plancha, dos rodajas piña natural.

Se pueden sustituir los granos por su zumo recién exprimido también en el desayuno y a media tarde. Es menos efectivo.

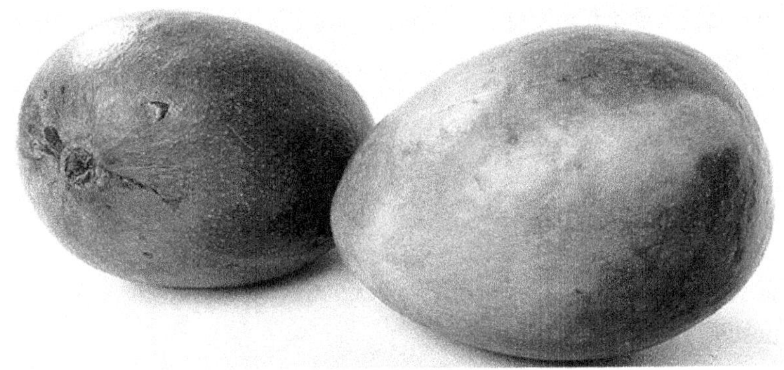

86-Dieta de Mango

Los mangos son una fruta tropical y están disponibles todo el año. La dieta de mango se ha convertido en pocos años, en una dieta fácil de aplicar con bastantes seguidores. Por sus muchas propiedades, lo han ubicado dentro de los llamados "súper alimentos".

El mango es un buen aliado para incluir en las dietas de adelgazamiento, Fue dado a conocer por las propiedades del fruto, delicioso de comer, fácilmente digerible, ligero (100 gramos de mango solo aportan 60 Kcal.), y aromático rico en fibra y agua y que aporta nutrientes esenciales para la salud.

La dieta del mango es una dieta hipocalórica que se complementa con el consumo de la fruta. De acuerdo con las investigaciones realizadas, los componentes del mango actuarían sobre la relación entre las hormonas leptina y adiponectina que actúan sobre la sensación del hambre y la saciedad. Es rico en triptófano, un aminoácido esencial para el organismo y que promueve la liberación de serotonina, conocida como la hormona de la felicidad. 100 grs. de mango puede proveer 765 MG o 25% de la vitamina A, que se requiere al día.

Con alto contenido en fibra soluble y un antioxidante muy potente, la Irviginia Gabonensis, que tiene la propiedad de disminuir la grasa del vientre y reducir la cintura, facilitando la pérdida de la grasa del tejido adiposo, evitando que se vuelva a acumular.

Comer mango fresco como fruta troceada, puede ayudar a perder peso cuando se sigue la dieta, baja en calorías.

La dieta del mango consiste en un consumo asiduo de dicha fruta con el desayuno, comida y cena, El mango se puede tomar sin añadidos, la pulpa se corta en forma de pequeños cubos, que también son muy adecuados para añadir a las ensaladas, o como tentempié a media mañana o media tarde, ayudando a mitigar la sensación de hambre.

La cantidad adecuada en la dieta diaria, son dos tazas de cuadraditos de mango maduro.

La mejor manera de disfrutar del mango y de sus propiedades nutricionales es comerlo maduro, al natural, teniendo en cuenta al elegirlo, el aroma que desprende, el que sea flexible al tacto y descartando los que presenten zonas negras, muchas manchas o están arrugados.

Tipo de menú bajo en calorías con mango:

Desayuno: Una taza de pulpa de mango en dados. Una tostada de pan integral con fiambre de pechuga de pavo. Una infusión de té verde con edulcorante.

A media mañana: Un vaso de zumo de piña recién exprimido en la batidora sin colar.

Comida: 200 grs. de pechuga de pollo aderezada con especias a la plancha y un cogollo de lechuga. Media taza de mango.

Merienda: Un yogur desnatado con fresas

Cena: Hervido de verduras (col, brócoli, puerro, apio, cebolla). 150 grs. de pescado blanco a la plancha. De postre medio taza de mango en dados. Una infusión de manzanilla con anís o poleo o tila edulcorada con Stevia.

Se puede tomar el caldo de cocer las de verduras desgrasado como consomé en las comidas.

Tisanas a voluntad manzanilla, salvia, tila, poleo, té verde, té rojo, etc. edulcoradas con Stevia.

Al menos consumir dos litros de líquidos al día, agua, caldo, infusiones, zumos, etc.

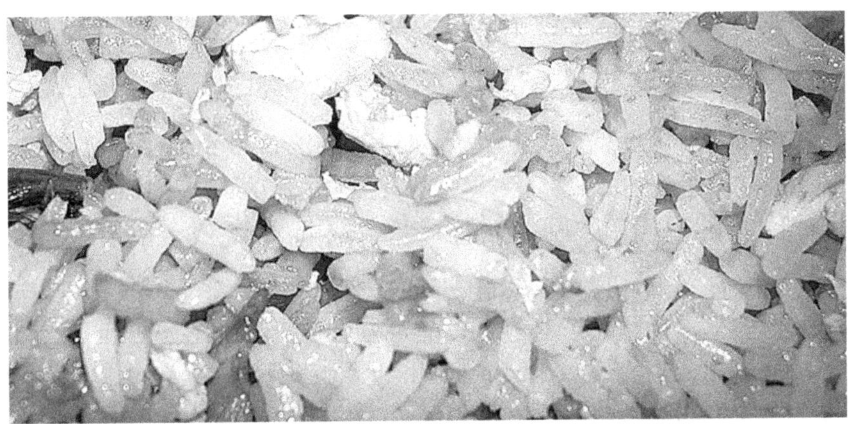

87-Dieta del arroz

El arroz es la comida más popular del mundo, se comercializa en tres tipos de grano: corto, medio y largo, y en las variedades blanco, integral, negro, rojo, vaporizado, etc. Contiene una gran cantidad de vitaminas y minerales como hierro, calcio, magnesio y potasio.

Para la dieta de arroz, emplearemos preferentemente arroz integral, ya que uno de los grandes beneficios que aporta al organismo, es que es un alimento muy rico en fibra que ayuda a regular el funcionamiento intestinal y que el metabolismo trabaje activamente pudiendo eliminar un mayor número de calorías.

Utilizaremos en la dieta 200 gramos diarios (pesado en seco) de

arroz integral cocido, 100 gramos en la comida y 100 en la cena, acompañado de verduras 400 gramos al día (zanahoria, apio, puerro, col, lombarda, brócoli, acelgas o espinacas), una cucharada de aceite de oliva virgen extra y un poco de sal marina.

Se pueden hervir las verduras y en el caldo, cocer el arroz añadiendo agua si fuera preciso.

La dieta del arroz se trata de una dieta semanal que se divide en dos fases, la primera de tres días en los que únicamente se tomara:

Desayuno: una infusión, café o té edulcorado, un yogur desnatado y edulcorado, y una pieza de fruta, naranja, manzana, kiwi.

Comida: 100 gr. arroz integral y 200 gr. de verduras cocidos.

Cena: lo mismo que la comida.

En la segunda fase de cuatro días, se agrega a la comida de la primera fase, 150 gr. de pechuga a la plancha o 150 gr. de salmón. A media mañana y a media tarde una pieza de fruta. A la cena se añade un huevo cocido, pasado por agua o en tortilla francesa.

Se pueden sustituir las verduras hervidas por una ensalada verde de lechuga, escarola, canónigos, tomate, cebolla, pepino, rábanos, etc.

Para poder poner en práctica este régimen es preciso contar con un buen estado de salud, beber la mayor cantidad de agua posible a diario, saborizar las infusiones con edulcorante y condimentar con muy poca sal y una mínima cantidad de aceite de aceite de oliva virgen.

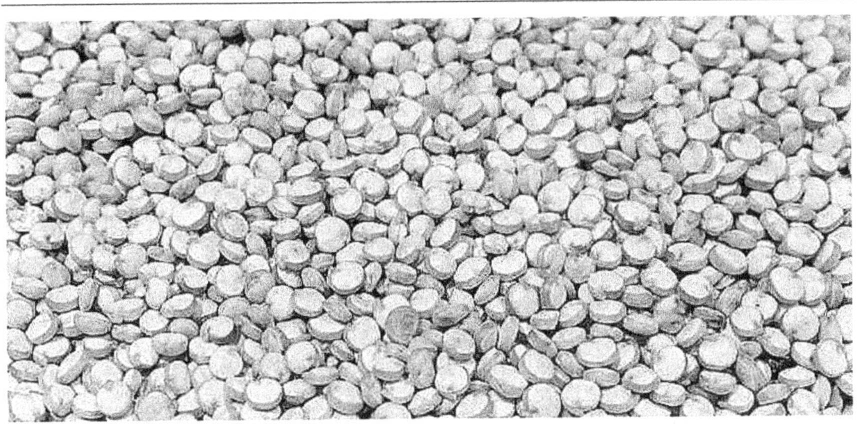

88-Dieta de Quinoa (Quinua)

Según la Organización de las Naciones Unidas para la Alimentación y la Agricultura (FAO), la quinoa *"posee un alto porcentaje de fibra dietética, lo cual la convierte en un alimento ideal que actúa como un depurador del cuerpo, logrando eliminar toxinas y residuos que pueden dañar el organismo. Además, produce sensación de saciedad*

Rica en proteínas de origen vegetal con un alto valor biológico al contener todos los aminoácidos esenciales para el ser humano a la vez de importantes minerales como el hierro, el magnesio o el fósforo, con un bajo índice glucémico, aportando la glucosa de manera progresiva, y grasas poliinsaturadas en forma de ácidos grasos Omega 3 y 6.

El arroz y la quinua son dos buenas opciones para perder peso. Calificada como un pseudocereal, la quinua es una de las semillas sagradas de los incas. Su primera plantación data de hace más de 7.000 años en los Andes. En el mercado, es posible encontrar dos variedades la quinua blanca y quinua roja.

Se cocina de la misma manera que el arroz. y se consume previamente cocida, la dieta es prácticamente la misma que la del arroz, sustituyendo este por la misma cantidad de quinoa.

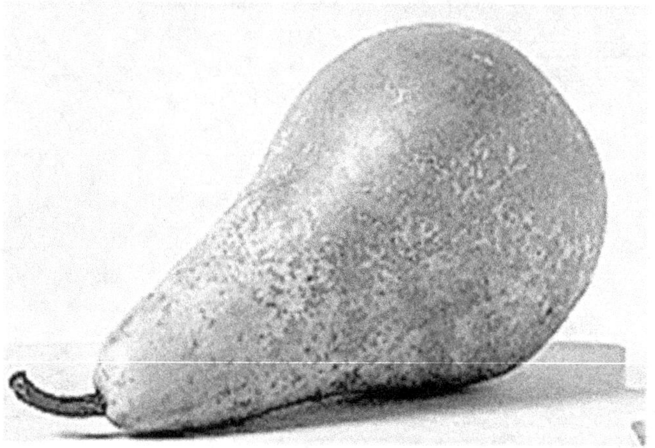

89-Dieta de la Pera

La pera es una fruta desintoxicante que nos ayuda a limpiar nuestro organismo de toxinas, con un índice bajo de calorías, solo 60 por cada 100 gr., por lo que es recomendable en dietas para bajar de peso. Contiene mucha agua y tiene un alto contenido en fibra por lo que es recomendable consumirla entera y no en zumos. Una de las propiedades más destacadas de la pera es su capacidad saciarte gracias a su gran contenido en agua y fibras, entre ellas la pectina, que estimula la función y la motilidad intestinales.

Es una dieta combinada, 4 días se comerán las peras que apetezcan sin límite, y 3 días verduras preferentemente de hoja. El menú se debe seguir durante 7 días.

Lunes, miércoles, viernes y Domingos: Fruta

Desayuno: Infusión o Café sin azúcar. 2 peras.

Media Mañana: Infusión sin azúcar + 1 yogurt desnatado 0% materia grasa

Comida: Pechuga de Pollo a la Plancha con arroz hervido. Todas las peras que quieras.

Media Tarde: yogurt desnatado 0% materia grasa: Infusión sin azúcar + 2 Peras

Cena: Sopa de Verduras sin grasa. 150 gr. de pescado a la plancha. 50 gr. Queso Fresco Blanco. 2 peras.

Martes, jueves y sábados: Verduras

Desayuno: Leche desnatada con cereales integrales

Media Mañana: Sándwich integral de fiambre de pavo.

Comida: Escoger entre pechuga de pollo o pavo y Filete de Merluza o Bacalao fresco a la plancha. Ensalada de lechuga, escarola, canónigos, col, lombarda o Sopa de Verduras.

Media Tarde: 2 Tortitas de Arroz. Pavo (fiambre) Yogurt desnatado 0% materia grasa.

Cena: Sopa con verduras sin grasa. Un huevo cocido. 100 gr. de Queso Fresco ligero.

Es muy importante no prolongar el régimen durante más días de los indicados. No comer embutidos, carnes rojas, ni grasas. Evitar las frituras, los dulces y bollería. Solo carne de pollo, conejo o de pavo. No consumir azucares, ni refrescos. No consumir bebidas alcohólicas. Se debe tomar abundante agua, al menos 2 litros al día.

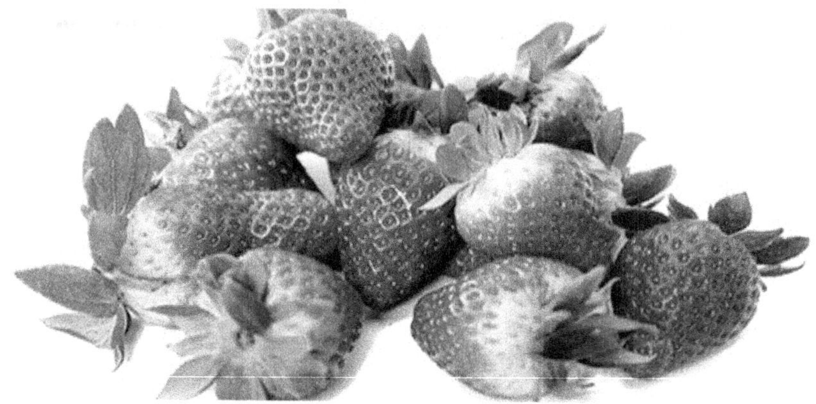

90-Dieta de las Fresas

La fresa tiene muchas propiedades y es una fruta muy adecuada para utilizarla en las dietas para depurar y desintoxicar el organismo, a la vez de bajar de peso. Es un alimento muy apetitoso y recomendable. Tiene gran cantidad de agua un 85%, y de hidratos de carbono, con una concentración de glúcidos muy baja y muy pocas calorías, aportando muchas vitaminas, minerales y ácido fólico (hierro). La fresa, tiene importantes antioxidantes como las antocianinas, los polifenoles la quercetina, el ácido pelágico, y el kaempferol. 100 gramos de fresas contienen: Calorías: 35 Kc. Hidratos de carbono: 7 gramo. Fibra: 10 gramos. Potasio: 150 MG. Calcio: 40 MG. Magnesio: 13 MG. Folatos: (Ácido fólico): 69 µg. Vitamina C: 60 MG. Vitamina E: 0,2 MG.

Las fresas tienen un efecto alcalinizante sobre el metabolismo, a la vez de ser diuréticas facilitando la eliminación del ácido úrico con la orina. Su alto contenido de fibra facilita el tránsito intestinal, descongestionan la circulación venosa y purifican el hígado. La dieta de fresas está contraindicada en personas con alergia a las fresas o al ácido salicílico; tampoco aquellas que padezcan piedras en el riñón, colitis o enfermedades intestinales.

En la actualidad, se aplican dos clases de dietas, una, mono frutal de tres días de duración en el que se toman las fresas como alimento único, repartidas en cinco comidas, unos 300 grs. en cada comida, lo que viene a ser un kilo y medio de fresas, repartidos a lo largo del día.

Se acompaña de un litro de zumo de uva natural (cinco vasos). Se pude añadir a las fresas en el desayuno un yogur descremado edulcorado 0/0. También beber infusiones de hierbas, manzanilla, salvia, tila, poleo, té verde, té rojo, etc. edulcoradas con Stevia.

Y otra, en la que intervienen además de las fresas otros alimentos y que se puede realizar durante una semana, siguiendo este plan

de dieta:

Desayuno: 300 grs. de fresas, una tostada de pan integral y un yogur natural 0/0.

A media mañana: 300 grs. de fresas

Comida: Filete de pechuga de pavo o pollo con brócoli hervido. 300 grs. de fresas.

A media tarde: 300 grs. de fresas y un yogur natural 0/0. Edulcorado.

Cena: Ensalada de lechuga y tomate. 150 grs. de pescado blanco a la plancha. 300 grs. de fresas

Se puede tomar el caldo de cocer las de verduras desgrasado. Infusiones de hierbas a voluntad, manzanilla, salvia, tila, poleo, té verde, té rojo, etc. edulcoradas con Stevia.

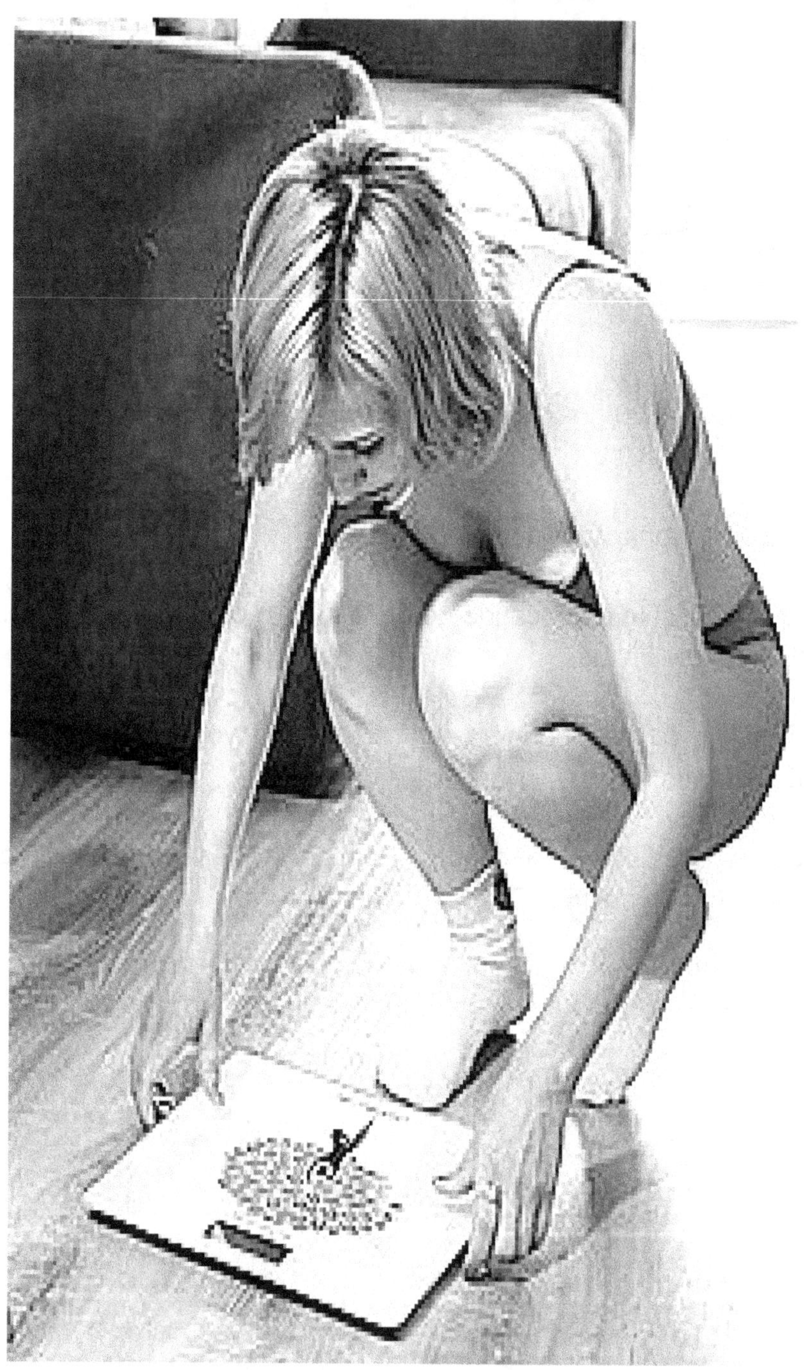

XII -Dietas exóticas y absurdas

"No hay que dejarse llevar por las dietas novedosas que ofrecen resultados inmediatos y que pueden perjudicar gravemente la salud".

En este capítulo de dietas absurdas, he omitido una serie de "dietas", que no merece la pena reflejarlas, bien por ser totalmente ridículas como la del ajo en el ombligo, de la galleta, la dieta reversiva, comer barro, la bella durmiente, de los cubitos de hielo, la de orina de embarazada, de enemas de café, dieta intravenosa por goteo, y algunas mas

O por ser de gran peligrosidad como la de Gusano, Tania o Solitaria, de las bolas de algodón, de la malla lingual, de la sonda nasal o mochila, de la borrachera, alcohorexia o ebriorexia, de la Hormona del embarazo, del carbón activado, etc.

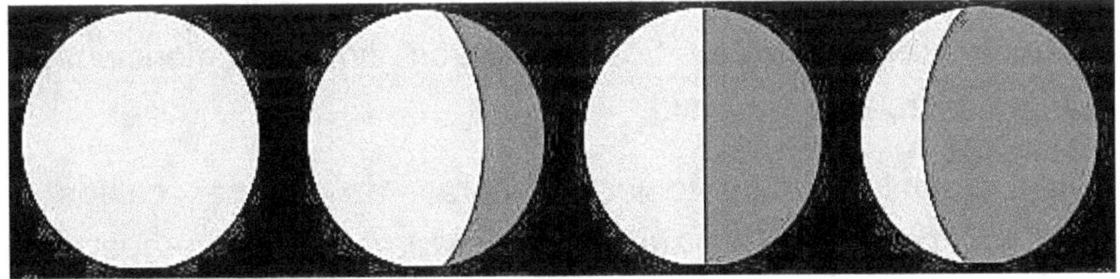

91-Dieta de la Luna

La dieta de la luna entra dentro del grupo de dietas exóticas y consta de dos días de ayuno y dos de semiayuno. Fue creada por Rolando Ricci y aprovecha la influencia que ejerce la luna sobre nuestro organismo, debido al comportamiento que tienen los líquidos del cuerpo. Se sirve de los ciclos lunares para indicar que se debe comer y que se debe evitar, por esta razón, para seguirla, se deben conocer primero los ciclos lunares con ayuda de un calendario lunar.

Esta dieta está fundamentada en la fuerza de atracción que ejerce la luna sobre los líquidos, y en mayor medida cuando la luna cambia de fase. Efectos muy similares al de otras sustancias líquidas de nuestro planeta que tienden a seguir los ritmos de las mareas, provocados por la influencia de la luna.

Para aprovechar esta influencia lunar durante las fases de luna nueva y luna llena se debe realizar un ayuno, que durará 26 horas, en el que solo se puede ingerir líquidos. El ayuno se iniciará, una hora antes de que se produzca el cambio de fase lunar y finalizará una hora después.

Los ayunos totales de la dieta de la luna son dos veces al mes, uno cuando la luna cambia a Luna llena y el otro cuando cambia a Luna nueva, dura siempre 26 horas y se cuentan a partir de la hora en que comienza el -cambio de fase-.

En estas dos fases y durante las 26 horas que dura la Dieta de la Luna, no se consumen alimentos sólidos, solo los líquidos que se indican a continuación: agua, agua con limón, agua con canela o agua con jengibre siempre sin azúcar. Infusiones de hierbas de todas las variedades, zumos de frutas naturales (excepto plátanos). Caldo de cocción de verduras o caldos naturales y licuados de vegetales. Los alimentos líquidos mencionados pueden mezclarse entre sí.

Están prohibidos: durante las 26 horas: azúcar, sal, caldos de cubitos o concentrados, zumos de verduras y frutas preparados, todos los lácteos y derivados, incluidos yogures 0/0 y dietéticos.

Los ayunos parciales o de apoyo para mantener lo logrado, son dos veces al mes, uno cuando la luna cambia a cuarto creciente y el otro cuando cambia a cuarto menguante, en estas fases, ya se podrán ingerir algunos alimentos sólidos, como:

Cuarto Creciente, sólo frutas: cinco veces al día, divididas en horarios de comidas habituales: kiwi, melón, sandía, manzana, pera, naranja, piña, fresas, mandarina, pomelo.

Cuarto Menguante: sólo ensaladas: una ensalada al mediodía y otra a la noche de: lechuga, escarola, col roja, pepino, tomate, cebolla, rábanos, berros, zanahoria, col, endivias, etc.

Durante los 26 o 27 días restantes del mes, se hace una vida normal siguiendo una dieta equilibrada baja en grasas y alimentos procesados, siguiendo la dieta mediterránea y ajustándola al gasto energético. Es importante mantener la bajada de peso, lograda durante los ayunos de la luna nueva y llena y los semiayunos de apoyo del cuarto menguante y creciente.

Durante los ayunos se pueden presentar, mareos, diarreas, vómitos, bajas en la presión arterial, debilidad física, falta de energía, dolor de cabeza y malestares diversos. Para eliminarlos, basta con iniciar una alimentación normal.

Dificulta la aplicación correcta de la dieta, que el cambio de fase lunar entra en vigor a diferentes horas del día. Unas durante la noche, cuando la gente está durmiendo, y otras durante el día, en plena jornada laboral.

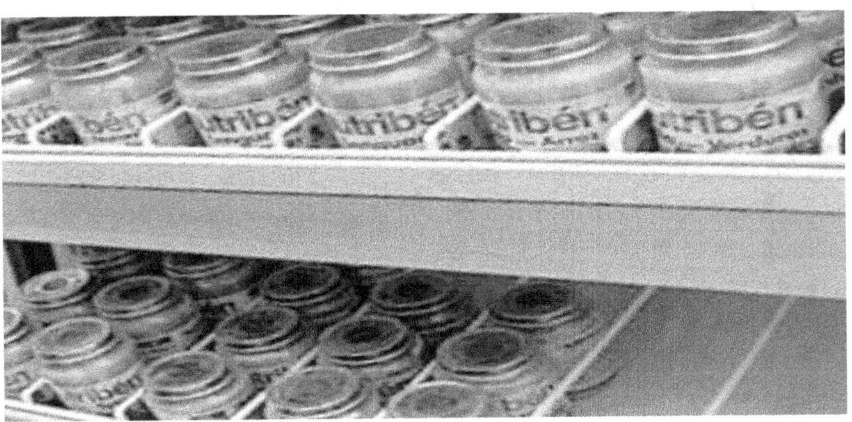

92-La dieta de los potitos

Según los seguidores de esta dieta, conocida por BABY FOOD DIET, es la manera más saludable de perder peso. Consiste, en sustituir las comidas habituales diarias, por los tradicionales potitos de bebé. Es la dieta seguida por Madonna, Shakira, Courteney

Cox, Jennifer Aniston, Marcia Cross y Lady Gaga, llegando a afirmar que, gracias a ella, han perdido hasta 5 kilos.

La Dieta BABY, según afirma la entrenadora de las estrellas. artífice de dicha dieta, Tracy Anderson, es fácil de seguir y está al alcance de todos. Catorce potitos al día de frutas, crema de cereales, purés de verduras, etc. Se acompañan con una buena cena saludable de adulto ha explicado Tracy, que más que una dieta para perder peso es una medida para hacer "limpieza", porque una buena digestión es una buena forma de empezar a perder kilos.

El plan nutricional es simple, consiste en comer 14 potitos variados al día y hacer una cena de carne y verduras. Se recomienda que los potitos sean sobre todo a base de avena cereales y verduras, que aporten entre 70 y 80 calorías por unidad, adecuados para perder peso, y mantener el sistema digestivo en marcha. Es una dieta hipocalórica que aporta entre 1100 y 1300 calorías lo que provoca una pérdida de peso muy rápido.

Lo cierto es que la dieta funciona, porque las calorías que aportan los potitos son menores que las que aporta la comida de adultos, con este tipo de alimentación, se informa "que No existe un aporte suficiente de energía, hidratos de carbono, proteínas, fibra o vitaminas para un adulto. Cualquier persona que realice esta dieta se expone al desarrollo de deficiencias nutricionales crónicas como el hierro, vitaminas del grupo B y el calcio".

Como suele suceder con las dietas blandas y líquidas, los kilos que se pierden fácilmente, también se recuperan fácilmente. La Sociedad Española de Endocrinología y Nutrición (SEEN) califica la Dieta de los Potitos de "peligrosa" y "absurda".

93-Dieta Astral

Dieta adaptada a personas que creen en el horóscopo ya que depende su aplicación del signo zodiacal al que se pertenezca. Existen 12 signos zodiacales y cada uno posee sus características determinadas, rasgos únicos y actitudes ante la vida.

Cada Signo Solar, está determinado por el día y el mes de nacimiento y dónde estaba el Sol en el cielo durante ese tiempo. Según este tipo de régimen, hay algunas dietas, que, seguidas según las fases lunares, facilitarían la pérdida de peso según la fecha de nacimiento y el signo del zodiaco.

CAPRICORNIO	ACUARIO	PISCIS	ARIES
22 DIC - 20 ENE	21 ENE - 19 FEB	20 FEB - 20 MAR	21 MAR - 19 ABR
TAURO	**GÉMINIS**	**CÁNCER**	**LEO**
20 ABR - 20 MAY	21 MAY - 21 JUN	22 JUN - 23 JUL	24 JUL - 25 AGO
VIRGO	**LIBRA**	**ESCORPIÓN**	**SAGITARIO**
24 AGO - 22 SEPT	23 SEPT - 22 OCT	23 OCT - 22 NOV	23 NOV - 21 DIC

Aries: Del 21 de marzo al 19 de abril. Se recomienda una alimentación baja en calorías, prefiriendo pescados, legumbres, frutas y lácteos descremados. Es ideal la Dieta de Verduras, debido a que su punto débil es el hambre constante y nunca pierden el apetito.

Tauro: Del 20 de abril al 20 de mayo. Les encanta comer y la buena mesa, por tanto, se aconseja la Dieta de los Días Alternos, ya que no es muy restrictiva y es más fácil de seguir que la dieta disociada, es decir, no mezclar grasas y carbohidratos.

Géminis: Del 21 de mayo al 20 de junio. La debilidad es ingerir alimentos entre comidas, muchas veces de forma descontrolada e irregular. Es por eso por lo que para perder peso se sugiere la Dieta South Beach

Cáncer: Del 21 de junio al 22 de Julio. Este tipo de personas se caracterizan por soportar mal los regímenes y las tensiones de las comidas procesadas, por tanto, se les aconseja seguir la Dieta

Wright Watchers (de los puntos). Se trata de un plan que permite conseguir una relación sana con la comida, asignándole puntos a cada alimento.

Leo: Del 23 de Julio al 22 de agosto. Les fascinan los alimentos de excelente calidad, por tanto, una buena alternativa para este signo es la Dieta Dukan, baja en carbohidratos y rica en proteínas. La idea es no sobrepasar lo indicado diariamente

Virgo: Del 23 de agosto al 22 de septiembre. La dieta recomendada es la de la Clínica Mayo, prefiriendo el consumo de fibras y abundante agua, y evitando las grasas, las bebidas con gas y la sal. El punto débil de los que nacieron bajo este signo está en torno a los intestinos.

Libra: Del 23 de septiembre al 22 de octubre. Tienen un gran apetito y depende mucho del estado anímico. Se les recomienda seguir una dieta en base a productos con bajo índice glicérico, es decir, evitar alimentos que contienen carbohidratos y que elevan la glucosa en la sangre, por lo que esta aconsejada la Dieta de la Zona.

Escorpión: Del 23 de octubre al 21 de noviembre. Suelen comer de forma incontrolada y excesiva. Se sugiere una Dieta Disociada Alcalina, o sea, disminuir la ingesta de alimentos ácidos como la carne, el queso y las pastas; y preferir los alimentos alcalinizantes, frutas, verduras y té verde.

Sagitario: Del 22 de noviembre al 21 de diciembre. Acostumbran a comer en abundancia y entre comidas. Así que se les aconseja la Dieta Scardale, rica en proteínas y baja en grasas, un modo de alimentación que se adapta al ritmo natural del organismo.

Capricornio: Del 22 de diciembre al 19 de enero. Para conseguir la silueta perfecta se recomienda seguir una Dieta Détox, baja en calorías, debido a que suelen ser excelentes cocineros y asiduos a los bocadillos.

Acuario: Del 20 de enero al 18 de febrero. Aunque ingieren alimentos varias veces al día y en pequeñas cantidades, no comen demasiado. Es por eso, que se les sugiere seguir la Dieta de la Piña, dando a esta fruta el protagonismo por una semana. Se permite consumir verduras, frutas pescado y carnes blancas.

Piscis: Del 19 de febrero al 20 de marzo. Comer es su gran placer y su debilidad es la retención de líquidos, así que lo recomendable es seguir la Dieta Anticelulítica de Tu Asesor de Imagen, basado en alimentos depurativos y diuréticos, como frutas y verduras.

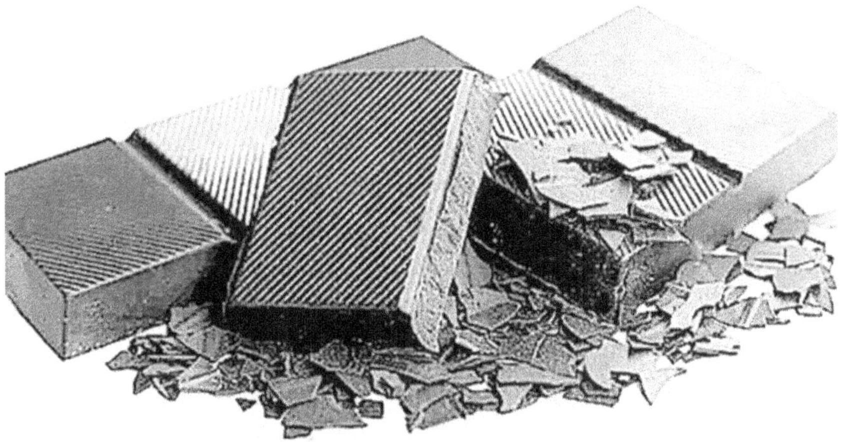

94-Dieta del chocolate negro

Los beneficios del chocolate se basan principalmente en sus contenidos de flavonoides, especialmente saludables para el corazón, además de funcionar como antioxidantes que ayudan a limpiar el organismo de los radicales libres. También contiene la feniletilamina, que libera endorfinas en el cerebro, lo cual nos genera una sensación de bienestar.

Un reciente estudio de la American Chemical Society asegura que determinados flavonoides presentes en el chocolate negro con 85 % de cacao podrían disminuir el incremento de peso. Refrendado por el estudio de la Universidad de California, donde se asegura "que aquellas personas que comen habitualmente una porción pequeña de chocolate mantienen más fácilmente su peso ideal". La prueba fue con 1.000 adultos -hombres y mujeres- y determinó que sus efectos metabólicos incluso llevan a reducir la grasa corporal depositada.	Lo atribuyeron a que las calorías del chocolate tardan m es tiempo en ser digeridas y ese factor activa el metabolismo.

Dieta tipo de 1.300-1.400 calorías.

Desayuno: Rebanada de pan con queso fresco bajo de grasa, o con loncha de jamón York. Infusión de té verde o poleo, edulcorado con Stevia...

Media mañana: Manzana. o pera y un té verde edulcorado.

Comida: Consomé de verduras, pechuga de pollo con calabacín y espárragos verdes a la plancha. 25 grs. de pan. Rodaja de piña natural. Cinco minutos después: onza de chocolate negro

Merienda: Unas fresas,

Cena: Ensalada de lechuga, cebolla, col roja, pepino y tomate aderezada con vinagre de manzana y una cucharadita de aceite de oliva virgen. Tortilla francesa, o 150 grs. de pescado a la plancha. 25 grs. de pan. Yogur 0/0- Infusión de poleo, manzanilla o tila edulcorada. Cinco minutos después: onza de chocolate negro.

Para aprovecharse de las bondades del cacao, el chocolate debe ser lo más puro ya que al ser un alimento altamente energético, es beneficioso únicamente si se consume con moderación.

No se aconseja tomar más de dos onzas de chocolate negro al día, lo que equivale a unos 20 gramos diarios, siempre con más del 70-80% de cacao, siendo la opción ideal la del 90%. Unos 20 gramos de chocolate 90% representan unas 100 calorías, (100 grs. 480 calorías) El chocolate con alto contenido de cacao es menos adictivo, pero igualmente conviene contemplar algún período libre de chocolate.

En la dieta del chocolate, con dos onzas al día es suficiente», unos cinco minutos después de comer y otros cinco minutos después de cenar. En los casos de dietas reductoras acompañando menús diarios que aporten sobre 1.000-1.200 calorías. La tableta de chocolate negro con un 85% de cacao de Mercadona de 100 grs., tiene un tamaño de 10 onzas, (dos onzas 20 grs.).

La dieta del Chocolate, en personas sanas, que sigan una dieta equilibrada, podría complementarse y mejorarse con el consumo de 20 grs. al día, (una o dos onzas según tableta) de chocolate negro, con el mayor porcentaje de cacao posible.

El menú que se acompaña es de una dieta regular moderada, que permite una pérdida de dos kilos cada diez días.

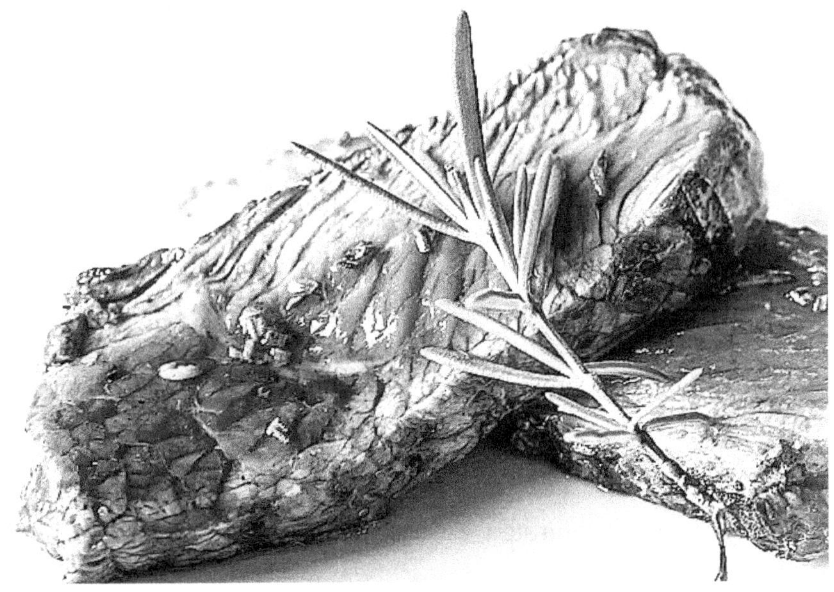

95-Dieta Cumplir del Dr. Heinz

Posiblemente en el capítulo de las dietas absurdas, la del Doctor vienes Heinz, Cumplir se lleve la palma, ya que para adelgazar no recomienda una reducción de las calorías sino un considerable aumento de estas.

Los fundamentos de la dieta hipercalórica, que en vez de reducir calorías las incrementa, se sustentan, en que en que el metabolismo tiene unas necesidades energéticas notablemente muy superiores cuando tiene que digerir más de 5.000 calorías diarias.

Para alcanzar el alto valor de 5.000 calorías hay que estar comiendo fruta o alimentos vegetales crudos en las horas intermedias, que son los que aportan a una dieta con mucha carne, la fibra. necesaria.

Heinz, asegura que su dieta, contiene una elevada proporción de hidratos de carbono y sobre todo de proteínas, hasta lograr alcanzar las 5.000 calorías, a fin de provocar un considerable consumo energético y con ello, la movilización de las reservas adiposas.

Durante la primera y segunda semanas del régimen, están prohibidos el pan, la pasta, el arroz y las patatas, además del azúcar, los dulces y los zumos endulzados. Las verduras se cuecen prácticamente al vapor con muy poca agua; las grasas, la harina y las salsas están prohibidas. Cuando es imprescindible el empleo de grasa, deberá utilizarse aceite de oliva o de girasol. Se debe comer toda la fruta y verdura que se quiera para que el cuerpo tenga fibra, vitaminas y minerales. Las 5.000 calorías diarias, se producen tomando los nutrientes en la siguiente proporción:

55 al 60% de los hidratos de carbono, 30-35% proteínas, 5-10% grasas.

Con las proteínas, procedentes de la carne y que están con gran abundancia en la dieta del doctor Cumplir, se consume más energía que con los hidratos de carbono o las grasas.

A la hora montar los menús, es preciso calculas las grandes cantidades de verduras y hortalizas crudas, (preferentemente de hoja), espárragos, setas, col fermentada, repollo rizado, brócoli, lombarda, coliflor, acelgas, etc. y las diferentes carnes de res, pollo, pavo, y conejo.

Menú tipo:

Desayuno:

Infusión de hierbas, edulcorada con sacarina. Loncha de jamón magro con dos huevos y unos espárragos verdes a la plancha.

A media mañana:

Verduras o fruta abundante, plátanos, uvas, manzanas, higos peras, ciruelas, melón, etc.

Comida:

Fuente de ensalada variada y abundante. 250 grs. de bistec de res con calabacín y berenjena a la plancha o un plato de parrillada variada con pimiento, espárragos, cebolla y brócoli, a la plancha o parrilla. Un aguacate o plátano de postre

Merienda:

Fruta variada abundante con ensalada variada, o pollo asado con abundantes verduras. Fruta a voluntad.

Cena:

Bistec de 250 grs. a la pimienta, con champiñones o setas, a la parrilla o plancha.

Están prohibidas, las bebidas alcohólicas, la leche y el pan.

Esta dieta puede dar lugar a notables complicaciones, al afectar al metabolismo de la purina. provocando un aumento del nivel de ácido úrico, uno de los efectos secundarios más localizados en las dietas ricas en proteínas.

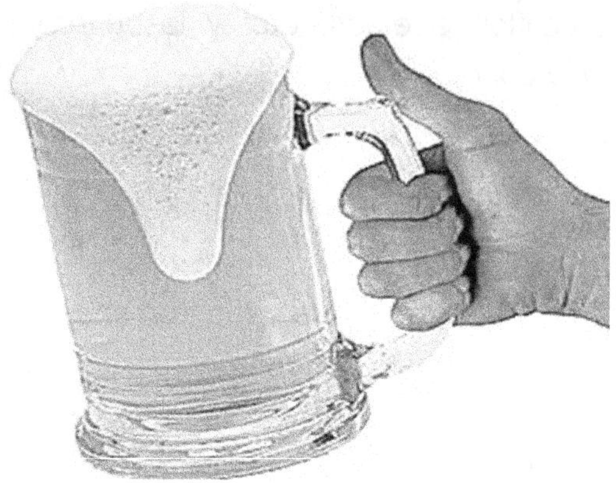

96-Dieta de la Cerveza

La cerveza está elaborada con ingredientes naturales, agua, cereal malteado y lúpulo, posee una serie de nutrientes, como las vitaminas del grupo B, los minerales, la fibra y los polifenoles o antioxidantes naturales, que le confieren su especial interés nutritivo, lo que hace de la cerveza una bebida interesante en las dietas hipocalóricas.

El moderado aporte calórico de la cerveza es muy inferior al de otras bebidas alcohólicas, ya que una caña de 200 ml. aporta solo 84 calorías. Y un tercio de litro, apenas supera las 140.

Según afirma el Dr. Margallo: *«De acuerdo con recientes investigaciones, un consumo moderado de cerveza, manteniendo un equilibrio calórico, no tiene por qué repercutir en un exceso de peso ni en un incremento del perímetro abdominal desmitificando así la leyenda de la «barriga cervecera».*

Por otra parte, un artículo escrito por el Dr. Badimón, director de Atherothrombosis Research Unit del Hospital Mount Sinaí de Nueva York, confirma, que una ingesta moderada de cerveza puede ser beneficiosa a nivel cardiovascular

La dieta de la cerveza está basada en el consumo de esta bebida helada a diario con el objetivo de que nuestro cuerpo queme calorías elevando la temperatura de la cerveza de 0ºC a 37ºC que es la temperatura a la que nuestro cuerpo se encuentra habitualmente.

La ingesta de cerveza diaria aconsejada es de unos 500 ml de cerveza que aportan alrededor de 200 Kcal. En la dieta de la cerveza, se pueden utilizar la bebida con alcohol o sin él, ya que el factor adelgazante es la temperatura y no el alcohol. Las tomas se deben realizar a media mañana y a media tarde 250 ml cada vez de cerveza muy fría.

Su eficacia de la cerveza, para perder peso no está muy clara, más teniendo en cuenta, que se realiza con una dieta reductora de 1000 a 1200 calorías, la perdida de kilos está asegurada. El tiempo de duración de la dieta aconsejado es de tres días.

Menú tipo dieta de la cerveza

Desayuno:

200 grs. de fresas, una tostada de pan integral y un yogur natural descremado 0/0.

A media mañana:

250 ml de cerveza muy fría (con o sin alcohol)

Comida:

Consomé de verduras. Filete de pechuga de pavo o pollo con brócoli hervido. Una naranja

A media tarde:

250 ml de cerveza muy fría

Cena:

Ensalada de lechuga y tomate. 150 grs. de pescado blanco a la plancha. Dos rodajas de piña natural. Un poleo con Stevia.

En una dieta hipocalórica, la opción sin alcohol es la más aconsejable. Su bajo aporte de calorías y sus propiedades nutricionales la convierten en un alimento saludable. Si se escoge emplear cerveza sin alcohol, se pueden tomar dos tercios de 33 Cl. bien fríos, a media mañana y a media tarde.

97-Dieta del Jockey

Es una realidad que gran número de jinetes profesionales no siguen dietas que ofrecen principios nutricionales sólidos, empleando a menudo los métodos más estrambóticos para mantener a raya su peso. Esta dieta conocida como del Jockey, es una dieta más que restrictiva, drástica, orientada a rebajar peso como sea, tres días antes de la competición.

El primer día, solo se come un pollo mediano asado al horno entero repartido en comida y cena y nada más, ni sólido ni líquido.

Segundo día, medio kilo de filetes magros de res a la plancha, pero nada más sólido, repartidos en comida y cena. Sólo se permiten cinco infusiones en las 24 horas, de tila, de menta o de manzanilla edulcoradas con sacarina. Una taza en ayunas y las restantes, dos horas después de las comidas.

Tercer día: Seis vasos de café con leche descremada, edulcoradas con sacarina, distanciándolas al menos una hora una de otra.

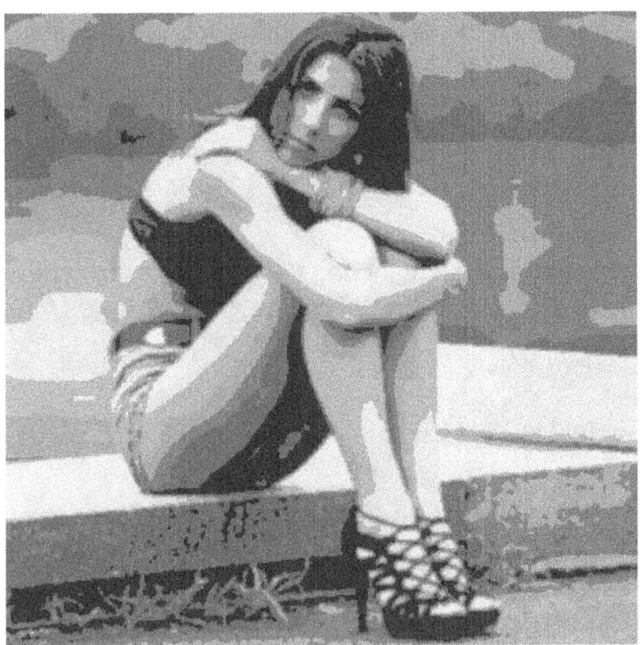

98-Dieta del bikini

Esta dieta fue dada a conocer por Victoria Principal, en su libro" Diert Principal" publicado en el año 1987, y que fue un éxito en todo el mundo. Es una dieta hipocalórica desequilibrante más, y que se efectúa de con una duración de 1 a 7 días.

La dieta corta de 24 horas se realiza una vez a la semana está relacionada con los semiayunos a base de zumos y líquidos exclusivamente. Es una dieta purificante que ayuda a desintoxicar el organismo. Por eso es ideal para hacer después de las fiestas.

La dieta larga tiene una duración de tres días a una semana. Lo mejor es que no sobrepase los 3 días, ya que cuando se prolonga por más, se pueden sentir mareos y fatiga, por lo que organismo reacciona y trata de consumir la menor cantidad de calorías posibles, haciendo el metabolismo mucho más lento activando el efecto yo-yo.

Menú tipo dieta de 3 a 7 días.

Al levantarse: Un vaso de agua con el zumo de medio limón

Desayuno: Batido de plátano, piña, fresas y melón. Té verde edulcorado con Stevia.

A media mañana: unas tiras de zanahoria y apio. Un yogurt O/O.

Comida: Pollo a la plancha, verduras de hoja, hervidas o al vapor: col roja, repollo, acelgas, espinacas, berenjenas, alcachofas, etc.

Merienda: Un Kiwi y una infusión de menta-poleo.

Cena: Pescado rico en Omega 3, salmón, sardinas, caballa o chicharro a la plancha con espárragos verdes, cebolla y calabacín a la brasa o plancha. Dos rodajas de piña natural. o medio tazón de fresas.

Agua: Beber 8 vasos a lo largo del día. También se utiliza como dieta de compensación, cuando te has pasado en una comida o fiesta, a fin de procurar equilibrar los excesos en las comidas sucesivas.

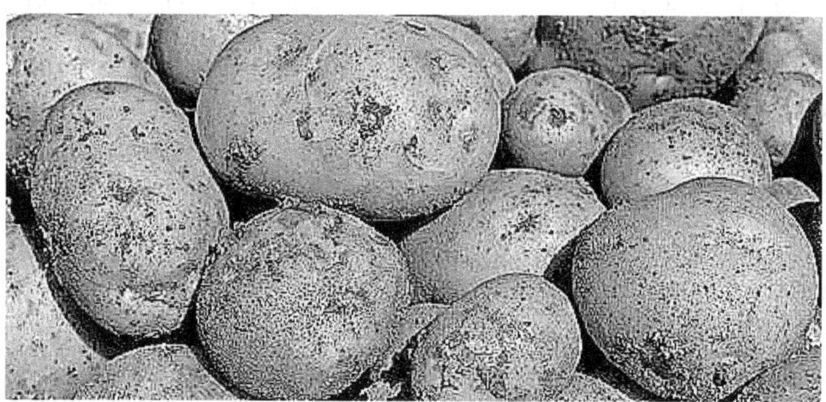

99-Dieta de las Patatas

Es una aburrida monodieta restrictiva, limitada a 1.000 calorías que consiste en la ingestión de patatas hervidas enteras con la piel en las dos principales comidas. Cien gramos de patata cruda aportan 73 calorías, hervidas o al vapor 75 calorías y asadas 100 calorías. Las patatas fritas caseras 300 calorías, y las patatas fritas de bolsa (chips) 530 calorías.

La dieta, tiene una duración de dos días, o sea de 48 horas. Se repite el menú y la pechuga se puede sustituir por 200 gr. de salmón a la plancha. Se puede utilizar una vez a la semana.

Desayuno: Una taza de café o un té verde, edulcorados y una naranja o una manzana.

A media mañana: un yogur desnatado

Comida: 150 gr. de pechuga de pavo a la plancha. Una patata nueva de 300 gr. hervida con piel en agua, condimentada sólo con muy poca sal y vinagre de manzana o zumo de limón.

Por la tarde: Una manzana o un kiwi.

Cena: Un huevo duro. Una patata grande de unos 300 grs. hervida o asada con piel. Unas fresas.

No tomar ningún alimento después de las 9 horas. Tomar 8 vasos de agua repartidos en todo el día.

100-Dieta alterna de los Siete Días

La dieta alterna de los siete días es una variedad más, de las numerosas dietas disociadas que existen en la actualidad. Hay diferentes tipos de dieta disociada pero la idea siempre es la misma, comer determinados alimentos por separado en cada comida y no hacerlo de manera conjunta, para conseguir con ello aumentar la pérdida de peso.

Lo que diferencia esta dieta, es que no separa los grupos de alimentos incompatibles en cada comida, si no que los separa por días.

La dieta consiste en alimentarse cada día de la semana con un grupo de alimentos distintos, quedando prohibido beber durante las comidas.

La secuencia semanal de los alimentos es la siguiente:

Lunes

Solo verduras: crudas, hervidas o a la plancha: acelgas, espinacas, col, Lombarda, zanahorias, apio, brócoli, judías verdes, alcachofa, espárragos verdes, coles de Bruselas.

Martes

Solo carne, Carnes magras de res, cerdo, pollo, pavo, conejo al horno, plancha, cocida, azada, etc.

Miércoles

Solo huevos, cocidos, escalfados, a la plancha o pasados por agua. Los huevos repartidos 2 en el desayuno, 2 en la comida y 2 en la cena.

Jueves

Solo leche: 8 vasos de leche descremada a lo largo del día, edulcorada con Stevia.

Viernes

Solo pescado: blancos y azules, hervidos, asados, a la plancha o al horno. Sardinas, merluza, bacalaítos, dorada, lubina, bacalao fresco, atún, lenguado, júreles, salmón, caballa, etc.

Sábado

Solo fruta: Manzana, pera, albaricoque, melocotón, melón, sandía, fresa, piña, ciruelas, fresquillas, picotas, naranja, pomelo.

Domingo

Es de libre elección a escoger entre los alimentos de todos los días de la semana-

Los dos litros de agua o líquidos precisos cada día se tomarán dos horas después de las comidas, nunca acompañándolas.

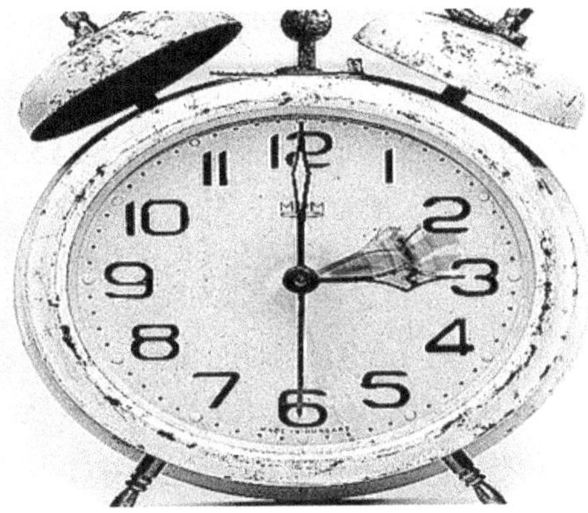

101-Dieta de las Horas o Cronodieta

La Dieta de las Horas, Crono Dieta o Dieta del Biorritmo, es un tipo de dieta no agresiva que se fundamenta en que hay que evitar ingerir alimentos a partir de finalizada la tarde, ya que hay que consumir el 60% de las calorías durante el día y solamente el 40% por la tarde-noche, debido a que a partir de las 21 horas se reduce la actividad tiroidea y las glándulas suprarrenales también trabajan al mínimo, por lo que es más fácil que los alimentos engorden.

En la Crono dieta, se siguen una serie de reglas básicas: Comer exclusivamente de día, de 7 a 21 horas, para evitar que los alimentos ingeridos durante la noche se conviertan en grasa. De siete de la mañana a tres de la tarde se deben ingerir alimentos como arroces, pastas, pan, galletas y cereales. Desde por la mañana y hasta el mediodía también se puede consumir todo tipo de frutas y frutos secos. De doce de la mañana a nueve de la tarde, en las comidas principales se pueden incluir carnes, pescado, huevos, lácteos, hortalizas y verduras aconsejadas. Hay que repartir los alimentos en tres comidas principales: desayuno, comida y cena, añadiendo un tentempié entre horas a media mañana y otro a media tarde, y no saltarse nunca ninguna comida.

En la Crono Dieta, cada alimento tiene su horario, que es preciso respetar.

De 7:00 a 15:00 horas: Pastas, arroces, cereales, pan, galletas.

De 10:00 a 21:00 horas: Verduras y hortalizas de hoja, acelgas, espinacas, brócoli, lechuga, escarola, canónigos, puerros, pepinos, cebolla, etc. Excepto: zanahorias, judías verdes, alcachofas, coles, y tomates. En la cantidad que se quiera

De las 12:30 a 15:00 horas: Legumbres, garbanzos, lentejas, guisantes, patatas, batatas (moniatos) y las verduras incluidas en el otro grupo. (Zanahorias, alcachofas, judías verdes, coles y tomates)

De las 12:00 a 21:00 horas: Carnes, pescados, huevos y productos lácteos. Están prohibidos grasas, embutidos. alimentos procesados y fritos.

Hasta las 17:00 horas: Todas las frutas, manzana, piña, naranja, pomelo, pera, melocotón, kiwi, sandía, melón, fresas, etc.

Lo importante de esta dieta, es tener en cuenta, que los alimentos que más engordan es preciso tomarlos en las primeras comidas del día, ingiriendo los alimentos ricos en hidratos de carbono en el desayuno y la comida y los que tienen más proteínas en la cenar.

Se debe beber al menos 2 litros de agua, no están permitidas las bebidas con gas ni refrescos azucarados. Tomar una rebanada de pan de unos 30 grs. en el desayuno y comida, nunca con la cena.

102-Dieta 16/8

La dieta 16/8, no es en realidad una dieta, sino una variedad más de forma de ayuno intermitente. Consiste en la abstinencia de alimentos durante 16 horas, seguido por unas 8 horas donde se permite comer los alimentos aconsejados. La proporción en la dieta 16/8 se debe seguir tal cuál su nombre lo indica.

Alternancia regular de 16 horas de ayuno y 8 horas para las comidas. Se inicia con una cena temprana a las ocho de la tarde, evitando el desayuno. Los alimentos se pueden consumir desde la 1 del mediodía hasta las ocho de la tarde, el resto del tiempo sólo se permiten infusiones de té verde y bebidas sin azúcar

Al ayunar 16 horas, nuestros niveles de azúcar en la sangre descienden durante más tiempo que cuando ingerimos alimentos normalmente. produciendo momentáneamente menos insulina. Es importante seguir unas reglas de alimentación equilibrada. La cantidad de calorías diarias no se deben reducir de 1200. procedentes del consumo de alimentos naturales y saludables durante las 8 horas de ingestión permitidas, incluyendo carbohidratos, proteínas y grasas saludables. En el ayuno se permiten aguas, té, café solo claro (americano), y todo tipo de infusiones sin azúcar.

Alimentos aconsejados:

Frutas: manzanas, fresas, Kiwi, plátanos, melón, sandía, melocotón, naranjas y peras.

Verduras: col verde y roja, calabacín, brócoli, coliflor, zanahoria, puerro, judías verdes, acelgas, tomates, cebolla y lechuga.

Granos: arroz, avena, quinua y trigo integrales.

Grasas saludables: aceite de oliva, aguacate.

Proteínas: carne magra de ternera y cerdo, pollo, pavo, conejo, pescado, legumbres, huevos, nueces, frutos secos y pan integral.

Los alimentos procesados, embutidos, dulces, azúcares, miel y otros alimentos con carbohidratos simples deben evitarse.

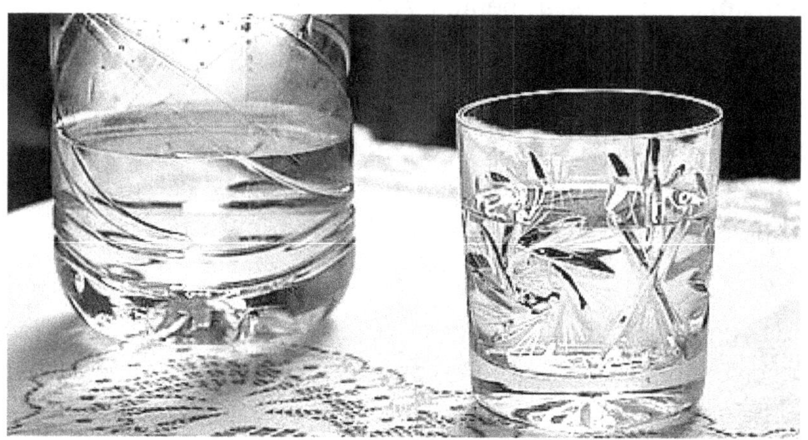

103-Dieta del Agua

Existe varias dietas de agua, debemos alertar sobre una muy peligrosa puesta de moda en Inglaterra, la "lighter life" o "dieta del agua", un régimen de adelgazamiento que propone beber cuatro o más litros de agua al día para perder peso muy rápidamente y que ya ha provocado más de una muerte, pudiéndose comprobar que quienes siguen la dieta "solo de agua" sufren dolores musculares, pérdida de memoria, de visión, cansancio, daños en dientes y encías y daños en el sistema nervioso periférico y central.

Por otra parte, existe una dieta de agua más racional, donde la toma de poco más de dos litros de agua se acompaña de alimentos hipocalóricos, con un menú diario que no sobrepasa las 1000 calorías y de alto contenido en agua, como son las frutas y verdura, estando prohibidas todas las bebidas excepto tisanas, zumos de fruta y verdura sin azucarar y 8 a 10 vasos de agua, repartidos a lo largo del día.

La eficacia de la dieta está en el agua contenida no solo en las simples bebidas líquidas, sino también en las frutas y verduras, ricas de vitaminas y sales minerales. El agua no engorda, no tiene calorías y es indispensable para el organismo, facilitando la eliminación de toxinas y residuos. Mejorando el funcionamiento renal.

Por otro lado, beber agua cuando se tiene hambre es la mejor manera de engañar al estómago y complementa la dieta hipocalórica de menos de 1000 Kcal. diarias.

Es importante que el primer vaso de agua que se tome en el día se esté en ayunas y el agua esta tibia. El resto de los de vasos de agua que este fría y tomados a lo largo del día.

Tomar el agua fría según se indica y de forma regular puede provocar la quema de algunas calorías sin esfuerzo, al tener el organismo que elevarla de temperatura. Reducir todo lo posible la cantidad de sal puede ayudar a perder peso por retención de líquidos.

Menú tipo de la dieta del agua para tres días:

Al despertar. Beber un vaso grande de agua tibia con una rodaja de limón para darle sabor.

Desayuno; Dos rodajas de piña natural. Un té verde edulcorado. Quince minutos después un vaso de agua fría.

A media mañana: Un kiwi y un vaso de agua.

Comida: 15 minutos antes, un vaso de agua fría. Filete de pechuga de pollo a la plancha con brócoli al vapor. Media taza de fresas, un vaso de agua.

A media tarde: Un vaso de agua, media taza de verduras crujientes frescas como, por ejemplo, unas tiras de apio, zanahorias o pepino...

15 minutos antes de la cena, un vaso de agua.

Cena: 2 lonchas de jamón cocido sin grasa ni azúcar, con una tajada de melón, un vaso de agua.

Después de la cena: un vaso de agua antes de acostarte.

104-Dieta del Bacon (Beicon)

Si te gusta despertar en la mañana con un plato caliente de tocino y huevos, esta es su dieta, ya que incluye tus alimentos favoritos en el desayuno. Una forma original y divertida de perder peso. El bacón se encuentra entre los alimentos muy altos en calorías (670 Kcal. 100 gs.) y bajos en azúcar ya que este alimento no contiene azúcar. Por ejemplo, el beicon aporta 1 gramo de carbohidratos cada 100 gramos, pero también aporta 70 gramos de grasa y más de 660 calorías, por lo que si te comes cien gramos de una sentada haz tus cálculos.

Comer dos lonchas de tocino de unos 30 grs. y dos huevos en el desayuno, proporciona una excelente fuente de proteínas de alta calidad en la dieta, y los huevos son también una buena fuente de vitamina A.

Las verduras aconsejadas para comer durante la dieta incluyen las cebolletas y cebollas rojas, pimientos, pepinos, rábanos, canónigos, escarola, espinacas, brócoli, repollo, lechuga, guisante, acelgas y zanahorias. No comer apio, patatas o cebollas blancas, mientras dure dieta. Las frutas más indicadas, son fresas, piña, kiwi, pomelo, melón, sandía, manzana, pera, melocotón. El pan solo en el desayuno. Beber abundante agua. Prohibidas las bebidas y refrescos con gas, azúcar y alcohol

Menú de la Dieta del Bacon

Media hora antes desayuno: el zumo de un limón en un vaso de agua tibia.

Desayuno: Dos tajadas de beicon 30 grs. dos huevos a la plancha, dos rebanadas pan tostado sin sal (20-24 grs.)

A media mañana: un zumo de pomelo o naranja sin endulzar

Comida: 125 grs. de carne de ternera, o de pechuga de pavo a la plancha, con ensalada de lechuga, tomate, pepino y cebolla aderezada con una cucharadita de aceite de oliva y vinagre. Una rodaja de piña natural

Merienda: un yogur natural descremado

Cena: Brócoli y acelgas cocidas. 150 grs. de pescado blanco, con guarnición de calabacín y espárragos verdes a la plancha.

Es una dieta que no se debe seguir más diez días. El consumo de huevos y tocino con regularidad puede aumentar el riesgo de enfermedades del corazón. Los huevos son ricos en colesterol y el tocino al corte de los súper, tiene azúcar y nitritos a la vez de estar lleno de sodio y grasas saturadas.

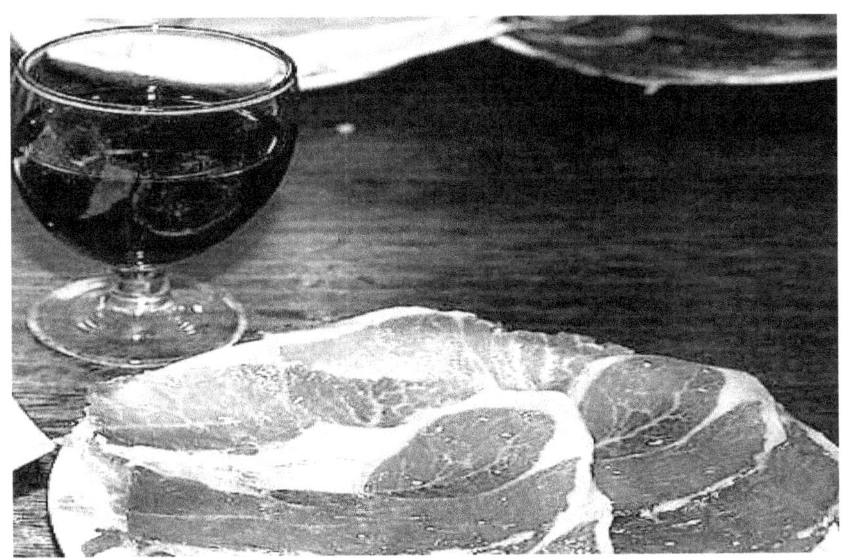

105-Dieta del Jamón y el Vino Tinto

No existe nada nuevo bajo el sol, mi abuelo toda su vida combatía la descomposición, con la dieta de los alimentos que a su entender eran de lo más astringente, el jamón serrano y el vino tinto.

Hace pocos años, un nutricionista, llamado Rubén Bravo, hace publica una dieta hipocalórica común a la que añadió jamón y vino asegurando que permite adelgazar de dos a tres kilos en diez días, con la ingesta   de tan sabrosos alimentos.

Algo totalmente cierto, y que nada tiene que ver con la pérdida de peso, que se logra en esta dieta con el jamón y el vino, ya que como en todas las dietas, es preciso la reducción drástica de los alimentos ricos en calorías que son los que engordan. Los mismos resultados se obtendrían, cambiando el jamón por cualquier alimento que aportara las mismas calorías

Intenta convencer de ello al personal, afirmando: *"Tanto el jamón ibérico como el vino tinto son dos alimentos con demostradas propiedades para la salud, y que en un consumo moderado y pautado nos ayudarán a prevenir multitud de enfermedades del corazón y degenerativas, al mismo tiempo que notaremos su efecto reconstituyente, aportándonos una sensación de vitalidad diurna y descanso nocturno".*

Dando por supuesto, que el jamón curado de cerdo blanco o negro (ibérico) tiene un perfil lipídico que destaca por su bajo contenido en grasas saturadas y un alto contenido en ácidos grasos monoinsaturados que favorecen la salud cardiovascular. A la vez, de ser una fuente de hierro y vitaminas del grupo B, necesarias para el funcionamiento del sistema nervioso

Por otro lado, el vino tinto, bebido con moderación, nos ayuda a bajar de peso. El Instituto Tecnológico de Massachusetts realizó varios estudios, y   publicó sus resultados en diversos medios científicos, en los que se afirmaba que *"el vino tenía la propiedad de activar un gen que impedía la formación de nuevas células de grasa, ayudando a eliminar lentamente las existentes".* Investigación que fue refrendada por la Universidad del Estado de Washington, asegurando *"que el vino tinto puede ayudar a bajar de peso, gracias a su contenido en resveratrol, un antioxidante común en los vinos rojos que, según el estudio, ayuda a transformar la grasa amarilla en grasa marrón".*

Modelo de menú con jamón y vino tinto.

- Desayuno: Café, té verde o infusión edulcorado con Stevia. Dos lonchas de jamón serrano o ibérico, con una rebanada de pan de 30 grs. Un kiwi

- A media mañana: Una manzana, o una zanahoria o una pera

- Comida: 150 grs. de carne de res magra, pollo o pavo, con abundantes verduras hervidas o asadas (brócoli, acelgas, col rizada, zanahorias, alcachofa, espinacas, etc.). Un vaso de 100 ml, si es mujer y 120 ml. sí es hombre, (Una botella de vino tinto de buena calidad a la semana)

- A media tarde: Media taza de fresas

- Cena: Una taza de caldo de cocer las verduras. Dos lonchas de jamón serrano o ibérico. 150 grs. de pescado asado o la plancha con calabacín. De postre dos onzas 20grs. de chocolate negro 85%. La misma cantidad de vino tinto que en la comida.

El vino en las comidas se puede alternar con agua. El pan, queda limitado al desayuno y se puede beber agua sin límite. La cantidad de vino a consumir con esta dieta hipocalórica es de dos copas de 100 ml. en el caso de las mujeres y dos copas de 120 ml. en el caso de los hombres repartidas en la comida y la cena.

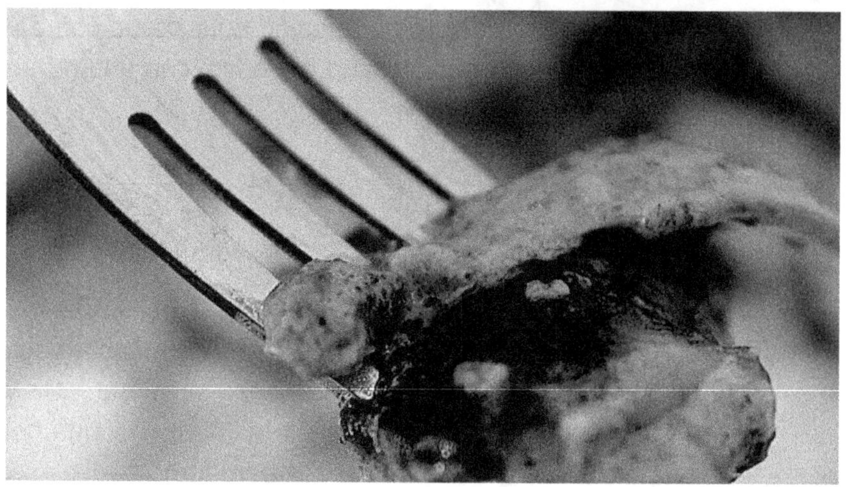

106-Dieta del Tenedor o de Forking

El elemento principal de esta dieta, atribuida al médico Frances Forking, es el tenedor. Pues no permite comer nada que no se pueda tomar con este utensilio. Están totalmente prohibidos la cuchara, el cuchillo y, hasta, las manos no deben usarse para coger alimentos. Además, no se permite picar entre comidas. Esta dieta fue diseñada para aplicarla con dos intensidades.

Régimen estricto: La dieta consiste en comer únicamente alimentos que puedan pincharse con el tenedor. Sirve para adelgazar rápido comiendo alimentos que no se tengan que preparar con ayuda de un cuchillo y que sólo se puedan comer con tenedor.

Se deben evitar:

Los alimentos que se pueden comer con las manos: galletas, snacks, pan, patatas fritas o chocolate, mariscos, pasteles, etc.

Los alimentos que se comen con la cuchara: sopas, yogures, guisos, helados, cremas, purés y salsas.

Cualquier alimento que se corte con un cuchillo: carnes, pollo, quesos, tartas, pan, embutidos, sándwiches, pizzas, fruta, crepes

Eliminar cualquiera de los alimentos que se untan: queso fundido, miel, leche condensada, natillas, mantequilla, etc.

Los alimentos permitidos son:

Todos aquellos que se comen con tenedor: verduras, legumbres, lentejas, guisantes, judías verdes, garbanzos, los cereales, pasta, arroz, trigo, pescados y platos preparados cuyos ingredientes aparezcan en esta lista.

Dieta ligera: Sirve para adelgazar paulatinamente, comiendo alimentos que se puedan ingerir con cuchillo, cuchara y tenedor, en el desayuno y comida, y limitando a la cena los alimentos restringidos con tenedor. Para el desayuno y la comida, es imprescindible no cambiar los hábitos alimenticios; está totalmente prohibido el picoteo (con los dedos), y para cenar, se debe tener claro lo que no se puede consumir:

Tipo dieta ligera:

Desayuno: Vaso de leche descremada o infusión edulcorados, con rebanada de pan integral con tomate o queso ligero.

A media mañana: Una manzana mediana

Comida: Verduras hervidas, col, acelgas, judías verdes, alcachofas. Filete de pechuga de pavo a la plancha. 20 grs. de pan. Unas fresas.

A media tarde: Unas fresas

Cena: Alimentos que solo se pueden comer con tenedor

107-Dieta Magnética

El creador de la dieta magnética es el Dr. Nick Smith, que afirma que hay alimentos que atraen como un poderoso imán a la salud y otros a las enfermedades. Su lema "Pon una buena comida en tu vida con las leyes de la atracción". Con la dieta se pretende la nivelación del pH mediante la ingestión de alimentos saludables para, así, coadyuvar a mantener sostenidamente equilibrado el pH adecuado al organismo. Tiene una cierta similitud a la dieta Climatarian o Planetaria

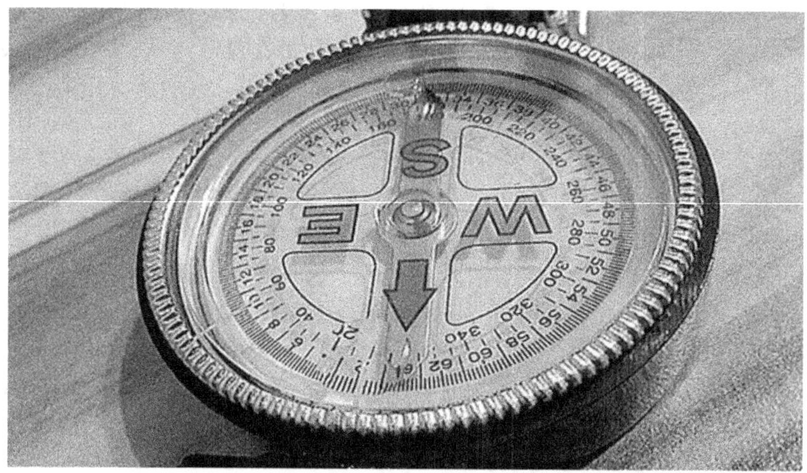

Lógicamente aconseja que en la dieta de una persona sólo debe contener "alimentos con magnetismo positivo y vigorizante", eliminando en lo posible los de magnetismo negativo como son los embutidos, alimentos procesados, con nitritos, aditivos y conservadores, la ingesta de carnes rojas o blancas de animales engordados con anabólicos, hormonas, y finalizadores de engorde, pescado con mercurio y otros toxicos, o vegetales fumigados con químicos tóxicos". o difícil de comprobar y más aun de conseguir.

Se aconsejan las frutas y verduras frescas de la temporada, granos enteros integrales, carnes magras, frutos secos, y fuentes ricas en antioxidantes.

Se deben eliminar de la dieta los alimentos *"con magnetismo negativo y contaminante"*, que son la azúcar refinada, harina blanca, grasas, bolleria, alimentos procesados, fritos, alimentos ricos en colesterol y bebidas con azúcar y alcohólicas. También se excluyen teniendo en cuenta sus calorías.

Existe un tercer grupo de alimentos electromagnéticos neutros, que sin ser los más adecuados, se pueden en ocasiones combinar con los alimentos de magnetismo positivo, como son el pan integral, arroz, fideos, sémolas, trigo, maíz, cebada, avena, mijo, habas, guisantes, garbanzos, judías, lentejas, soja, altramuces y boniatos.

Es una dieta más o menos restrictiva según la cantidad de las raciones. A comparación de otras, esta, es relativamente equilibrada, ya que promueve una alimentación rica en frutas, verduras, granos integrales y carnes magras. Se complementa con hacer ejercicio y la meditación.

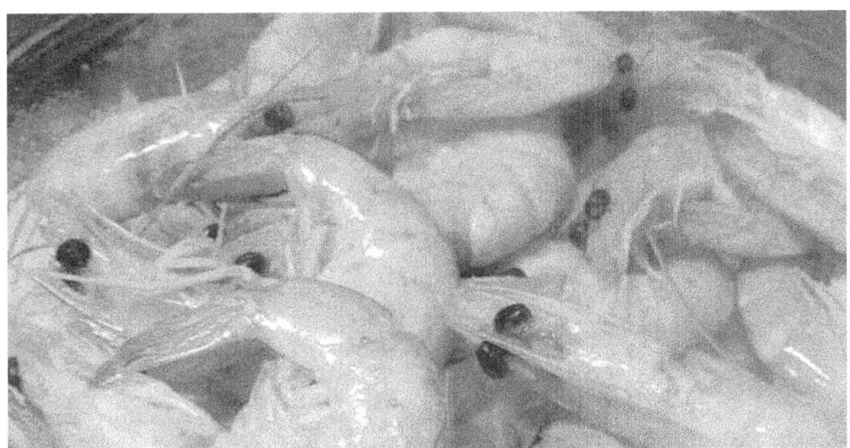

108-Dieta del Marisco

En general, los mariscos tienen un contenido bajo en calorías, alto en proteínas, bajo en sodio y en grasa saturada y colesterol. Son una gran fuente de vitaminas muy ricos en B12, niacina y vitamina A, que están en mayor cantidad en almejas, berberechos y chirlas, y algo menor en calamares, ostras y pulpo. Contienen diversos minerales como la tiamina, niacina, fósforo, potasio, hierro, yodo, flúor, cinc y cobre. Es una fuente del aminoácido taurina. En cuanto a los hidratos de carbono, los mariscos suelen estar por debajo del 1%, aunque existen excepciones como las ostras (4'7%) o los mejillones (casi 2%). La media calórica por 100 gramos es de unas 100 calorías lo que le hace un producto ideal para diseñar dietas hipocalóricas.

Es preciso destacar, su alto contenido en purinas, por lo que no es recomendable su consumo en personas con ácido úrico elevado.

La dieta del marisco es una opción muy poco calórica y con pocos carbohidratos, lo cual la hace ideal para la bajada de peso de forma sana.

Está diseñada para ser empleada durante tres días, ideal para fin de semana, viernes, sábado y domingo, la ración considerada normal es de 125-150 gramos peso crudo, se recomienda como acompañamiento una guarnición de verduras o ensaladas, para completar un plato variado y equilibrado que nos aporte los diferentes nutrientes

- Menú 1

- Desayuno: Infusión con edulcorante, 1 naranja o pomelo, 1 huevo duro o pasado por agua. Una rebanada de pan tostado integral.

- A media mañana: Una manzana.

- Comida: Pulpo asado con ensalada de tomate, pimiento, cebolla, pepino y canónigos. 1 rebanada de pan. Unas fresas.

- A media tarde: Una manzana

- Cena: 8 Mejillones al vapor con vinagreta de tomate, pimiento y cebolla. Una ración de melón de 200grs. Una infusión de poleo edulcorada.

- Menú 2

- Desayuno: Infusión con edulcorante, 1 Rebanada de pan con loncha de jamón cocido.

- A media mañana: media taza de frambuesas

- Comida: Medallón de salmón con gambas y almejas. Rebanada de pan tostado. Un yogurt desnatado.

- A media tarde: Una pera o una manzana.

- Cena: 6 Ostras, filete magro de res de 150 grs. a la plancha y un tomate. Unas fresas.

- Menú 3

- Desayuno: Infusión con edulcorante, Rebanada de pan con 100 grs. de queso ligero bajo en sal.

- A media mañana: un Kiwi

- Comida: 150 Grs. de langostinos a la plancha, ensalada de escarola, tomate, cebolla y pepino. Dos rodajas de piña natural.

- A media tarde: Medio mango.

- Cena: 150 grs. de gambas cocidas, 150 grs. de merluza a la plancha con brócoli al vapor. El otro medio mango.

Es una dieta restrictiva tanto en calorías de 900 a 1200 por día, como en principios nutritivos, por cuanto no debe ser realizada por más tiempo de los 3 días estipulados. Están prohibidos: Alimentos procesados, carnes, embutidos, fritos, azúcar, fructosa, dulces, chocolates, tortas, pastas, pan, mantequilla, quesos cremosos, bebidas alcohólicas y refrescos con azúcar.

109-Dieta del Grupo Sanguíneo

Por los años 80 un médico naturista, llamado James Adamo se dio cuenta de que los tratamientos dietéticos no sentaban a todas las personas por igual, llegando a la conclusión de que dado que la sangre era la fuente principal de nutrición del organismo la respuesta podía estar en ella.

Según afirma en su obra "Une Manos Food", en España se publicó con el título "Los grupos sanguíneos y la alimentación". (Ed. Vergara). No tardo en apreciar que el tipo de alimentación estaba relacionado con los distintos tipos sanguíneos. Observó, por ejemplo, que las personas de sangre tipo A responden mal a las dietas generosas en proteínas cárnicas pero muy bien a las ricas en proteínas vegetales. Y que a esas mismas personas ni la leche ni sus derivados les iban bien, también mejoraban con ejercicios leves como el yoga mientras los duros y dinámicos les producían malestar. En cambio, a las personas de sangre tipo 0 les sentaba muy bien la carne y los ejercicios más intensos. La dieta según el grupo sanguíneo se basa en la relación entre el sistema digestivo y el inmunológico y la capacidad celular y bioquímica de procesar los distintos alimentos que ingerimos.

El Dr. Peter D'Adamo afirma: *"El grupo sanguíneo es la llave que abre la puerta a los misterios de la salud, la enfermedad, la longevidad, la vitalidad física y la fuerza emocional. Su tipo de sangre determina su susceptibilidad a la enfermedad, los alimentos que usted debería comer, y cómo debería practicar ejercicio. Es un factor clave en sus niveles de energía, en la eficiencia con que usted quema las calorías, en su respuesta emocional al estrés y quizás incluso en su personalidad."*

Los 4 grupos sanguíneos existentes son:

Grupo A: Tiene proteína A en la superficie del glóbulo rojo.

Grupo B: Tiene proteína B en la superficie del glóbulo rojo.

Grupo AB: Tiene ambas proteínas A y B.

Grupo O: No tiene ninguna (A o B) en la superficie del glóbulo rojo.

Dieta para el grupo sanguíneo 0

Grupo O ("el cazador") Las personas de este grupo, deben basar su alimentación en la proteína animal y el consumo de carne de res, pollo, pavo, conejo. Pescado azul, caballa, chicharro, sardinas, salmón, Consumir frutas, fresas, aguacate, manzana, melón, kiwi, piña, y verduras en abundancia, pero reducir el consumo de las crucíferas (coliflor, coles de Bruselas, berzas...) y las hortalizas de la familia de las solanáceas (berenjenas, patatas, etc.) excepto los tomates De forma más restringida, verduras de hoja verde, brócoli, acelgas, espinacas, etc.   Limitar el uso de cereales, pan y legumbres (de vez en cuando) porque contienen demasiadas lectinas que hacen engordar. Se debe de evitar el trigo en la medida de lo posible puesto que no digieren bien el gluten. Limitar o evitar el consumo de leche, lácteos, quesos y huevos. Están en cambio permitidos la mantequilla, los quesos frescos bajos en grasa y los quesos de soja.

Dieta para el grupo sanguíneo A

Grupo A ("el cultivador") Asimilan bien las verduras, el pescado, los cereales, las legumbres y la fruta: arándanos, fresas, ciruelas, plátano, piña, y uvas. En menor medida las carnes que se recomiendas de 2 a 3 veces por semana. Evitar los embutidos, las carnes en conserva- y los alimentos salados, ahumados o precocinados. Para perder peso se debe aumentar la ingesta de vegetales orgánicos, zumos frescos y legumbres, cereales integrales, la soja y el arroz, y todo tipo de verduras salvo las solanáceas limitando en lo posible tomates, berenjenas, patatas, evitando los zumos ácidos, (naranja, pomelo, limón) escogiendo los más alcalinos (manzana, zanahoria, apio, piña, fresa, uvas, moras, higos, arándanos, ciruelas y albaricoques. Evitar el consumo de leche y productos lácteos. Reducir el consumo de productos a base de harina de trigo. La soja y sus derivados le son particularmente beneficiosos.

Dieta para el grupo sanguíneo B

Grupo B ("el nómada") Están aconsejados los vegetales: acelga, berenjena, boniato, brócoli, calabaza, cebolla, col, escarola, perejil, puerro apio y zanahoria. La mayoría de las carnes (excepto pollo y cerdo) Digieren bien los cereales y las carnes, pero su dieta debe estar basada en pavo mejor que pollo. Pescado y marisco aconsejado: bacalao, besugo, caballa, lenguado, mero, merluza, perca, salmón, caballa, chicharro y sardina. Cereales mejor la avena, espelta, centeno, quinua, mijo, arroz integral. Verduras y frutas. y algo de lácteos, leche de vaca desnatada, leche de oveja, leche de cabra, Yogures, kéfir, queso collage y ricota. Sin embargo, deben evitar el trigo, el maíz, las lentejas y los tomates, entre otros alimentos.

Dieta para el grupo sanguíneo AB

Grupo AB ("el enigmático") Se pueden mezclar los alimentos recomendados para los grupos sanguíneos del tipo A y del B. Están indicados para adelgazar la col rizada, acelgas, espinacas, lombarda, apio, tofu y los lácteos mejor fermentados como el yogur o el queso fresco. Los alimentos contraindicados para los otros dos grupos también lo son para este, teniendo que moderar su consumo en carne roja, maíz, trigo y los frutos secos y las semillas que lo hacen engordar. La carne de pavo, pollo, ternera, conejo, dos o tres veces por semana al igual que los pescados, salmón, atún, merluza, caballa o sardinas. Consumir marisco, pero evitando la langosta, las gambas, los cangrejos, las ostras, las almejas, el pulpo, la lubina, las anchoas y la anguila. Además de las frutas como la piña, la ciruela el kiwi, la manzana, las fresas y las uvas, las legumbres y las semillas también favorecen a las personas del grupo AB.

110- Dieta Aleluya o de la Biblia

La conocida dieta Aleluya o Dieta de Dios, podemos decir que es una dieta religiosa basada en creencia de quienes las sigue. Fue creada y difundida en sus sermones por el reverendo George Malkmus Inspirado en la Biblia, más exactamente en el Génesis, alertaba a sus feligreses a alimentarse igual que, a su entender, lo habían hecho los discípulos siguiendo el ejemplo del maestro y *"Sólo comer los alimentos que pudo haber comido Jesús durante su paso por la tierra"*

Unos años más tarde, a raíz de la publicación en Estados Unidos del libro La Dieta del Creador "The Maker´sDiet" escrita por el dietista   Jordan S. Rubin donde se plasman las ideas del reverendo, esta forma de alimentarse toma un gran auge y es seguida por millares de personas

Es una dieta que se aplica en dos vertientes la primera para eliminar sobrepeso y es estrictamente vegetariana basada en el consumo de frutas y verduras crudas en un 80%, también incluye prácticas como la fermentación de las legumbres.

- Se basa en el consumo de alimentos crudos, donde los más recomendados son los vegetales verdes.

- Se debe incluir zumo de vegetales frescos: dos tercios de zanahoria y el resto de los vegetales verdes como apio, pepino y hojas verdes, col, acelgas, espinacas.

- Café, té, algunos vegetales y frijoles integrales son los únicos alimentos cocidos permitidos.

- La avena y la leche de arroz o almendras sin azúcar son una buena opción para el desayuno.

- Un almuerzo modelo sería una ensalada verde con zanahoria, manzana, nueces y semillas.

- En la cena se puede incluir una patata asada o cocida con piel, sopa de verduras, frijoles o arroz integral.

- La fruta entera y sus zumos son una alternativa para incluir a lo largo del día. Pero se aconseja evitar su consumo en la cena.

ALIMENTOS PERMITIDOS

Leche de avena y de almendras. Frutas frescas. Frutos secos. Zumos,
Avena. Sopas y cremas de verduras crudas. Vegetales crudos. Aceite de oliva, de lino o de aguacate. Condimentos como el ajo, el perejil, la cebolla o los aderezos sin sal

Té o café sin cafeína. Verduras cocinadas al vapor o cocidas y sin grasas (solo un 15% del total). Cereales integrales. Sopas de verduras sin leche ni sal

Y otra menos estricta, la "Dieta cristiana" con la que se mantiene el peso, en la que se permite, leche de vaca, oveja y cabra y la carne de ternera, pollo, conejo, cordero, búfalo y cabra, todos los animales pueden consumirse a excepción del cerdo, y pescados que tengan escamas, también se agrega la miel, el vino y el pan.

No es tan sencillo adquirir en el mercado aquello que creó "Dios en su forma originaria". Es decir, nada de procesados, ni productos que hayan tenido contacto con fertilizantes, químicos o modificados genéticamente

111-Dieta Fletcher

A principios del siglo XX en Estados Unidos, un rico industrial, llamado Horace Fletcher, publica con un gran éxito un libro del que se vendieron más de quinientos mil ejemplares titulado ***"Fletcherismo: qué es o cómo me volví joven a los 60 años"***, donde hace un alegato sobre las ventajas de la masticación contundente de los alimentos.

Fletcher que pesaba 100 kilos, había seguido mumeroso regímenes para adelgazar, sin éxito, hasta que llego a sus manos un artículo en el que Lord William Gladstone, Primer Ministro británico, recomendaba masticar cada bocado 32 veces antes de tragarlo, para de esta manera adelgazar y disfrutar de una buena salud. Fletcher sigue sus indicaciones y empieza a masticar en 1889 logrando perder más de 20 kilos que ya no recuperará hasta su muerte en 1919.

Popularizo el término nuevo: *fletcherizing* o **fletcherización** (acto de masticación de acuerdo con el fletcherismo). **Sus ideas** plasmadas en su libro, se describen los cinco principios fundamentales.

Primero: Espera a sentir un verdadero apetito

Segundo: Selecciona entre los alimentos disponibles el que mejor se adapte al apetito y en el orden indicado por el apetito.

Tercero: Extrae todo el buen sabor que tiene la comida en la boca y traga únicamente cuando el bocado prácticamente "se trague solo".

Cuarto: Disfruta del buen sabor plenamente, y no permitas que ningún pensamiento que te deprima o te distraiga se entrometa en la ceremonia

Quinto: Espera; toma y disfruta lo más posible de lo que apruebe el apetito; la naturaleza se encargará del resto.

Fue decisivo para su reconocimiento en toda la nación, la publicación de una entrevista en el diario londinense Daily Express: al multimillonario John. Rockefeller y que titularon "**Lo que es bueno para el hombre más rico del mundo**, también debe serlo para el más pobre y todos los demás.

Explicaba, que ese titular fue a propósito de un anuncio en el Evening Mail, de Nueva York, que decía que **John D. Rockefeller,** el magnate y filósofo financiero, había pronunciado una confesión de cómo había combatido los demonios de la indigestión, y de su fe, en los principios fundamentales de la rectitud dietética de la siguiente manera:

'No engullas tu comida. Fletcheriza, o mastica muy lentamente mientras comes. Habla sobre temas agradables. No tengas prisa. Tómate tiempo para masticar y cultivar un apetito alegre mientras comes. Así el demonio de la indigestión será cercado por todos lados y su matanza será completa'.

El "culto de masticar-masticar" hizo furor, se impuso en todas partes, lo que se conoció por **fletcherismo.** Una dieta creada por Horace Fletcher "El gran masticador", que pese a no ser médico ni nutricionista impuso a infinidad de personas la idea que *"La naturaleza castiga a quienes no mastican",* y que cada comida debía tener no menos de 2100 masticaciones.

Insistía Fletcher en masticar una y otra vez, sin descanso, cada bocado se debe masticar un mínimo de 32 veces, hasta que la comida se licuara en la propia boca, permitiendo absorber el doble de la cantidad de vitaminas y otros nutrientes.

Los efectos de esta dieta adelgazante se concretan en que provoca sensación de saciedad y, por lo tanto, se ingerirían menos alimentos. La realidad es **que uno** se cansa de tanto masticar y por eso se come menos

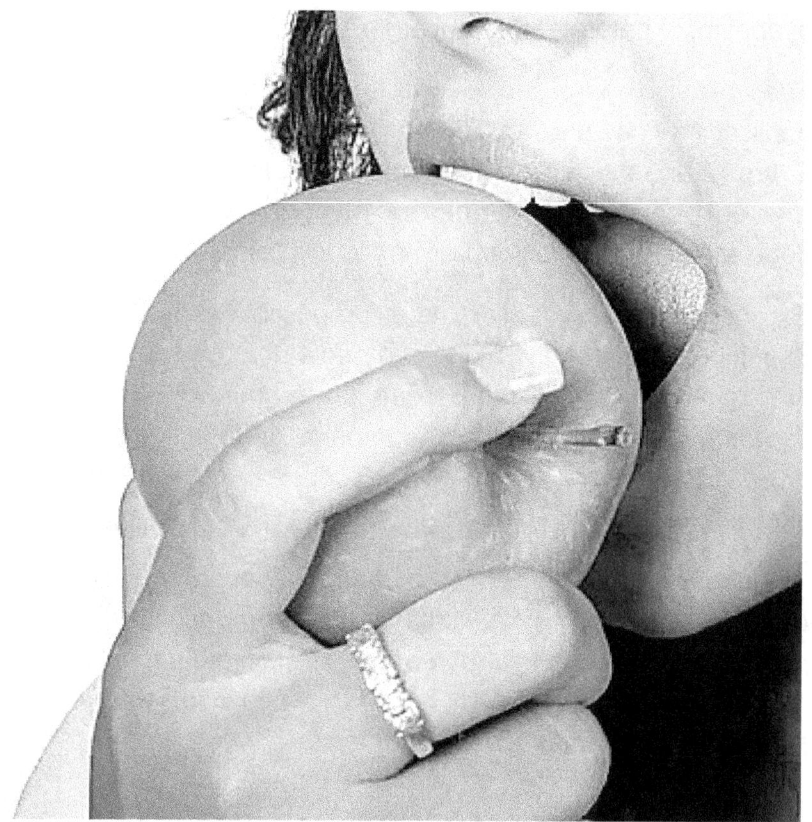

XIII- Alimentación Saludable

"Nuestro cuerpo es lo más preciado que tenemos en la vida; aliméntalo con comida sana. No conviertas el estómago en una bolsa de basura".

¿Qué comer y en qué medida?

Es vital una alimentación sana y equilibrada, que garantice la cantidad precisa de micronutrientes y macronutrientes ya que redundan en el buen estado de salud en general. -Somos lo que comemos- cualquier cosa que ingerimos antes o después traerá consecuencias tanto buenas como malas. Es importante conoce los beneficios de una dieta balanceada consumiendo los alimentos aconsejados.

Por regla general, la sobrealimentación está motivada en no pocos casos por factores emocionales. Ansiedad, tensión, inseguridad, el ritmo alocado de la forma de vida actual, o malos hábitos, son factores que favorecen el desarreglo en las comidas y propician el sobrepeso.

Los alimentos son básicos para nuestra existencia, y durante los últimos años hemos ido deteriorándolos, sustituyéndolos por comida rápida repleta de alimentos basura con poca o ninguna fibra, El exceso de comida precocinada, así como comer de forma irregular y con horarios descontrolados, provoca subidas bruscas de la glucosa en sangre, estimulando el páncreas, que comienza a producir activamente insulina para reducir el azúcar en la sangre, provocando cansancio y falta de energía. Por desgracia ya no contamos con esa cultura ancestral basada en una alimentación natural y equilibrada acompañada de un sentimiento de calma y tranquilidad.

112-Dieta Saludable de TAI

La dieta progresiva y saludable de Tu Asesor de Imagen (TAI), contiene todos los alimentos imprescindibles que de una forma u otra deben formar parte obligada de la dieta diaria:

La cantidad de alimento correcta aconsejada para mantener una dieta saludable seria:

Del 50 al 60%, del total de la comida debe estar compuesta por frutas frescas, verduras y cereales, pasta, arroz, lentejas, garbanzos, avena, etc.

a) Siendo alimentos imprescindibles:

- Al menos 4 frutas diarias, manzanas, peras, melocotones, kiwi, naranjas, fresas, melón, sandía, etc.

- Una porción abundante de verduras ya sean al vapor, crudas hervidas o al horno (Brócoli, acelgas, zanahoria, judías verdes, Lombarda, espinacas, apio, berenjena, repollo, puerro, etc. Aderezadas con una cucharadita de postre de aceite de oliva virgen extra, limón o vinagre de manzana, con poca sal.

- Una ensalada de lechuga, escarola, pepino, cebolla, tomate, col, rábanos, canónigos, rábanos, lombarda, etc. Aderezada igual que las verduras

- Pescado de 3 a 4 veces por semana (salmón, bacalao, trucha, sardina, boquerón, bacaladitos, caballa, chicharro, besugo, etc.

- Carne magra de vacuno, conejo, pollo o pavo sin grasa ni piel 2 a 3 veces semana.

- Huevos máximos 3 a 4 unidades por semana.

- Pan integral, de 100 a 200 gramos al día (según peso), en dos o tres raciones

- Líquidos, agua, zumos de frutas y verduras recién exprimidos, infusiones, etc. de 1,5 a 2 litros diarios de líquidos.

- Utilizar edulcorante. Es preferible beber varias veces agua lentamente a lo largo del día, que grandes cantidades de una vez con las comidas.

b) Alimentos opcionales;

- Lácteos, En adultos limitar la ingesta de leche, si es posible es mejor consumir los fermentados, yogurt, quesos tiernos, requesón y similares bajos en grasa. Agregar a los yogures un suplemento de fibra en forma de una cucharadita de salvado fino de avena.

- Cereales, son alimentos muy necesarios y saludables, pero deben comerse con mesura por su capacidad para aumentar de peso. Basta con 2 veces por semana.

- Al igual que sucede en el caso de los plátanos, algunas frutas como higos, dátiles, ciruelas pasas y uvas son beneficiosos, pero ricos en azucares y aportan muchas calorías.

- Frutos secos, (nueces, avellanas, piñones, anacardos, pistachos, pipas etc.) muy buenos para la salud, debemos controlar la cantidad por su contenido de aceites y alto valor energético.

c) Alimentos desaconsejados

- Hay ciertos alimentos que perjudican nuestra salud, que son extremadamente apetecibles, pero nos mantienen lejos de una alimentación sana, por ejemplo:

- Azucares, harinas, carnes rojas y grasas, embutidos, bollería, pastelería, fritos, rebozados, bebidas gaseosas y alcohólicas, hamburguesas, patatas fritas y la práctica totalidad de la comida procesada y rápida.

- Es preferible sustituir los edulcorantes artificiales, como: la sacarina (Sweet 'N Low), la sucralosa (Splenda) y el aspartamo (Natreen o Nutrasweet) por uno natural como el Stevia

Un tipo de alimentación sana y equilibrada seria:

DESAYUNO:

- A), Un cereal acompañado de un jugo natural de fruta exprimida bastara, o una fruta de tu preferencia y un yogurt sin grasa, al que se abra añadido una cucharada de postre de salvado de avena.

- B) Una rebanada de pan de barra con tomate y aceite de oliva virgen. Lo puedes acompañar de: Te, café solo o descafeinado largo, infusiones al gusto, sin azucarar, se puede añadir Stevia

- A MEDIA MAÑANA:

- Algo para calmar el hambre, puede ser alguna pieza de fruta, una zanahoria, ensalada pequeña de trozos de frutas naturales: melón, pera, sandia, manzana, naranja, acompañadas de agua fresca o jugo natural. Si lo prefieres acompáñalo de un café solo largo o infusiones con edulcorantes.

- COMIDA:

- De primero algo ligero, puede tratarse de un consomé o un caldo de verduras o una ensalada variada. El plato fuerte puede constar de pescado: bacaladitos, pescadilla, merluza, chicharro, dorada, lubina, caballa, etc. a la plancha, o carne magra, lomo de cerdo limpio o pollo o pavo a la plancha, asado o hervido acompañados de algún cereal, como arroz, verduras asadas, a la plancha o hervidas, puré de verduras o también una patata de preferencia, asada al horno, al vapor o hervida entera con la piel.

- Una rebanada de pan común de 25 grs. (la barra artesana de masa madre, de Mercadona, 250 grs. 50 cts. es ideal) o integral. De postre una pieza de fruta. Si se desea, un café solo ligero (americano) o un te rojo o verde, o una manzanilla o poleo.

- MERIENDA:

- Una fruta con un biscote de pan integral o un Yogurt 0/0 con cucharadita de salvado, o macedonia de pequeños trozos de fruta (manzana, pera, kiwi, fresa) o de zanahorias peladas, o de una rama de apio o un tomate con un poco de sal.

- CENA:

- Rebanada de pan común o integral. De primero: verduras hervidas, al vapor o plancha, un caldo, un cereal o una ensalada variada, De segundo: pasta o una tortilla francesa de un huevo, o 75 gr. de jamón cocido o filete de pechuga de 125 gr. a la plancha, o 200 grs. de pescado; dorada o lubina abierta a la plancha con ajo y perejil con guarnición de patata asada o al vapor. Una pieza de fruta, melón, sandía, fresas, etc. Infusión de manzanilla, menta, poleo, té verde, café claro descafeinado, etc. edulcorados con Stevia.

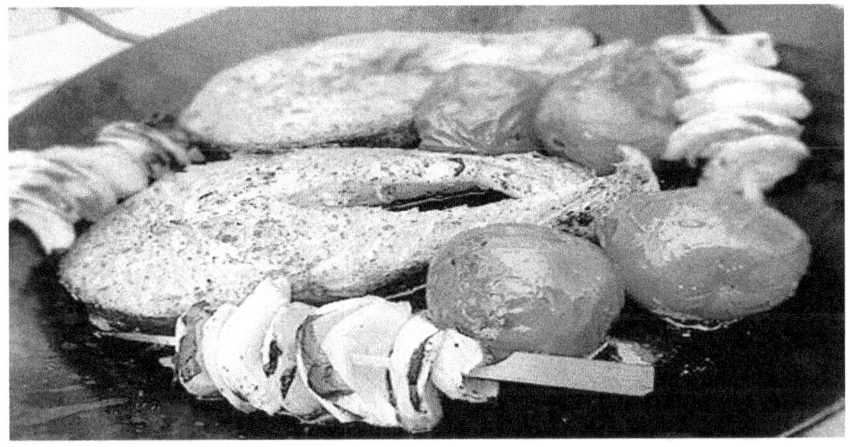

Es conveniente en al menos dos comidas a la semana, introducir en la dieta pescados grasos ricos en acido Omega-3, como son el salmón, la sardina o la caballa. En las carnes son preferidas las de pollo y pavo por su contenido de fenilalanina, un aminoácido que se transforma en dopamina y norepinefrina.

Con la dieta saludable, basta ajustar la cantidad de las raciones al peso, mantener, adelgazar o engordar, algo muy sencillo y fácil de seguir, ya que al tratarse de una alimentación racional es suficiente equilibrar cantidad al gasto energético.

Al realizar una alimentación, sana y natural, con productos básicos, a la vez de imprescindibles, es muy sencillo mantener el peso estable durante largo periodos, y jugando con la cantidad nos permitirá bajar lentamente los kilos de más sin que se active el efecto rebote, ni se resienta la salud, el metabolismo comienza a mejorar, y el cuerpo se deshace de las toxinas más rápido.

Cuando la alimentación es defectuosa, y estamos enfermos, la medicina elimina síntomas jamás la causa de la enfermedad. Cuando la alimentación es sana y equilibrada, la medicina no es necesaria en gran número de enfermedades ya nuestras defensas aumentan nuestra capacidad inmunológica.

La dieta saludable no te prohíbe tus manjares preferidos, algún dulce, chocolate, etc. Siempre y cuando no los comas de manera asidua ni excesiva, puedes gozar de ellos de vez en cuando con mesura.

Tampoco es preciso privarse de esa copa de buen vino o una cerveza de forma un tanto esporádica, mariscos, crustáceos (Ostras, almejas, berberechos, navajas, etc.) Simplemente la dieta saludable se basa en la COMPENSACION, si se hace un exceso se baja la cantidad de las próximas comidas. Jamás se prive de nada que le apetezca, más tarde se equilibra y todo en orden.

113-Dieta progresiva o del Dr. Marañón

La dieta del sentido común, también llamada lógica, progresiva y del Dr. Marañón, es agradable, apetitosa, se pueden efectuar infinidad de combinaciones y se puede seguir por toda la familia.

Existe una forma sencilla de perder peso sin arruinar la salud, y que se pueda mantener durante toda la vida. La clase médica lo sabe, pero no da dinero y no es una dieta milagro con pérdidas de peso relámpago, en la que se exprime al paciente durante largos periodos a la vez que se enriquece a empresas fabricantes de alimentos y productos adelgazantes, sin muchos escrúpulos. No precisa ningún tipo de gasto extra, olvídese de los complementos dietéticos, los comprimidos, píldoras y demás sacadineros adelgazantes, incluso pude prescindir del gim, reduce considerablemente el efecto round-trip, y se puede seguir por todas las personas adultas sin límite de tiempo.

Esta forma de alimentación razonable incluye de forma natural, vitaminas, minerales, hidratos de carbono, proteínas y grasas, aportando las calorías suficientes para mantener de forma estable el peso más adecuado según el tipo de vida, la constitución y sexo.

La forma de mantener un peso óptimo de forma saludable es muy sencilla, bastaría partir de la creación de siete menús tipo diarios, perfectos, variados, saludables, apetitosos, equilibrados y completos, de 2.200 a 2.400 calorías, que se irían alternando según las preferencias de cada persona y donde estuvieran presentes todos los grupos de alimentos en la proporción correcta según la OMS.

En la primera fase de la dieta ideal para personas con mucho sobrepeso estos menús diarios de 2400 calorías se dividirían por la mitad, reduciendo el ingreso energético a 1200 calorías diarias. Lo de un DIA para DOS. El peso se reduciría de forma progresiva, evitando en lo posible el efecto ROUND-TRIP. Se comería de todo en menor cantidad gozando de los beneficios de la restricción de calorías. Durante el seguimiento de esta primera fase, se aconseja el control médico. Y nadie mejor que su médico de cabecera, evitando los sacacuartos, inventores de dietas milagro o prescriptores de productos comisionados.

En la dieta de adelgazamiento moderado, la dieta de 2.000 a 2.400 calorías se dividirá en tres partes y se tomará la cantidad de dos tercios de esta, o sea lo de DOS días para TRES, procurando que comiendo de toda la ingesta de calorías no supere las 1600 diarias.

En la fase de mantenimiento, y una vez conseguido el peso adecuado a edad, sexo, complexión y actividad moderada, la dieta ideal de larga duración se mantendría entre 2.200 y 2.400, para hombres y 2.000 y 2.200 para mujeres.

Teniendo siempre presente que la dieta perfecta, debe ser, equilibrada, variada y adecuada a las necesidades, características y circunstancias particulares de cada persona, y que, a diferencia de las dietas milagrosas, la dieta ideal nunca tendrá efectos secundarios, generará enfermedades, hambre o falta de nutrientes.

Recordando una vez más al Dr. Marañón, y su dicho de que para adelgazar "mucha suela y poca cazuela" debemos ser conscientes de que la actividad física, es parte inseparable de una dieta que se debe complementar con realizar algo de ejercicio sin excesos, caminar 30 minutos al día y hacer las comidas sin saltearse ninguna.

114-La dieta ideal

Lo mejor de esta dieta empleando todos los alimentos de la pirámide nutricional que proporcione todos los nutrientes, vitaminas y minerales precisos para el correcto funcionamiento del organismo, claro está, en su justa proporción. Lo importante es crear hábitos saludables que puede seguir todo el núcleo familiar durante toda la vida, y con los que es muy fácil ir regulando el peso con la cantidad de alimento.

La dieta ideal o patrón dietético, de una persona sana, deberá tener los siguieres grupos de alimentos, (las proporciones recomendadas, pueden variarse las cantidades según la actividad del sujeto, no es el mismo aporte calórico para una persona sedentaria que la de un deportista o de quien realiza un trabajo duro).

Lácteos: Leche descremada, queso fresco bajo en sal, requesón o yogur: 200 grs. diarios.

Carne magra de ternera o vaca, pollo, pavo o conejo a la plancha, parrilla o horno, sin grasa ni piel: 150 gr. 3 veces a la semana.

Pescados al horno, cocidos, a la plancha, merluza, bacalao fresco, bacalaítos, caballa, lenguado, mero, chicharro, dorada, lubina, etc. 200 gramos 4 veces a la semana.

Cereales: Pan integral 150 gr. diarios en tres raciones.

Legumbres secas y leguminosas: judías, lentejas, garbanzos: 50 gr. 3 veces a la semana.

Patatas hervidas, asadas o en puré. 3 días a la semana.

Hortalizas y verduras: Acelgas, puerro, judías verdes, zanahoria, brócoli, col, Lombarda, espinacas, espárragos, berenjenas, lechuga, cebolla, tomate, berros, escarola, rábanos, pepino, etc. Crudas, en ensalada, hervidas, en puré o pasadas por la licuadora. Aderezado con vinagre de sidra o limón y un chorrito de aceite de oliva virgen. 2 veces al día.

Arroz y pasta: macarrones, fideos, tallarines, cintas, etc. 50 gr. 3 veces a la semana.

Frutas frescas: frambuesas, fresas, melón, mango, sandia, naranja, mandarina, pomelo, manzana, pera, piña, kiwi: 3 piezas o raciones diarias.

Huevos hervidos, pasados por agua o en tortilla francesa: 3 unidades a la semana.

Aceite de oliva virgen extra: 50 gr. (tres cucharadas, repartidos para todo el día).

Entre comidas, a media mañana o por la tarde, bien porque se tenga apetito o simplemente porque te apetezca, podemos tomar los siguientes tentempiés:

Un zumo de vegetales o frutas recién exprimido

Macedonia de verduras, cortadas en tiras: col, lombarda, apio, zanahoria y pimiento verde, y aderezando con un yogur edulcorado 0/0 grasa.

Macedonia de frutas: trozos de piña, fresa, naranja o melón con el zumo exprimido de medio pomelo.

Dos rodajas de piña natural, o una rodaja de melón o una tajada de sandía.

Una pieza de fruta: manzana, pera, ciruela, kiwi, etc. O media taza de frambuesas o fresas

Mastique completamente los alimentos. No trague la comida a medio masticar, prepare los alimentos para ser bien asimilados. Disfrute y saboree la comida, aunque le parezca increíble, esta circunstancia favorece la digestión y los nutrientes se asimilan mejor. Procure comer sentado, tranquilo, cierre la T.V. céntrese en la comida si come solo, o aproveche para hablar tranquilamente con quienes comparten su mesa.

Menú reductor tipo

- DESAYUNO

- Ensalada de fruta cruda o zumo recién exprimido. Huevo pasado por agua o vaso de leche descremada. 1 rebanada de pan integral. Infusión te o café con edulcorante

- A MEDIA MAÑANA; Una manzana o un Kiwi con 3 nueces

- COMIDA

- Ensalada de verduras de hoja crudas. 150 gr. de carne magra de ternera, pollo o pavo a la plancha. guarnición de verduras hervidas, asadas o al vapor, calabacín, zanahoria, alcachofa, puerro, judías verdes, coles de bruselas, espárragos, etc. rodaja de piña natural o una fruta del tiempo. rebanada de pan integral.

- MERIENDA

- Una taza de té ligero con limón, edulcorado. Un par de tostadas. (20 grs.)

- CENA

- Zumo de verduras crudas recién exprimido. o pure de verduras del tiempo hervidas. 150 de pescado magro a la plancha con limón. 100 gr. de queso fresco bajo en grasa. 1 rebanada pan integral.

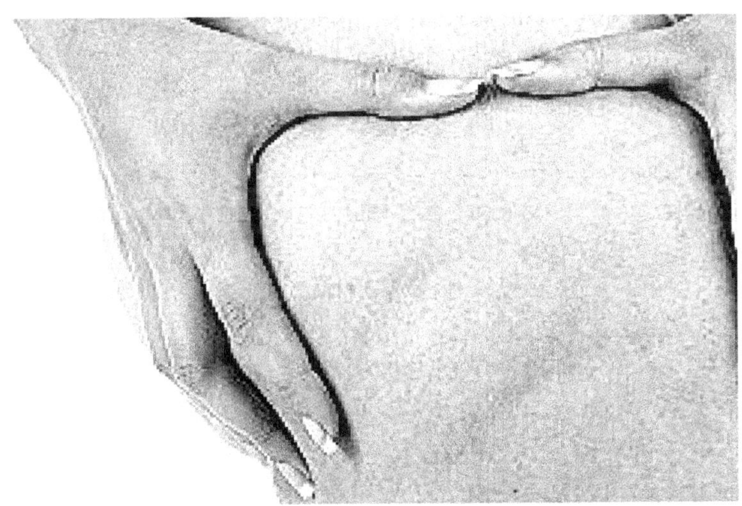

115-Dieta anticelulítica

El primer paso para combatir y prevenir la celulitis según TAI (Tu Asesor de Imagen), implica llevar una dieta equilibrada y saludable, que nos permita reducir (si es preciso) esos kilos de más, a la vez de eliminar las grasas sobrantes y recuperar el correcto equilibrio hormonal.

Es preciso en lo posible, aliviar el mal drenaje, la acumulación de líquidos, el estreñimiento y la mala oxigenación de la piel, de ahí que sea beneficioso el consumo del caldo depurativo y los alimentos diuréticos, como son las frutas y verduras, junto al aporte rico en fibra que supone el salvado de avena.
Plan semanal

Lunes:
Desayuno: Una infusión con leche descremada, dos galletas de integrales con una cucharada de queso Light.
Media mañana: Dos rodajas de piña natural
Comida: Caldo de verduras natural sin añadir sal; 1 plato de ensalada verde: lechuga, pepino, cebolla, tomates, pimiento. rabanitos, escarola, col roja, etc. aderezada con limón, Una porción de fresas.
Merienda: Una infusión, dos galletas de salvado sin azúcar.
Cena: Caldo de verduras sin sal de primer plato; una pechuga de pollo a la plancha; una ensalada de zanahoria rallada, pepino y remolacha. Una manzana.

Martes:
Desayuno: Infusión con leche descremada; y una tostada con tomate y aceite de oliva
Media mañana: yogur desnatado con salvado de avena y fresas.
Comida: Caldo depurativo de verduras, un pescado blanco con espárragos trigueros, berenjena, cebolla, calabacín, todo a la plancha, de postre una fruta o melón o sandia.
Merienda: Una infusión; un yogur desnatado y una rebanada integral con un quesito Light.
Cena: Sopa de verduras y ensalada de pechuga asada, tomate, cebolla, pepino, lechuga y viruta de pimiento verde, de postre dos Kiwi.

Miércoles:

Desayuno: Infusión con leche descremada; dos rebanadas de pan integral con queso de untar Light y el zumo de una naranja.

Media mañana: Rodaja de piña natural.

Comida: Taza de caldo verduras, Ensalada de atún natural en conserva, con pepino, tomate, lechuga, pimiento, zanahoria, cebolla y dos huevos cocidos. Unas fresas.

Merienda: Una infusión de té verde, una galleta de arroz con queso Light.

Cena: Caldo de verduras, brócoli al vapor con una patata cocida y dos filetes de pescado a la plancha, pez espada, merluza, abadejo, gallo, lenguado, bacalao fresco, etc. un yogur descremado

Jueves:

Desayuno: Infusión; una rebanada de pan integral con dos rodajas de piña natural.

Media mañana: una manzana

Comida: Puré de verduras, de zanahoria, calabacín, puerro, judías verdes, calabaza, apio, y acelgas con un huevo cocido y una mandarina.

Merienda: Infusión con o sin leche descremada; dos galletas de arroz y un yogur descremado.

Cena: Caldo de cocer las verduras, pescado a la plancha, y naranja

Viernes:

Desayuno: Infusión, dos galletas integrales con queso descremado y una pera.

Media mañana: Una tajada de melón

Comida: Caldo de verduras. Ensalada de escarola, tomate, pepino, cebolla, pimiento y pepinillo en vinagre, pechuga de pavo o pollo con unos espárragos verdes a la plancha, un pomelo.

Merienda: Infusión y yogur desnatado.

Cena: Caldo de verduras, Arroz blanco con bistec ternera blanca a la plancha, fresas.

Sábado:
Desayuno: Infusión y zumo de naranja con una rebanada pan integral con queso Light.
Media mañana: Una manzana con 3 nueces
Comida: Caldo de verduras. Gazpacho con pepino y cebolla picados, pasta hervida con hierbas aromáticas y una lata de atún natural; postre manzana asada con gelatina.
Merienda: Infusión y fresas con yogur natural (puede ser edulcorado)
Cena: Sopa de pescado con arroz, Una berenjena al horno, 2 rodajas piña natural

Domingo:
Desayuno: Infusión con o sin leche desnatada y rebanada de pan integral con tomate y aceite de oliva.
Media mañana: frutas rojas con una onza de chocolate negro de 85%.
Comida: Caldo verduras. Ensalada variada. Una dorada o lubina de ración al horno con un tomate asado. Macedonia de Kiwi con fresas.
Merienda: Infusión y yogur desnatado con una cucharadita de salvado de avena.
Cena: Caldo verdura. Espárragos verdes y calabacín a la plancha. Una tortilla a la francesa, una manzana.

Todos los días, el complemento fundamental de la Dieta de TAI, es la toma de una cucharada de salvado de avena fino que se puede añadir al yogur, caldos, purés, sopas, leche y hervidos, tanto en platos fríos como calientes. Las ventajas que aporta el salvado a la dieta anticelulítica, son

Activa el tránsito intestinal, gracias a su alto contenido en fibra ayudando a absorber y eliminar parte de las grasas y calorías ingeridas.

Reduce el apetito, ya que absorbe el agua y se hincha llenando nuestro estómago y dándonos sensación de saciedad durante más tiempo.

Disminuye el nivel de colesterol y previene enfermedades cardiovasculares.

Protege y limpia las paredes del intestino, muy eficaz contra el cáncer de colón.

La dieta debe consistir en la ingesta de un alto porcentaje de proteínas de calidad y un restringido porcentaje de grasas e hidrocarbonatos, sin dejar de ser variada y apetitosa.

Ingerir alimentos ricos en fibra que eviten el estreñimiento: verduras, cereales integrales y fruta.

Cocinar los alimentos hervidos, asados, a la plancha o al vapor, evitando los fritos y la ingesta directa de grasas, ya que se acumularían inmediatamente en el tejido adiposo facilitando la celulitis. Beber líquidos, caldo depurativo-diurético, infusiones, zumos y suficiente agua al día sin excederse.

Preparación del caldo diurético: Repollo, cebolla, apio, zanahoria y puerro, añadir una cucharada de aceite de oliva virgen, una pastilla de caldo vegetal, el zumo de unas limón dos hojas de laurel y un poco de eneldo. En dos litros de agua, cocer durante dos horas a fuego moderado, dejar enfriar, desgrasar y colar. Tomar tres tazas diarias, con el líquido caliente. Las verduras pasadas por el pasapurés, servir como puré de verduras.

Es recomendable incluir en la dieta los siguientes alimentos:

Alimentos permitidos:

Carnes: Pollo, pavo, conejo y carne magra de vacuno. Fiambre de pavo y pollo.

Lácteos: Desnatados, yogurt, queso fresco y leche descremados

Pescado: Merluza, pescadilla, salmón, bacalao fresco, lenguado, rape, dorada, lubina, caballa, rodaballo, chicharros, bacalaítos, etc.

Huevos: Clara de huevo (en tortillas se pueden usar 3 claras y 1 yema).

Frutas: Fresas, kiwi, pomelo, piña, naranja, sandia, manzana, melón, frambuesa, grosella, arándanos, cerezas, melocotones.

Verduras: Apio, zanahoria, col, acelga, lombarda, espárragos, cebolla, pepino, alcachofa, calabacín, remolacha, apio, nabo, puerro y espinacas.

Alimentos restringidos:

Sal, café, bebidas alcohólicas, alimentos procesados, bebidas, zumos y refrescos con azúcar, grasas, bollería y todo tipo de dulces, comida rápida, embutidos, salazones. Evitar el exceso de sal, ya que potencia enormemente la retención de líquidos. Limitar los frutos secos, aguacate y aceitunas.

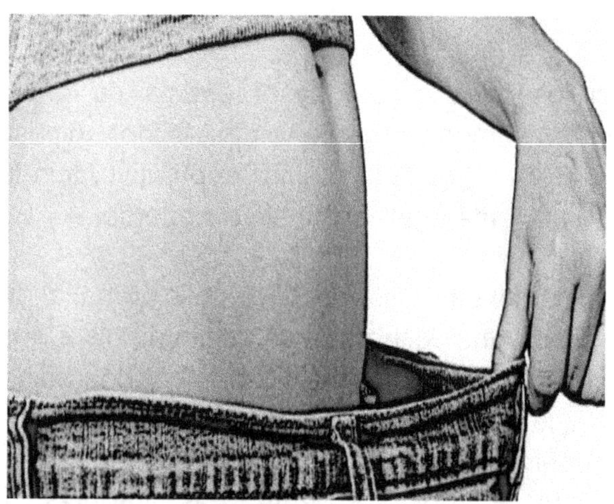

ORTOREXIA la enfermedad que ha llegado para quedarse

"El termino Ortorexia u Ortorexia Nerviosa, sirve para calificar como trastorno alimentario, la obsesión patológica por comer exclusivamente comida considerada ecológica y sana, por algunas personas"

La Asociación de Alimentos de Suiza, afirma que esta nueva enfermedad provocada por la obsesión nutricional, conocida como 'ortorexia' o 'ortorexia nerviosa del griego "ortos" lo justo y correcto, y "oreáis", que significa el apetito, está alcanzando proporciones preocupantes.

En realidad, consisten en una gama muy variada de síntomas entre los que prevalece una distorsión de la propia imagen corporal, un gran temor a subir de peso o enfermar, en la certeza de adquirir una serie de valores a través de la imagen corporal. Es la nueva y peligrosa epidemia del bienestar, convertida en una obsesión agobiante, producto de la "nueva nutrición".

Es el bienestar, (iniciativa personal por encontrar un estado óptimo, integral y equilibrado de la salud) aplicado sin medida ni sentido común y que generalmente se manifiesta con un comportamiento obsesivo compulsivo.

Los estudios publicados por el doctor estadounidense Flores sobre la Ortorexia han sido refrendados por la Organización Mundial de la Salud (OMS) que estima que la ortorexia afecta, hoy en día, al 20 por ciento de la población de los países occidentales, principalmente a adolescentes y a mujeres impulsándolos a sufrir carencias vitamínicas o de oligoelementos, anemia, falta de energía, desnutrición e inanición, pudiendo llegar en casos extremos incluso a la muerte.

Y lo terrible es que se irá incrementando en los próximos años, ya que la sociedad actual "tiende a los extremos" y por un lado están las personas que se cuidan en exceso provocando la ortorexia, y por otro, las que no se cuidan nada "provocando el sobrepeso con la comida como ocurre con la obesidad".

Esta enfermedad en cierta manera es muy parecida al de las personas que sufren anorexia o bulimia nerviosa, sin embargo, los ortopédicos se obsesionan con eliminar alimentos que consideran tóxicos, evitando la carne roja, huevos, azúcares, lácteos, procesados, refinados, grasas, etc. Este tipo de personas no limitan tiempo ni recursos, para localizar y conseguir productos especiales o puramente ecológicos, dejando de ingerir muchos alimentos que aportan nutrientes esenciales para el organismo por "antinaturales", mientras que los anoréxicos y bulímicos se preocupan por la cantidad de comida que consumen.

Entre los síntomas más destacados, se encuentran

Sentirse satisfecho y orgulloso de comer "sano" mientras pierde interés en otras actividades sociales.

minación sistemática de grupos de alimentos enteros en la búsqueda de una dieta "limpia, ecológica, sana y "perfecta".

Gastar importantes cantidades de tiempo y dinero en la planificación de las comidas y la adquisición de alimentos saludables.

Excluye de su dieta todos los productos que no se adapten a los exigentes niveles de calidad que se auto impone, siendo cada vez más estricto.

Juzgar de forma critica a las personas que se "envenenan" con otro tipo de alimentación.

Estos trastornos se presentan en una proporción de 10 a 2 en las mujeres con respecto a los varones, aunque en los últimos años se ha incrementado el número de varones que los padecen. Generalmente el inicio de los trastornos de la conducta alimentaria es de los 14 años hasta los 25, como resultado de estar excesivamente preocupados por su físico, haciéndose patente a los demás, cuando se aprecia una pérdida de peso significaría.

XIV- Recomendaciones finales

No debes dejar de comer. El cuerpo requiere de al menos mil seiscientas calorías diarias. Si no comes, te debilitarás ya que las dietas muy restrictivas que provoquen la pérdida de más de un kilo por semana, "provocaran una disminución de masa corporal" y para recuperarla, tu cuerpo pedirá alimentos con más carbohidratos, que es lo que menos le cuesta transformar al organismo en calorías, y si no los recibes, se apoderará de ti el temido efecto rebote.

Toma siempre tres comidas principales al día: desayuno, comida y cena, y dos pequeños tentempiés (media mañana y merienda). Provocarás la producción de enzimas digestivas y a la vez, tendrás antes la sensación de saciedad.

Si das a tu cuerpo poca cantidad de comida varias veces al día, quemará mejor las calorías y te ayudará a mantener el peso Comer algo cada tres horas mantiene más activo al metabolismo, ya que muchos espacios entre comidas desequilibran el nivel de azúcar en la sangre. En las comidas principales, utiliza platos pequeños, porque te dará la sensación de que has comido más y te saciaras antes.

Come despacio y mastica lentamente, de esta forma, aparte de saciarte con menos cantidad de alimentos, provocaras la producción de enzimas digestivas importantes para la digestión de los nutrientes.

Ojo con los postres dulces, crean hábito, si el cuerpo te pide pastelería, chocolate, u otra golosina, come alguna fruta o unas cucharadas de gelatina sin calorías.

Retira la grasa de los alimentos y desgrasa siempre los guisos y caldos. Elimina la piel de las aves, el gordo de la carne y el tocino del jamón

Si sientes un hambre voraz, bebe un gran vaso de agua con unas gotas de limón, y si no te calma, come alguna ramita de apio, zanahoria, pepino, manzana, mandarina, etc. Lo importante es distraer la sensación de apetito y no llenarse de productos llenos de calóricas, que es lo primero que se ocurre cuando uno se siente hambriento.

Es muy importante el tener en cuenta que no debes comprar nada que no quieras comer. Sorprendentemente, la mejor manera de no comer dulces, helados, chocolate, etc. es NO comprándolos.

Toda la bollería y cereales que se comercializan, afirmando que con ellos se puede disfrutar de un dulce y "energético desayuno" contienen grandes cantidades de azúcar.

Tener siempre presente, que los dulces estimulan el páncreas, que comienza a producir activamente insulina para reducir el azúcar en la sangre. Y el resultado, es sentir desgana y cansancio al poco rato de tomar estos alimentos.

Del mismo modo, compra cosas que SÍ quieras comer. En especial, asegúrate de que en tu frigorífico siempre tienes disponible a mano algo sano por si te da un "ataque de hambre".

Adelgazar lleva tiempo, plantéate metas realizables. Si pretendes bajar cuatro kilos a la semana, puedes olvidarte de bajar de peso sin sacrificios y sin que afecte a tu salud. Si haces caso a las dietas milagro, te espera el fracaso. Ten paciencia y confianza.

Pésate una vez por semana y valora si necesitas ajustar algo más la dieta, o seguir, si vas bien en tu objetivo. Tu pequeño esfuerzo, hace que te sientas mejor y con más energía. No te desanimes, levanta el ánimo, piensa en como resultaras con un nuevo estilo.

Que tal un corte de pelo nuevo, o cambiar el color, probar un maquillaje diferente, ese vestido que te hace tanta ilusión o esos vaqueros que no te atreves porque te quedan muy ajustados.

Trata de mantenerte tranquila y no obsesionada. Un ambiente sereno sin tensiones ayuda a no perder la esperanza ni la confianza, cuándo se hace dieta. La armonía interior, evita que tu frustración la pagues con la comida. Una vez a la semana haz algún plan de ayuno desintoxicante. Puedes probar a estar un día a la semana, sólo con fruta.

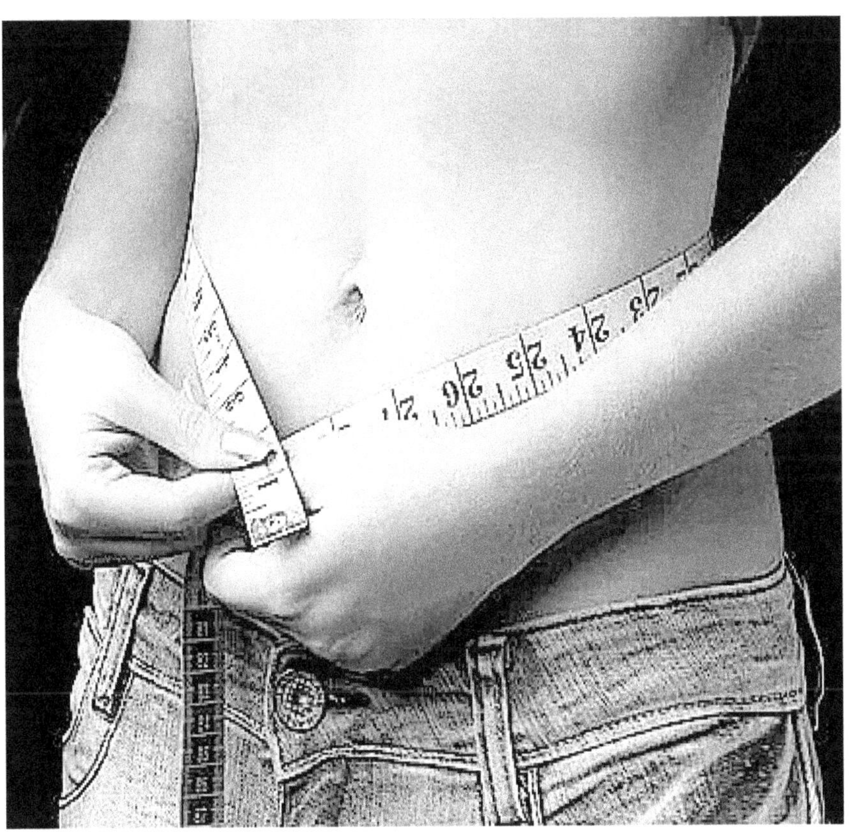

INDICE

Relación de dietas

1-Dieta hipocalórica

2-Dieta disociada

3-Dieta baja en carbohidratos

4-Dieta baja en proteínas

5- baja en grasas

6-Dieta liquida

7-Dieta alcalina

8-Dieta mediterránea

9- Dieta catabólica

10-Dieta vegetariana

11-Dieta del sentido común

12-Dieta de las enzimas catalizadoras

13-Dieta de la enzima prodigiosa

14-Dieta cetogenica

15-La antidieta

16-Dieta Paleo

17-Dieta de Atkins

18-Dieta de la General Motors

19-Dieta de las 48 horas o de Hollywood

20-*Dieta pronokal*

21-Dieta de Hay

22-Dieta Dukan

23-Dieta Keto

24-Dieta de la Zona

25-Dieta del Sirope de Arce

26-Dieta de sirope de limón y miel

27-Dieta del café verde

28-Dieta del vinagre de sidra

29- del Doctor Stilman

30-Dieta de Doctor Shelton

31-Dieta del Doctor Phil McGraw

32-Dieta Doctor Hamptons

33-Dieta rastafari

34-El método Montignac

35-Dieta de lo cinco elementos

36-Dieta South Beach

37-Dieta macrobiótica

38-Dieta Climatarian o Planetaria

39-Dieta Perricone o anti-edad

40-Dieta de Antoine

41-Dieta afrodisiaca

42-Dieta quema-grasas

43-Dieta de ayuno alterno 3X2

44-Dieta del semáforo

45-Dieta de los días alternos

46-Dieta de la horchata de alpiste

47-Dieta Scardale

48-Dieta clínica Mayo

49-Dieta Flash

50-Dieta de los astronautas

51-Dieta por puntos (Wright Watchers)

52-Dieta de la fuerza aérea rusa

53-Dieta de los trece días (Compañías aéreas)

54-Dieta de la Pizza

55-Dieta militar o del helado

56-Dieta del ejército israelí

57-Dieta del huevo

58-Dieta de los huevos fritos en agua

59-Dieta de la pechuga de pavo

60-Dieta verde de los siete días

61-Dieta verde express de los 3 días

62-Dieta de los siete colores

63-Dieta de los colores de la Dra. Monstse Folch

64-Dieta détox

65-Dieta del pomelo

66-Dieta de la alcachofa

67-Dieta del apio

68-Dieta del limón

69-Dieta del plátano

70-Dieta de plátanos y leche

71*Dieta de la sopa détox de tomate

72-Dieta del melón

73-Dieta de la sandía

74*Dieta de la raíz de jengibre

75-Dieta de la avena

76-de la sopa de cebolla

77-Dieta de la sopa de repollo

78-Dieta de las zanahorias

79-Dieta del pepino

80-Dieta de la manzana

81-Dieta de la piña

82-Dieta de las uvas

83-Dieta del Kiwi

84-Dieta de la papaya

85-Dieta de la granada

86-Dieta del mango

87-Dieta del arroz

88-Dieta de la Quinua

89-Dieta de la pera

90-Dieta de las fresas

91-Dieta de la luna

92-Dieta de los potitos

93-Dieta astral

94-Dieta del Chocolate negro

95 Derta Cumplir del Dr. Heinz

96-Dieta de la cerveza

97-Dieta de Jockey

98- Dieta del bikini

99-Dieta de las patatas

100-Dieta de los siete días alternos

101-Dieta de las horas o cronodieta

102-Dieta 16/8

103-Dieta del agua

104--Dieta del Bacon o Beicon.

105--Dieta del jamón y vino tinto.

106-Dieta del tenedor de Forking

107-Dieta magnética

108-Dieta del marisco

109-Dieta del grupo sanguíneo

110-Dieta Aleluya o de la Biblia

111-Dieta Fleccher

112-Dieta saludable de TAI

113-Dieta progresiva o del Dr. Marañón

114-Dieta reductora ideal

115-Dieta anticelulítica

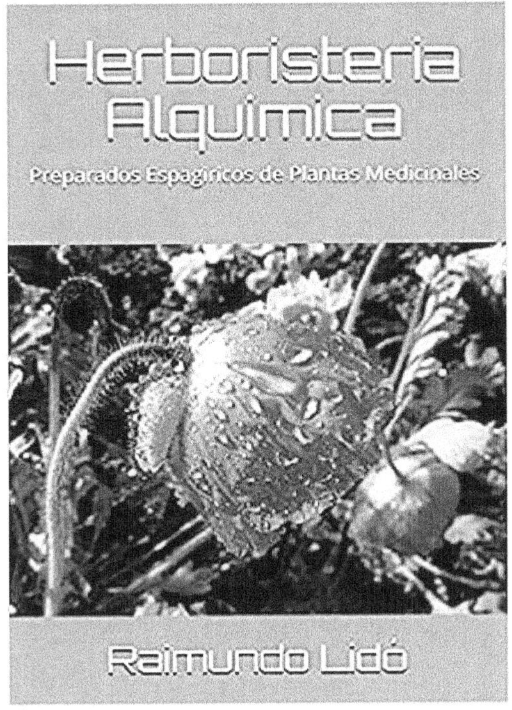

Otras obras de Raimundo Lido:

Magnetismo Humano (Independently published)
Guia de Belleza Natural (Ed. Posada, Mejico)
Metodos de Curacion Alternativa (Ed. Posada Mejico)
Tratado de Hidrologia y Crenoterapia (Ed. Cedel, España)
Fitocosmetica Belleza Natural (Cedel España)
Formulas Magistrales Farmacopea Vegetal (Ed. Cedel)
Hierbas Curativas. (Ed. Edisan España)
Las Plantas Medicinales. (Ed. Edisan España)
Salud y Belleza Natural. (Ed. Edisan, España)
Plantas Medicinales, Perennes y Arbustivas. (Ed. Edisan)
Reumatismos, artrosis y lumbargias. (Ed. Edisan, España)
Aceites, Jarabes y Licores Medicinales. (Ed.Edisan,
La Curacion por el agua. (Ed. Edisan, España)
Diagnosticos Alternativos. (Ed. Edisan, españa)